Karina Schelde
Soul Voice

Karina Schelde

Soul Voice

Wie Sie Ihre Stimme befreien und sich für Ihren kreativen Selbstausdruck öffnen

Aus dem Englischen von Andrea Panster

HANS-NIETSCH-VERLAG

Titel der Originalausgabe: *Soul Voice. Liberate your voice, enhance communication & unlock creative expression*, erschienen bei Steele Roberts Ltd. Publishers, Wellington/New Zealand

Translation Right arranged with Steele Roberts Ltd. Publishers, Wellington/New Zealand

Lektorat: Ralf Lay
Korrektorat: Sylvia Schaible
Umschlaggestaltung: Peter Krafft
Innenlayout und Satz: Rosi Weiss

Hans-Nietsch-Verlag
Postfach 2 28
79002 Freiburg

www.nietsch.de
info@nietsch.de

ISBN 978-3-939570-21-9

Vorwort

Was die Arbeit von Karina Schelde so kraftvoll und mitreißend macht, ist der starke Heilanstoß, den die Stimme dem Unterbewusstsein gibt. Die Stimme ist reine Schwingungsmedizin. Sie aktiviert Energiekanäle und Chakras und wirkt bis in die Zellen hinein. Eine authentische Stimme heilt: Sie wird zum Träger der reinen Quantenenergie heilenden Lichts und eröffnet dem aus Körper und Geist bestehenden System Möglichkeiten, alte Muster loszulassen, die seine Heilung verhindern. Eine authentische Stimme erinnert Körper und Geist an die Geborgenheit im Mutterleib, hüllt den Menschen in Liebe und fordert ihn auf, die Vergangenheit hinter sich zu lassen und im Jetzt zu leben.

Ich habe Karina Schelde bei der Arbeit zugesehen, einige meiner Schülerinnen und Schüler haben bei ihr gelernt. Sie verkörpert die Stimme des Herzens und in ihr schwingen die Energie und die Liebe von Mutter Erde. Sie öffnet die Türen unserer Herzen.

Dieses Buch zeigt Ihnen, wie Sie sich Ihre Macht zurückholen können, indem Sie den Umgang mit einem der mächtigsten Werkzeuge für Heilung, Gesundheit und den authentischen Ausdruck unserer wahren Essenz erlernen. Ich selbst wurde von Meistern der Kampfkunst ausgebildet. Jeder von ihnen wusste, wie er mit seiner Stimme den Ausbruch eines Konfliktes verhindern konnte. Jetzt sind Sie an der Reihe, den Kampf in Ihrem Inneren zu beenden. Dieses Buch und diese CD zeigen Ihnen wie.

Ich wünsche Ihnen eine angenehme Reise in die Klangwelt der Stimme. Sollte sich Ihnen je die Gelegenheit zur persönlichen Arbeit mit Karina bieten, empfehle ich Ihnen von ganzem Herzen, sie zu nutzen. Sie werden den Rest Ihres Lebens dankbar dafür sein. Lassen Sie Ihre Stimme erklingen!

Roy Martina

Inhalt

Für meine Ahnen, meine Wurzeln
und meine spirituelle Familie.
Für meine Schülerinnen und Schüler,
die mich zu diesem Buch inspirierten.
Für alle Menschen,
die berufen sind,
sich zu erinnern …
und mehr über
das Geheimnis der menschlichen Stimme,
der Stimme der Seele, zu erfahren.
Für meine Geistführer,
die mir den Weg zu einer Lehre wiesen,
die helfen wird,
den Planeten Erde zu heilen.

Wie Sie mit diesem Buch arbeiten

Dieses Buch ist eine Einladung, sich tiefer in jene Stimme zu versenken, die Sie vielleicht schon vergessen haben, von der Ihre Seele aber noch weiß.

Es ist eine Landkarte, die Ihnen helfen wird, das Unbekannte und Unerklärliche zu ergründen. Es ist eine Möglichkeit, sich mit dem wichtigsten Instrument vertraut zu machen, das uns geschenkt wurde – der uns angeborenen Stimme. Wagen Sie sich so weit in dieses Buch hinein, wie Sie sich berufen fühlen, und genießen Sie jeden Schritt. Jedes Kapitel ist ein eigenes Universum. Halten Sie inne, hören Sie in sich hinein und vertiefen Sie sich in die vielen Übungen, die Ihnen auf dem Weg dargeboten werden. In der Tat soll dieses Buch nicht nur gelesen werden – es will erlebt sein. Ich empfehle Ihnen nicht, es in einem Rutsch durchzulesen, sondern vielmehr einen Schritt nach dem anderen zu machen und regelmäßig Pausen einzulegen, um über das geschriebene Wort nachzudenken und es zu verinnerlichen, denn es ist lebendige Energie.

Die Soul-Voice-Methode ist für Menschen aus allen gesellschaftlichen Schichten geeignet. Ganz gleich, ob Sie sich bereits bewusst mit der Stimme als Weg zu spirituellem Wachstum auseinandergesetzt haben oder ein Neuling auf dem Gebiet sind, ob Sie mitteilungsfreudig oder schüchtern, Hausfrau oder Manager sind – dieses Buch erkundet, wie Sie Ihre Stimme befreien, die Kommunikation mit anderen verbessern und Ihren kreativen Ausdruck finden können.

Jedem von uns wurde eine Stimme geschenkt, die sich mit nichts und niemandem vergleichen lässt.

Die Soul-Voice-Methode ist aus meiner persönlichen Erfahrung sowie dem umfangreichen Unterricht mit meinen Schülerinnen und Schülern entstanden. Die Übungen sind kein Ersatz für eine Klangtherapie, sie können Ihnen aber eine tiefe Heilerfahrung vermitteln und Sie anregen, sich gründlicher mit diesem Medium zu beschäftigen. Menschen mit ernsthaften Erkrankungen sollten niemals allein üben.

Die Stimme gibt alle Aspekte unseres Seins wieder und spiegelt unser inneres Universum. Das macht sie zu einem nützlichen Werkzeug für alle, die wachsen und ein inspiriertes Leben führen möchten. Wir sind glücklich, wenn wir unsere Stimme nutzen können – wir fühlen uns lebendig und beschwingt. Sie führt uns an Orte, an denen wir noch nie waren, da sie über so große ungenutzte Potenziale verfügt. Wenn Sie regelmäßig einige der Übungen machen, werden Ihnen neue Einsichten zuteil, Sie verbessern Ihr allgemeines Wohlbefinden und Ihre Gesundheit.

Sie müssen sich nicht an die Reihenfolge der Übungen halten. Sie können sie allein, mit einem Partner oder einer Freundin durchführen. Die Kapitel 8, 9, 11, 13 und 17 enthalten Klangheilübungen für Gruppen.

Loben Sie sich ausgiebig, wenn Sie mit dem Üben beginnen. Verstehen, erleben und deuten Sie die empfangenen Informationen als Wegweiser für Ihr Herz. Strengen Sie sich nicht zu sehr an und seien Sie nicht zu zielorientiert. Genießen Sie bei jedem einzelnen Schritt die Weisheit und die Nahrung, die er Ihrer Seele bringt. Stehen Sie sich selbst nicht im Weg und lassen Sie es geschehen. Seien Sie so frei, sich wie ein Kind auf Entdeckungsreise zu begeben und sich leidenschaftlich für Ihre Fortschritte und Erkenntnisse zu begeistern.

Die Stimme ist die natürliche Quelle Ihrer Kraft und Ihrer Weisheit, sie will voll Vertrauen, Selbstliebe und Geduld erkundet und erfahren werden. Erlauben Sie ihr, sich wie eine Blume zu entfalten. Genießen Sie ihren Duft und ihre Pracht, wenn sie sich dann öffnet und erblüht. Lauschen Sie und lassen Sie sich auf Ihrer ganz persönlichen Reise vom Klang selbst führen.

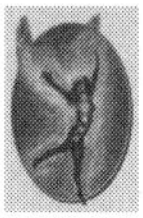

Dieses Symbol weist Sie auf Übungen hin, die Ihnen Freude machen und aus denen Sie lernen können.

Und Gott sprach:
„Es werde Licht“,
und der heilige Klang von Gottes Wort
erschuf das Licht,
und deshalb …
erklingt in uns die ganze Schöpfung.

1

Die Ursprünge des Tönens

Ich stehe neben dem Vulkan auf Big Island, Hawaii. Ich sehe zu, wie Feuer und Meer sich begegnen, als riesige Wellen mit einem Getöse ans Ufer krachen, das nach Schöpfung ruft. Ich lausche noch aufmerksamer. Der Lärm erscheint mir wie ein Geburtsschrei und ein tosendes Gewitter zugleich. Mein Herz schmerzt vom Verlust einer Liebe. Ich fühle mich verlassen. Ich laufe über heiße Basaltfelsen. Die Hitze unter meinen Füßen ist unerträglich. Töne toben in meinem Körper – jederzeit bereit, aus mir herauszubrechen. Weit öffne ich den Mund und gebe Laute von mir, die so kraftvoll und authentisch sind, dass die Vorfahren dieses Landes meinen Ruf hören müssen. Ursprünglich und unartikuliert drückt meine Stimme aus, was in mir vorgeht. Ich bin außer Rand und Band. Ein uralter Schmerz regt sich in meinem Körper. Ich bin in den Händen einer göttlichen Macht, die mich lenkt. Ich weine, schreie, heule, bete. Je mehr der feurige Ausbruch an Intensität gewinnt, desto stärker und ursprünglicher drücke auch ich mich aus. Plötzlich löst sich etwas tief in mir, so, als sei mein Körper von etwas sehr Altem befreit worden. Das Vulkanfeuer half meiner Seele und meine Stimme brachte den Schmerz zum Ausdruck.

Nicht nur über den Verlust meines Partners, sondern auch über viele frühere Verluste und Erfahrungen des Verlassenwerdens. Ich bin von einer völligen Leerheit umfangen, die mir neu ist.
Der Schmerz in meinem Herzen ist fort. Ich atme die Stille und sehe zu, wie das Feuer ins Meer fließt. Eine unerklärliche Kraft hält mich umfangen und ich weiß: Das, was ich verloren habe, kann nur in höherer Form zu mir zurückkehren. Ich stehe aufrecht, voll Demut, Ehrfurcht und Dankbarkeit vor dem Schöpfer, der mir meine Stimme gab, damit ich mich ausdrücken und mir Erleichterung verschaffen kann.

Eine Reise in die Welt des Klangs

Das Gehör ist der erste Sinn, der sich im Mutterleib entwickelt. Bereits vier Monate nach der Empfängnis ist der Gehörsinn voll ausgereift. Geräusche sind für den Menschen lebenswichtig und die Art, wie Neugeborene mit Lauten spielen, ist sehr bedeutsam für ihre Entwicklung.

Stundenlang plappern Säuglinge in der Babysprache vor sich hin und nehmen so Kontakt zu ihrer Umwelt auf. Sie benutzen ihre Zunge als Überlebens-, Heil- und Verständigungswerkzeug. Als Babys sind wir soeben erst aus dem Himmel herabgestiegen, haben körperliche Gestalt angenommen und stehen deshalb noch in engem Kontakt zu unserer Essenz, dem Göttlichen in uns. Wir sind authentisch und klare Kanäle für die Quellenergie. Werden wir älter, sorgen die einschränkenden Gedanken- und Glaubensmuster unseres Umfelds oft dafür, dass dieser Kontakt verwässert wird oder abbricht. Während wir in der Welt der Erwachsenen nach Erfüllung streben, bringen wir am Ende einen großen Teil unseres Lebens damit zu, den direkten Zugang zu jenem reinen, unschuldigen und gänzlich ungehemmten Sein wiederzufinden. Wir sehnen uns nach der kindlichen Freiheit, unsere wahren Gefühle zum Ausdruck zu bringen und uns nicht in der Angst, in Schüchternheit oder im Stress zu verstecken. Unser inneres Kind wünscht sich so sehr, seine ursprüngliche Spontaneität auszuleben, die uns wiederum jene klare Verbindung zur Quelle zurückgibt. Tief im Herzen will jeder Mensch ein offener Kanal und mit all seinen Zellen, Organen und Knochen lebendig sein.

Bei Säuglingen und Kindern wechseln die Stimmungen oft sehr schnell. Sie spielen damit, ohne zu kontrollieren und urteilen, ohne emotionale Spielchen zu treiben oder in Rollen zu schlüpfen. Sie sind einfach, wie sie sind. Es ist eine Freude, den aufrichtigen Gefühlsausdruck eines Kindes zu beobachten. In fünf Minuten können sich seine Gefühle radikal verändern. Freude kann sich in Wut, Traurigkeit in Gelächter und Spiel verwandeln. Kinder sind in der Tat ganz wunderbare Führer bei der Stimmarbeit.

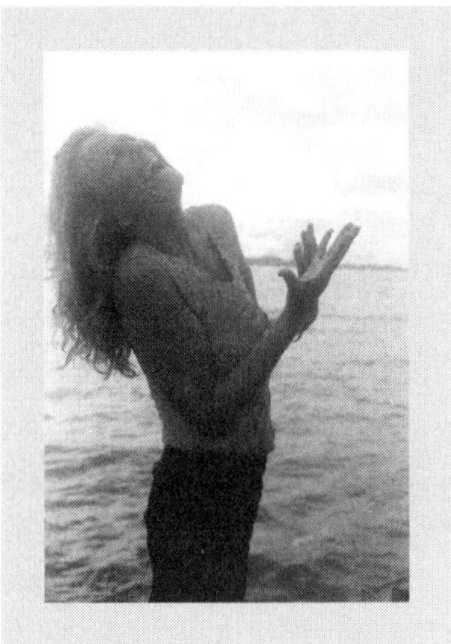

Am Strand sehe ich Kinder, die sich im Kreis drehen, rennen, lachen, schreien, weinen und singen. Sie sind so lebendig, ihrem natürlichen Zustand so nah. Wie sie klingen oder aussehen, ist ihnen gleich, sie spielen einfach völlig frei. Kinder sind offene Kanäle, sie sind Gott nah, unschuldig und rein, sich selbst treu. Sie halten sich nie zurück und wollen die Folgen ihrer Äußerungen nicht kontrollieren. Darin liegt wahre Weisheit.

Sind wir erst erwachsen, verlieren viele von uns ihren natürlichen, spontanen Ausdruck. Wir ignorieren unsere innere Stimme, die uns die süßen Geheimnisse der Wahrheit verrät. Wir sehnen uns danach, die verworrenen Begierden unseres Kopfes zu verstehen, und betäuben uns mit Reizen in der Außenwelt, um nicht hinhören zu müssen, oder mit Gedanken, die unseren Verstand beschäftigen und unsere Gewohnheiten schützen.

Der Verstand gebietet über die Stimme und für gewöhnlich folgt sie seinem Befehl. Doch tief in unserem Herzen und in unserem Bauch erklingt ein weiterer Ruf, der befreit und gehört werden will. Es ist eine Stimme, die uns nährt, schützt und die Illusionen überwinden hilft, auf die wir unser Leben bauen. Es ist die Stimme unserer Seele – und wir müssen den Mut haben, ihr zu folgen und ihr Ausdruck zu verleihen.

Viele Menschen wissen noch, dass sie als Kinder angewiesen wurden, still zu sein, wenn sie glücklich sangen oder spielten. Vielleicht wurde ihnen auch befohlen, ruhig zu sein, weil sie sich zu laut oder zu lebhaft ausgedrückt hatten. Werden wir nicht angenommen und geliebt, verstummt unsere Stimme. Jeder von uns erinnert sich an Augenblicke, in denen er seinem Glück oder seiner Trauer stimmlich nicht freien Lauf lassen konnte. Jeder von uns erinnert sich an Momente, in denen er sich nicht mitteilen oder die Wahrheit sagen konnte. Aber es ist nie zu spät, die eigene authentische Stimme – die Stimme der Seele – zu entdecken.

Klang formt uns. Unser Gewebe, unsere Organe, Knochen und Zellen sind aus Klang gemacht. Er hält uns zusammen, da jeder Körperteil eigene akustische Frequenzen hat, die sich beim Ein- und Ausatmen wellenförmig ausbreiten und pulsieren. Klänge bedienen sich der Kraft des Zwerchfells, um aus dem tiefsten Inneren hervorzudringen. Sie verbinden und verknüpfen jenen inneren Ort mit der Welt, dem Universum und der Menschheit, da sie die Schwingung des Kosmos in sich tragen. Dr. Deepak Chopra sagt:

> Der Urklang ist jenes rätselhafte Element, welches das Universum zu einem Netz – dem Quantenfeld – verknüpft.

Die menschliche Stimme ist ein Spiegel des inneren Universums. Sie offenbart unsere Stimmungen, Ängste, Hoffnungen, Spannungen,

Gedanken und Wünsche und zeigt, wer wir wirklich sind. Der Klang seiner Stimme kann mehr über einen Menschen verraten als seine Worte.

Oft ist der Tonfall wichtiger als das Gesagte. Worte können lügen, die Stimme aber spricht die Wahrheit. Sie verrät unseren Charakter und unsere Persönlichkeit. Sie birgt die Erinnerung an Dinge, die wir vielleicht vergessen haben. Die Schwingungen unserer Stimmfrequenzen tragen unsere Gefühle in sich. Die Stimme eines Menschen kann uns anziehen, abstoßen, manipulieren und Gefühle von Erleichterung oder Erregung in uns auslösen. Auf emotionaler Ebene reagieren wir instinktiv darauf. Die Stimme offenbart, wo wir geistig, spirituell und emotional stehen.

Was ist Tönen?

Tönen ist eine Methode, die uns sofort aus dem Kopf heraus und tief in den Körper holt. Es ist eine kreative Kraft, eine Körperstimme, die in jedem von uns wohnt, die uns zu unserem wahren Empfinden zurückbringt und den stimmlichen Ausdruck zum Mittelpunkt macht. Sie ermöglicht es uns, unser wahres Wesen zu Wort kommen zu lassen und es zur Grundlage unserer Verständigung zu machen.

Nur wenn wir seufzen, lachen, weinen, ächzen oder stöhnen können, fühlen wir uns frei. Wir haben uns des Diktators in unserem Kopf entledigt. Unsere Probleme tauchen zuerst im Unterbewusstsein auf, unserer emotionalen Basis. Daraufhin beeinflussen unsere Gefühle unsere chemische Struktur. Finden wir also eine Möglichkeit, emotionale Blockaden im Unterbewusstsein zu beseitigen, können wir allmählich freier werden. Klänge vermögen das Unterbewusste zu durchdringen und diese Blockaden zu beseitigen.

Im Grunde handelt es sich beim Tönen um eine Form des Gesangs, obwohl weder Melodie noch Rhythmus oder Text nötig sind. Wir müssen

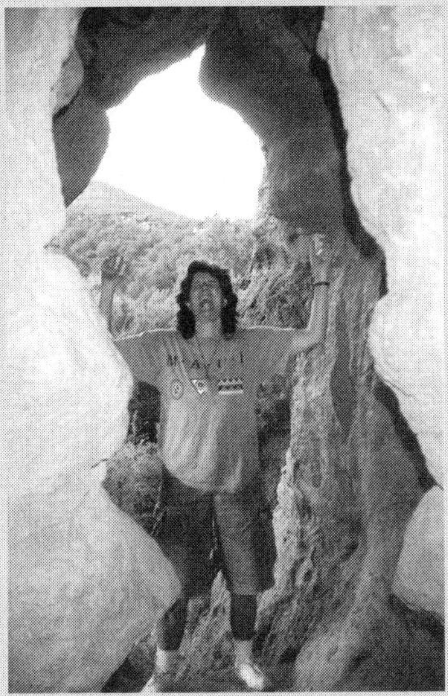

Tönen kann Singen sein und Singen kann Tönen sein.

weder den perfekten Ton treffen noch richtig singen. Es ist eine höhere, nichtlineare Schwingung, die unser spontanes, ungezähmtes Selbst wiedererweckt und uns über Kontrolle und geradliniges Denken hinausführt.

Tönen kann Singen sein und Singen kann Tönen sein. Wenn wir die lineare Sprache umgehen und uns mit Klängen verständigen, tauchen wir so tief in uns selbst ein, dass sich das, was wir dort entdecken, nicht in Worte fassen lässt. Was wir als Form, als Materie erleben, sind in Wirklichkeit Schallwellen.

Jeder Aspekt des Menschen, der aus dem Gleichgewicht geraten ist und Kopf- oder Rückenschmerzen, Übergewicht oder Erschöpfung bis hin zu emotionalen, geistigen und spirituellen Problemen verursacht, lässt sich mit Klang heilen. Wir besitzen ein Instrument, das wir kaum kennen, gleichwohl kann es uns direkten Zugang zur Quelle und zu höchster Heilung verschaffen. Indigene Kulturen nutzen dieses Wissen seit Ewigkeiten.

Der Musiker und Bioenergetiker Fabien Maman hat Musik und Klang ausführlich erforscht und bewiesen, dass die Stimme uns in einen Zustand versetzen kann, den er als „kristallklares Selbst" bezeichnet. „Wenn unsere Zellen ‚kristallklar' sind, können wir alles erreichen", sagt er und kommt bei einem seiner Experimente zu dem Schluss:

Krebszellen können keine Dissonanz ertragen. Sie atmeten und hatten keine andere Wahl, als wie ein Boxer im Ring gegen die Kraft des Klangs anzukämpfen. Der aber war stärker und teilte unaufhörlich Schläge aus und die Krebszellen wurden besiegt.

In der hinduistischen Tradition haben alle Dinge ihren ganz eigenen, geheimen Klang. Unsere Stimme ist ebenso einzigartig wie unser Fingerabdruck. In ihr spiegeln sich unser Körper, die persönliche und die kollektive Geschichte sowie unsere Vergangenheit und sie dient uns als Wegweiser dorthin. Im Gegensatz zu elektronisch erzeugten Tönen können wir die menschliche Stimme darin schulen, sich an jene Bereiche anzupassen, die der Heilung bedürfen. Sie ist allen anderen Instrumenten überlegen, da sie ein Herz, eine Seele und ein Bewusstsein hat und die spirituelle Resonanz des Menschen offenlegt, der den Klang erzeugt.

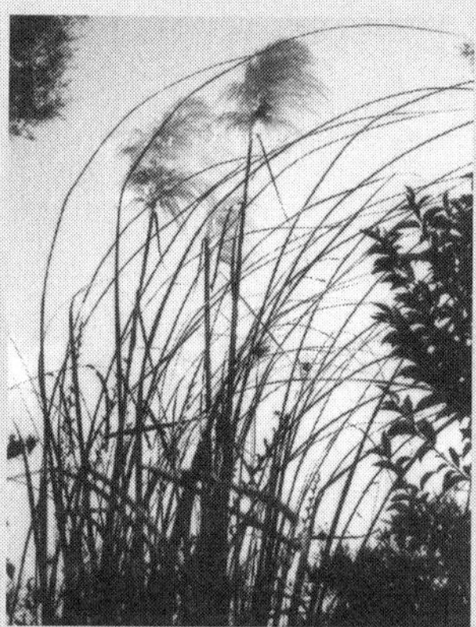

Unsere Stimme enthält jenen Abdruck unserer Seele, den wir seit unserer Geburt suchen – einen Code, der unsere Geschichte, unsere Struktur und unsere Wurzeln in sich trägt.

Unsere Stimme enthält jenen Abdruck unserer Seele, den wir seit unserer Geburt suchen – einen Code, der unsere Geschichte, unsere Struktur und unsere Wurzeln in sich trägt.

Da alles Leben Schwingung ist und die Struktur unserer DNS die ererbte Weisheit der Erinnerung und des Wissens in sich birgt, können wir das Rätsel des Zellcodes mithilfe von Klangfrequenzen lösen. Indem wir zu der ursprünglichen Sprache zurückkehren, mit der alles begann und die alles Leben in sich trägt, erwecken wir unser ursprüngliches Selbst und berühren den Kern unseres Seins. In diesem Zustand fühlen wir uns nicht mehr getrennt, sondern sind wieder eins mit der Quelle.

Klänge anzustimmen rüttelt uns wach und ruft uns den größeren Sinn unseres Lebens in Erinnerung. Wenn wir Gehör finden, berührt uns das tief. Die Menschheit sehnt sich danach, den Mund weit zu öffnen und sich ganz spontan, ohne Einschränkungen und Bedenken in einer nichtlinearen Klangsprache auszudrücken. Wir sind die einzige Spezies ohne universelle Ursprache. Da die Ansprüche der Außenwelt das Kommando übernahmen, wurde sie zu sehr unterdrückt. Wir haben weder Zeit zum Zuhören noch gestatten wir uns zu sagen, was wir wirklich denken oder fühlen.

Gefühle beeinflussen die chemische Struktur unseres Körpers. Deshalb müssen wir lernen, unsere Empfindungen mithilfe der Stimme zu meistern. Dissonanzen zum Beispiel eignen sich ganz hervorragend, um Kontakt zu unserer Gefühlswelt herzustellen und uns von falschen Überzeugungen und negativen Programmierungen zu lösen.

Wenn wir unseren Stimmumfang verbessern, erweitern wir gleichzeitig unsere Sicht des Lebens und beseitigen hinderliche Grenzen, um ein Schwingungswerkzeug der höchsten kreativen Kraft werden zu können.

Mein persönlicher Weg zur Stimm- und Klangarbeit

Eine meiner ersten Unterrichtsstunden zur Stimmbildung am *Roy Hart Theatre* in Frankreich ähnelte einer dramatischen Geburt. Zuvor war ich von Opernsängern ausgebildet worden, die mich nichts darüber gelehrt hatten, wie ich Zugang zur Seele meiner Stimme finden konnte. Daher empfand ich es als sehr befreiend, alle Laute und Töne äußern zu dürfen, die aus mir herausdrängten. Ich hatte meine Stimme bis in die Tiefen meines Seins mit so vielen Minderwertigkeitskomplexen überhäuft, dass ich Angst hatte, etwas falsch zu machen und nicht die richtigen Töne zu treffen. Im Unterricht konnte ich meiner Stimme erlauben, spontan jeden beliebigen Laut auszudrücken. Viele davon hatten ihren Ursprung in lange unterdrückten Empfindungen und Gefühlen von Unzulänglichkeit und wurden nun in selige Laute und beglückten Gesang verwandelt.

Ich sang alle Noten der Tonleiter und noch vieles mehr. Das spielte auch gar keine Rolle, da ich lernte, dass es auf das ankam, was hinter der Stimme lag: auf meine Absicht, mein Engagement, meine Präsenz, meine Gefühle.

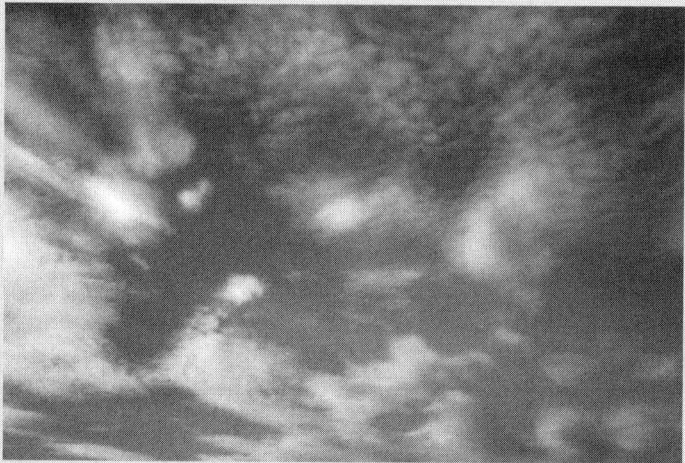

Wir fürchten das Unbekannte, obwohl Gott dort zu finden ist.

Meine Sehnsucht nach dem und meine Leidenschaft für den authentischen Ausdruck wuchsen schnell und allmählich erzeugte ich Töne, die ich nicht im Traum für möglich gehalten hätte. Ich nutzte meine

Stimme im dramatischen Ausdruck und lernte, mich immer mehr ihrem inneren Wissen und dem zu überlassen, was sie gerade zum Ausdruck bringen wollte. Schließlich fand ich jene Stimme, die direkt mit der Quelle verbunden ist – die Stimme meiner Seele. Ich wurde zum Mitschöpfer einer Kraft, die größer war als ich selbst, und mein Ego trat den Rückzug an.

Ich fand heraus, dass jeder Ton, jeder Laut eine einzigartige Botschaft vermittelt und man keine falschen Töne oder Laute erzeugen kann. Mir wurde klar, dass die üblichen stimmlichen Grenzen künstlich geschaffen sind – auch diejenigen, die angeblich vom Geschlecht bestimmt werden. Man kann alles heilen, was die Nutzung des gesamten Stimmumfangs von sieben oder mehr Oktaven behindert.

Meine Einweihung in die Klangheilung bekam ich vor zwei Jahrzehnten. In meinem Heilzentrum in Dänemark arbeitete ich als Körpertherapeutin mit einem Klienten an starken Bauchschmerzen, die auch nach ein paar Sitzungen noch nicht verschwunden waren. Plötzlich strömten Töne aus mir heraus – so, als wollte ich ein Lied singen, das schon lange darauf gewartet hatte, von mir gesungen zu werden.

Ich hatte so etwas noch nie erlebt. Es war, als kämen die Laute nicht nur aus der Erde, sondern von überall her. Es fühlte sich an, als hätte nicht ich sie erzeugt, sondern als sei ich nur das Instrument, dessen sich die Quelle bediente, um meinem Klienten die heilenden Klänge zu übermitteln. Die meiste Zeit über war ich in Trance und in der Initiation in die Welt des Klangs gefangen, die mir gerade zuteil wurde. Es dauerte ungefähr zehn Minuten, dann war es vorbei. Der Gesang verstummte von allein. Der Schmerz des Klienten war verschwunden und ich war überzeugt, meine wahre Berufung gefunden zu haben.

Für wen ist das Tönen geeignet?

Laurel Elizabeth Keyes, die Pionierin auf dem Gebiet des Klangs, schreibt in ihrem Buch *Toning*:

> Die Art und Weise, wie wir uns jede einzelne Stunde ausdrücken, erzeugt unsere Lebensmuster. Sobald wir das Ausmaß dieser Kraft erkennen, wissen wir die Mahnung der Bibel zu schätzen, dass wir für jedes unserer Worte Rechenschaft ablegen müssen. Zumindest aber für den Tonfall, in dem es gesagt wurde!

Es kann Wunder wirken, beim Sprechen den Tonfall zu verändern. Wenn Sie Menschen aufmerksam zuhören, die an Krankheiten wie Depression, Asthma oder chronischen Schmerzen leiden, werden Sie bereits am Klang ihrer Stimme erkennen, dass sie aus dem Gleichgewicht sind. Möglicherweise fehlt es ihr an Energie, sie saugt einen auf oder drückt eine Opferhaltung aus. Ich helfe Menschen, die negativen Gewohnheiten und eng gesteckten Grenzen der Bereiche zu überwinden, die ihnen zwar vertraut sind und in denen sie sich heimisch fühlen, die aber auch Krankheiten und Stimmstörungen verursacht haben. Wenn man bereit ist, sich zu verändern, können Wunder geschehen.

Ein weiteres Beispiel dafür, wie Menschen sich stimmlich verschließen, sind diejenigen, denen gesagt worden ist, sie könnten nicht singen oder dürften nicht in den Chor, weil sie falsche oder dissonante Töne von sich gäben. Falls auch Sie diese Erfahrung gemacht haben, ist Ihr stimmlicher Ausdruck vielleicht mit Minderwertigkeitsgefühlen verbunden. Glauben Sie nicht, was Ihnen gesagt wurde. Sie können sehr wohl singen und es ist leicht zu lernen. Zuerst müssen Sie alles annehmen, was aus Ihnen herausdrängt. Falsche Noten eignen sich hervorragend, um Kontakt mit dem emotionalen Körper aufzunehmen. Wenn Sie all diese Töne und Klänge ungehindert zum Ausdruck bringen, werden Sie sich stimmlich freier fühlen und Ihre Gefühle ganz allmählich auf einer tieferen Ebene wahrnehmen. Das wird sich auch auf Ihre Kommunikationsfähigkeit auswirken. Die sogenannten falschen Noten, die Sie im Chor gesungen haben, kamen von Ihrem emotionalen Selbst, das statt der stärker kontrollierten Persönlichkeitsanteile nach Ausdruck verlangte. Sie konnten es nicht beherrschen. Sie waren unschuldig. Alte Erinnerungen verschafften sich Zugang zu Ihrer Stimme und sorgten dafür, dass Sie falsch sangen. Vielleicht waren Sie als Kind von schreienden Erwachsenen umgeben und haben die Ohren verschlossen. Oder Ihre Eltern waren aus irgendeinem Grund eifersüchtig auf Sie und forderten Sie auf, still zu sein. Das hatte sowohl für Ihre Sprech- als auch für Ihre Singstimme Folgen.

Wenn Sie immer weiter alle Töne und Laute zum Ausdruck bringen, werden Sie irgendwann Ihre Singstimme finden.

Auch professionelle Sänger haben oft Blockaden im Herz- und Kehlbereich. Deshalb können sie nicht das gesamte Spektrum ihrer Resonanzfähigkeit nutzen und sich – mit Herz und Seele – tiefer mit ihrem Publikum verbinden. Da sie in einem Umfeld gefangen sind, das von Konkurrenzdenken und Gesangstechniken bestimmt ist, die keinen natürlichen stimmlichen Ausdruck zulassen, werden sie vielleicht nie ihr volles Potenzial erreichen.

Die meisten Menschen sind im Kehlbereich blockiert, weil uns Ereignisse zugestoßen sind, die uns emotional verschlossen haben. Unterdrückte Gefühle kommen auf vielfältige Weise und nicht nur im Halsbereich, sondern im ganzen Körper zum Ausdruck, da die Stimme eine Art Abdruck dessen ist, wer wir sind.

Weshalb fürchten wir uns so sehr davor, aufzugeben, loszulassen und unserer Stimme die Freiheit zu schenken? Weil wir an der Vergangenheit festhalten, an unserer Identität, an unserem Tun, an unserem Hab und Gut und unserem Besitz. Wir klammern uns an den Menschen, für den wir uns halten. Wir bleiben in Gewohnheiten und negativen Überzeugungen verhaftet. Wir beharren auf dem, was sicher ist und was wir bereits wissen und glauben.

Wir fürchten das Unbekannte, obwohl Gott dort zu finden ist. Die mikrokosmische Intelligenz, die wir mit unserer Stimme und als Menschen ererb haben, ist über die Maßen groß.

Der Selbstausdruck wird Sie befreien. Glauben Sie das, was man Ihnen sagt, nur dann, wenn Sie es in sich selbst finden können. Sehen Sie sich nicht als Opfer Ihrer Umstände. Es ist an der Zeit, dass Sie Ihre Macht für sich beanspruchen und aufblühen. Es ist Ihr Geburtsrecht, ganz zu sein. Gott straft uns niemals, sondern ruft uns sanft in Erinnerung, wie wir auf den rechten Weg zurückfinden können. Dinge, auf die wir unsere Energie richten, wachsen. Sobald wir mithilfe des emotionalen stimmlichen Ausdrucks unsere negativen und einschränkenden Muster loslassen, gibt es einen Weg aus der Misere.

Ich arbeite mit vielen professionell ausgebildeten Sängerinnen und Sängern, die großen Nutzen daraus ziehen, mit der Soul-Voice-Methode zu arbeiten und zu spielen, und die dadurch tiefe Öffnungen für ihre Gesangskarriere erzielen. Sie müssen aber weder ein Virtuose noch ein Sänger sein oder gar eine wunderbare Stimme haben, um dies zu tun. Jeder, der auf seinem Lebensweg auf vergnügliche, wirkungsvolle und durchgreifende Weise wachsen will, kann von dieser kreativen Stimmarbeit profitieren. Geben Sie sich dem Mysterium Ihrer Stimme hin und seien Sie dankbar für das, was Ihnen der Schöpfer geschenkt hat – ganz gleich, was für eine Stimme Sie haben. Wenn Sie sprechen können, können Sie auch tönen!

Freunden Sie sich mit dem Gedanken an, dass Sie Schwingungsenergie sind. Lassen Sie sich von den Tönen, die ganz von selbst aus Ihnen herausdrängen, berühren, überwältigen, vertiefen, aufrütteln, verdrehen, zur Umkehr bewegen, erwecken und verwandeln. Spielen Sie mit ihnen und haben Sie Spaß damit. Es gibt keine falschen Noten. Und Ihre Stimme lässt sich mit keiner anderen vergleichen. Sie ist so einzigartig wie Ihr Fingerabdruck.

Klänge anzustimmen ist eine andächtige Anrufung all unserer verborgenen Seiten – der Schätze wie der Schatten. Wenn wir unseren natürlichen Ausdruck fließen lassen, ohne ihn zu beurteilen, verändert sich allmählich unser ganzes Sein und fängt an zu schwingen. Ob das geschieht, hängt davon ab, wie stark der innere Wunsch nach Erleichterung und wie groß unsere Motivation ist, uns zu befreien.

Lassen Sie uns beginnen ...

Worauf würden Sie verzichten, um wieder ein verspieltes Kind sein zu können – allerdings mit dem Bewusstsein eines Erwachsenen? Wie viel wollen Sie wagen, während Sie auf dem Gipfel des Berges stehen und bereit sind, sich fallen zu lassen, weil es kein Zurück gibt? Sie haben nichts zu verlieren und alles zu gewinnen. Sind Sie willens zu kapitulieren, damit Ihre Stimme sich wieder mit Ihrem Körper und Ihrer Seele verbinden kann?

Sie sind das Instrument, das Gefäß – berufen, sich zu öffnen und zu erwachen. Sie selbst wirken die Wunder in Ihrem Leben, indem Sie Gewohnheiten ablegen und sich über sichere Grenzen hinaus auf unbekanntes Terrain wagen. Dort werden Ihnen die mächtigen Werkzeuge der Soul-Voice-Methode Führung geben. Hören Sie auf Ihre Stimme. Verlassen Sie Ihren Kopf und kehren Sie in Ihren Körper zurück. Vernehmen Sie Gottes Schwingung in den Botschaften Ihrer „inneren Stimme". Lauschen Sie dem Klang der Bäume, der Meereswellen und der wachsenden Grashalme. Lauschen Sie den Erinnerungen in Ihrer Stimme, die immer deutlicher werden, je mehr Sie diese nutzen.

Befreien Sie sich von Urteil und Zweifeln. Stehen Sie aufrecht und beanspruchen Sie Ihr Geburtsrecht, zu singen und zu tönen. Bringen Sie Ihre wahre Natur zum Ausdruck und wissen Sie ... Sie haben eine heilende Stimme. Sie muss nur entdeckt, ausgebildet und erinnert werden. Sie brechen zu einer wunderbaren Reise auf, auf der Ihre angeborene Stimme Sie führen wird.

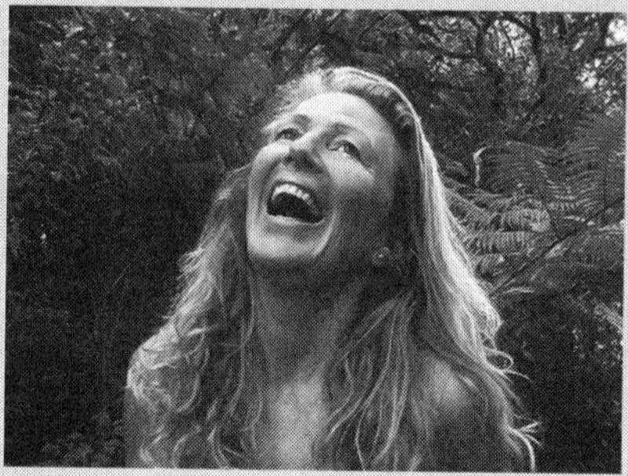

Sing es laut.
Lass es heraus,
Dein Lied der Freiheit,
der Klage und der Verzweiflung.
Sing es laut.
Lass es heraus.
Lass es andere hören.
Und sei frei!

Beginnen Sie mit der folgenden einfachen Übung, die Stimme Ihrer Seele zu befreien:

Atmen Sie tief ein, stoßen Sie einen Seufzer aus und spüren Sie: „Endlich kann ich mich entspannen.“ Machen Sie noch einige Minuten lang weiter und spüren Sie, wie sich Ihr ganzer Körper in Klangfrequenzen auflöst.

Gehen Sie nun dazu über, mit Tönen und Lauten Antwort auf die Frage zu geben: „Was muss ich noch ausdrücken?“ Setzen Sie ausnahmslos alles in Töne um und urteilen Sie nicht. Mag sein, dass es keine besonders schönen Laute sind, aber sie werden Ihnen ein Gefühl der Erleichterung, des Loslassens geben. Und vielleicht macht es Ihnen ja sogar Spaß, mit ihnen zu spielen. Das ist der Anfang von allem.

Seien Sie tapfer, heben Sie die Brust und atmen Sie tief ein, damit der Klang sich ausdehnen und widerhallen kann. Je mehr Platz und Bewusstsein Sie ihm einräumen wollen, desto voller wird er. Entspannen Sie sich in etwas Größeres, einen ehrlicheren und verletzlichen inneren Raum hinein. Verzichten Sie beim Ausatmen auf unnötige Kontrolle und schwimmen Sie auf einer Welle der Erleichterung. Stellen Sie sich vor, Ihre Stimme würde wie ein Fluss oder ein Wasserfall dahinströmen. Beurteilen Sie nicht, wie es sich anhört, und gestatten Sie es sich, dem Weg Ihres Gesangs und Ihres lautlichen Ausdrucks zu folgen.

2

Ein Weckruf der Delfine und Wale

Auf der Südinsel Neuseelands ist das Wasser – vorsichtig gesagt – kalt und wegen des hohen Mineralstoffanteils in unserem Gebiet beschränkte sich die Sicht im milchigen Blau auf ungefähr sechs Meter. Aber fast unmittelbar nach dem Eintauchen konnte ich sehen, wie ihre fernen Umrisse immer näher herantänzelten. Spontan begann ich, unter Wasser zu singen und zu chanten. Wenige Minuten später war ich von einer Gruppe von etwa acht neuseeländischen Hector-Delfinen umringt, die verspielt ihre spiralförmigen Kreise um mich zogen. Im sanften Blickkontakt und der Intimität ihres spielerischen Unterwassertanzes öffnete sich mein Herz wie eine Blume. Nachdem sie ein paar Minuten lang mal hierhin, mal dorthin und kreuz und quer geschwommen waren, schwamm ein Delfin direkt auf Augenhöhe vor mich hin und sah mir ins Gesicht. Der Blickkontakt riss die ganze Zeit über nie ab. Während ich in die tiefen Augen dieses strahlenden Wesens sah, vernahm ich eine einfache Botschaft: „Hilf uns." Damals wusste ich nicht, was ich davon halten sollte. Anfangs glaubte ich vielleicht sogar, von mir würde verlangt, mich als Aktivist für die Rechte der Delfine einzusetzen. In den folgenden Monaten wurde mir allerdings klar, dass den Delfinen und ihren Brüdern und Schwestern, den Walen, eine wichtige Rolle bei der Anhebung des Bewusstseins auf unserem Planeten zukommt. Auf ihren Wanderungen weben sie unter dem Meer ein Netz aus Licht und sie bitten uns schlicht, es ihnen auf der Erdoberfläche gleichzutun.

Chip Richards

Wir, die wir im Verhältnis eher zu den Neuankömmlingen zählen, erwarten hinsichtlich einer sinnvollen Kommunikation mit Geschöpfen, deren Verstand so alt ist wie jener der Wale und Delfine, vielleicht zu viel von uns ... Möglicherweise haben sie uns mehr zu lehren als umgekehrt.

Dr. John Lilly

Sehen Sie einem Delfin oder einem Wal ins Auge und lassen Sie sich von seinem durchdringenden Blick über Ihre erdgebundene Existenz in eine neue Dimension der Verbundenheit und der Weite führen. Lauschen Sie ihren Lauten und verneigen Sie sich in Ehrfurcht vor der Meisterschaft ihrer Klangsprache, die einen tieferen Sinn und Verständnis für das Leben vermittelt. Wenn wir uns zurücknehmen, wird uns klar, wie ungeheuer viel wir von diesen hochintelligenten Wesen lernen können. Sie sind unabhängig und sich ihrer selbst bewusst. Wäre von Menschen die Rede, so würden wir sie als erleuchtet bezeichnen. Lange vor uns haben sie die Kunst gemeistert, im Einklang mit der Erde zu leben, und so mancher Forscher hält sie für 150-mal älter als die Menschheit. Mehr zu diesem Thema finden Sie in Scott Taylors Buch *Souls in the Sea*.

Delfine und Wale sind herrliche Vorbilder für die Familie, die Gemeinschaft und die universelle Harmonie. In ihrer Verbindung mit den Wellen und Strömungen des Meeres sowie miteinander teilen sie ihre

Essenz des Fließens und der Verbindung mit der Quelle auch mit uns – ein echtes Gefühl von All-Einheit. Offenbar widmen wir Menschen unser Leben einer Illusion von Getrenntheit, die aus der Überzeugung erwächst, wir seien der Quelle – der allgegenwärtigen Intelligenz in allem – fern.

Wir sind in Gier und Selbstsucht gefangen und nehmen oft mehr, als wir tatsächlich brauchen. Solange wir nicht den Mut haben, zu erwachen und zu sehen oder zu fühlen, dass es einen besseren Weg gibt, werden wir das Wasser verschmutzen, wütend aufbrausen und fürchten, kein sinnvolles Leben führen zu können. Delfine und Wale kommunizieren telepathisch mit Menschen. Sie bitten uns, uns von unserem Ego und von unseren Ängsten zu lösen, Negativität und Leid zu entsagen und uns einer sehr viel mitfühlenderen und friedlicheren Verbundenheit mit- und untereinander hinzugeben.

Wale – Brüder und Schwestern der Weisheit und des Lichts

Die Wale sind eine schwimmende Bibliothek, sie tragen die Geschichte der Zeit in sich. Sie sind die größten Geschöpfe auf Erden und besitzen auch das größte Gehirn. Wir sollten also besser aufpassen! Wale können sich über mehrere Hundert bis einige Tausend Kilometer hinweg miteinander verständigen und die von ihnen erzeugten Töne sind viele Tausend Kilometer weit zu hören. Auf ihren jahreszeitlichen Wanderungen folgen sie den Meeresströmungen, die unseren Planeten umfließen. Es ist bekannt, dass unsere menschlichen Vorfahren den Wanderrouten der Wale folgten, deren Weisheit ihnen stets den besten Reiseweg wies. Ihr Bewusstsein ist weit, ihre Gegenwart stark und anmutig zugleich. Ihre tiefen, betörenden Gesänge und ihre sanfte Art tragen große, zeitlose Lehren in sich.

Nachdem ich die Wale bereits auf Maui gesehen und eine tiefe Verbindung zu ihnen aufgebaut hatte, war es eine Inspiration, sie ein paar Monate später eines Tages vor der Küste Oregons zu entdecken. Aus unerfindlichen Gründen fühlte sich die Begegnung wie die Einladung an, sie auf ihrer Reise nach Norden zu begleiten; ihre Pilgerfahrt unter Wasser mit unserer eigenen auf dem Land zu spiegeln; dem Ruf unserer Herzen nach Alaska zu folgen – wohin die Wale und ihre Jungen zur Nahrungsaufnahme unterwegs waren. Wir können die energetischen Spuren nicht sehen, die uns anziehen oder die wir selbst hinterlassen, wenn wir Mutter Erde bereisen. Doch auf eine seltsame Art und Weise fühlten wir uns mit der Wanderung der Wale verbunden, und obwohl dieser Ruf mit den zeitlichen und finanziellen Plänen unserer „dreidimensionalen Wirklichkeit" in Konflikt geriet, konnten wir ihn nicht unbeantwortet lassen. Also sagten wir Ja und folgten ihm. Die Fahrt war nicht lang und am Ende blieb uns nur ein Tag, an dem wir aufs Meer hinausfuhren und versuchten, mit den Walen Kontakt aufzunehmen ... falls es uns überhaupt gelingen sollte, sie zu finden. Nachdem wir ein paar Stunden lang ruhig das kobaltblaue Wasser des Kenai-Fjords durchkämmt hatten, musste ich plötzlich lächeln und wäre beinahe in spontanes Gelächter ausgebrochen. Mit einem Mal war mir recht verspielt und ausgelassen zumute und ich machte alberne Fotos von mir und der vorüberziehenden Landschaft. Ein paar Minuten später hielt der Kapitän die Maschinen an, wendete und brachte uns ganz nah an die Wale heran. Die Crew beschrieb das Ereignis später als eine Zurschaustellung von Sprungkunst und Verspieltheit, wie sie sie noch nie bei Walen gesehen hatten. Wir wollen gewiss nicht behaupten, der Anlass für dieses Spektakel gewesen zu sein. Dennoch muss ich sagen, dass es sich in jenem Augenblick wie ein Grund zum Feiern anfühlte. Wir fühlten uns außerordentlich geehrt und waren dankbarer, als man mit Worten ausdrücken kann, dem inneren Ruf gefolgt zu sein und eine Reise ins Unbekannte gemacht zu haben, um bei den Walen zu sein.

Chip Richards

Ganz gleich, ob auf dem Meer oder über die Stereoanlage in unserem Wohnzimmer – Wale üben mit jeder Begegnung eine starke Anziehungskraft auf uns Menschen aus. Sie lassen ein uraltes Wissen und „Erinnerungen an die Zukunft" aufsteigen, was uns eine größere Bewusstheit und eine bessere Art zu leben ermöglicht. Als ich zum ersten Mal eine Aufnahme von Walgesängen hörte, schlief ich danach stundenlang. Ich erinnere mich, dass ich in meinem tiefen Schlaf das Gefühl hatte, mein ganzes Leben zu entwirren und klare, kurze Blicke auf Ereignisse zu werfen, die unser Dasein verändern. Als ich aufwachte, empfand ich sehr viel Klarheit und Verständnis für einige wichtige Entscheidungen, die ich im Leben getroffen hatte. Ich wurde von einem neu erwachenden Bewusstsein und einer Wachsamkeit durchströmt.

Walmedizin erinnert uns an unsere wahre Essenz. In der bewussten Arbeit mit ihrer telepathischen Gegenwart erlangen wir Zugang zu unseren Visionen und unserer wahren Berufung auf diesem Planeten. Der Code der Wale ist offenbar ein Teil unseres eigenen Codes, damit wir alle Schichten bis hin zur genetischen Struktur durchdringen und enträtseln können. In ihrer Gegenwart finden wir vielleicht dadurch Lebenssinn, dass wir unsere eigenen Wurzeln und unsere uralte Geschichte erkennen.

Vickie Dodd, eine Pionierin der Klang- und Körperarbeit, hatte viele tief greifende Erlebnisse mit Walen, die nun einen wichtigen Teil ihres Unterrichts ausmachen:

Ich war gestürzt und hatte mir Kopf und Kreuzbein stark angeschlagen. Ich hatte wirklich Angst. Mein Immunsystem war in Mitleidenschaft gezogen und ich wurde krank. Meine Lungen und mein Hals litten. Meine Fußgewölbe hatten sich gesenkt und mein Beckenboden fühlte sich an, als habe er den Halt verloren. Allmählich war ich so erschöpft, dass ich mich kaum noch bewegen konnte. Das ging fast ein Jahr so. Keine Therapie, kein Arzt konnte mir helfen. Mir war klar, dass ich nichts weiter tun konnte, als mich immer mehr hinzugeben und weiter zu vertrauen, immer und immer mehr.

Eines Nachts hörte ich im Halbschlaf ein tosendes Brummen. Es war sehr laut, wie von eintausend Volt, wie ein vielstimmiger Chor, wie eine Art mehrstimmiges tibetisches Summen. Dann fiel mir auf, dass ich mich tief unter Wasser befand und über mir, unter mir, neben mir Wale waren und mich hielten, mich stützten, mich umgaben, meine Entspannung immer tiefer werden ließen. Dann schlief ich wieder ein. Das geschah innerhalb von zwei Monaten mehrere Male. Ich habe weder den Klang noch das Gefühl der Unterstützung je vergessen. Manchmal denke ich, die Quelle teilt uns immer genau das mit, was wir gerade wissen müssen.

Mit der Zeit veränderten sich diese Visionen und nahmen mehr den Charakter eines Unterrichts an. Die Erinnerung daran ist verschlüsselt, und wenn ich etwas Bestimmtes wissen muss, wird mir das Handeln oder die Lektion enthüllt. Bei einem der Besuche erzählten mir die Wale, sie würden mich lehren, unter Wasser zu leben. Bis heute weiß ich nicht, was diese Worte bedeuten. Wichtig ist jedoch, dass dank ihrer Resonanz, ihrer Schwingungen und ihrer Anweisung meine Lebenskraft zurückkehrte und langsam wieder wuchs – und ich energetisch wiederhergestellt wurde. Meine Füße, meine Beine, meine Wirbelsäule, mein Becken und mein Kopf wurden erneuert und verbessert. Mit meiner Genesung ging es schnell voran. Mein Geist war erfrischt. Die Depression verschwand und ich verzeichnete stete Kraftzuwächse.

Ich werde den Walen ewig dankbar dafür sein, dass sie ihre mitfühlende Liebe mit mir teilten. In meinem Molekularsystem zweifle ich nicht daran, dass die Wale zu meiner Ahnenlinie gehören. Ich weiß, sie können ohne uns Menschen leben, aber ich bin mir nicht sicher, ob wir umgekehrt ohne sie leben können.

Delfine – Leuchtfeuer spontanen, spielerischen Ausdrucks

Delfine wecken bei Menschen jeden Alters, jeden Geschlechts und jeden Glaubens Freude, Gelächter und Humor. Kein Gefühl lässt sich mit dem direkten Blick in die Augen eines Delfins vergleichen. Auf ihren Frequenzen übertragen sie eine Energie, die den menschlichen Ernst dahinschmelzen lässt – einen Ernst, der verhindert, dass wir auf den Wellen des Lebens reiten. Wenn wir es uns gestatten, mit dem Delfinbewusstsein zu arbeiten, können wir Schwingungen und Klangwellen vielleicht bewusst wahrnehmen. Sie veranlassen uns dazu, tiefer durchzuatmen, freudiger zu sein, gegenwärtig zu sein, jetzt zu leben ... und zu spielen.

Delfine versetzen uns in einem sehr ursprünglichen Sinne in einen Zustand der Liebe zurück und lehren uns unter anderem, die Verbindung zu unserer ureigensten Klangsprache wiederzufinden. Lauschen Sie ihrer kosmischen Intelligenz, vertrauen Sie auf das, was sie Ihnen anbieten, und folgen Sie ihren Anweisungen.

Als ich auf Maui lebte, hatte ich im Meer rund um die hawaiianischen Inseln so manche Begegnung mit Delfinen. Nach einem solchen Erlebnis mit diesen wunderschönen Geschöpfen sind mein Lebensdrang und meine Vision für den Planeten immer besonders stark. Nachdem ich am Morgen mit einer Delfinschule geschwommen war, hatte ich in der darauf folgenden Nacht einen Traum, in dem einer von ihnen ganz nah an mich herankam und mich zum Spielen aufforderte. Ich wollte der Einladung gern nachkommen, aber meine Bewegungen fühlten sich ungelenk an, so, als wüsste ich nicht, wie man schwimmt oder sich im Wasser bewegt.

Der Delfin sprach in liebevollem Ton zu mir: „Du gestattest dir nicht, ein verspieltes Kind zu sein, Karina. Deine Sorgen nutzen niemandem. Weißt du, dass deine Gedanken den ganzen Planeten beeinflussen? Wo ist dein Licht? Glaubst du nicht an die All-Einheit?"

Ich ließ meine Tränen ins Wasser fließen und fühlte mich sofort mehr im Einklang mit meinem Körper.

„Wir sind hier, um dir bei der Heilung deines Körpers zu helfen, damit du noch mehr für den Planeten tun kannst. Wir verstehen, dass deine Sorgen dich manchmal verschlingen, aber du bist nicht deine Besorgnis. Wir wissen, dass deine Absichten klar sind, und wir sind immer bei dir. Verbreite das Licht und vergiss nicht zu spielen, und viele Menschen werden dir folgen. Es gibt keine Dunkelheit. Jede Angst ist eine Illusion. Wovor fürchtest du dich am meisten – vor der Dunkelheit oder dem Licht?"

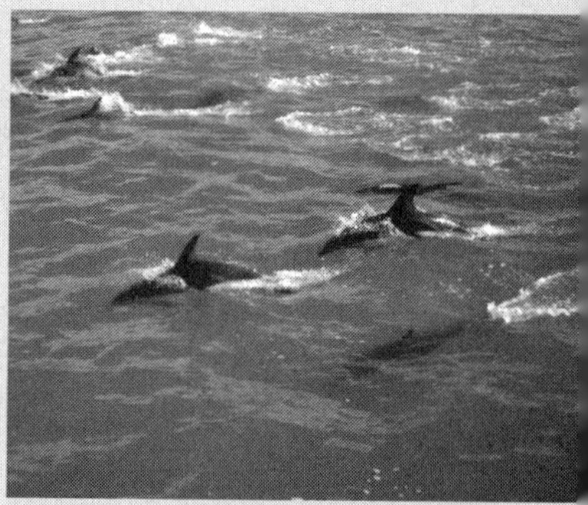

Delfin, sing mit mir.
Klang des Göttlichen,
Manna des Universums,
in eins verflechten wir uns.
Nach *Jamie Sams* und *David Carson*, Karten der Kraf

Mein Körper begann zu zittern und bewegte sich anmutig, fast so, als sei ich ein Delfin, und nach dieser vielversprechenden Unterhaltung stieg ich gestärkt und quicklebendig aus dem kristallblauen Wasser. Ich spielte und lachte noch lange mit der Delfinschule. Als der Traum vorüber war, erwachte ich erfrischt und verändert, als hätte ich eine sehr weit entwickelte Dimension auf einem fremden Planeten besucht.

Kein Mensch geht unverändert aus einer Begegnung mit Delfinen hervor. Ich weiß, dass sich mein klanglicher Ausdruck für immer gewandelt und dank meiner Verbindung zu diesen ganz besonderen Wesen eine völlig neue Dimension erreicht hat. Seit der ersten Begegnung war es, als sei ich von einem Laserstrahl getroffen, der so tief in meine Zellen und in meine Seele drang, dass mein Herz erst zerspringen und lachen und schließlich seinen Gesang in alle Richtungen erschallen lassen wollte.

In den Frequenzen unserer Stimme liegt eine ererbte Weisheit des Wissens – die uns angeborene Stimme trägt eine in unserem Zellgedächtnis gespeicherte Erinnerung von Ganzheit in sich. Wenn wir den Frequenzen der Delfine und Wale lauschen, erkennen wir, dass sie die Verkörperung und der Beweis jenes Wissens und jener Ganzheit sind. Eine von vielen wichtigen Botschaften, die sie uns senden, lautet: Wir sollen auf unsere kosmische Intelligenz hören, die uns sagt, dass unsere ureigene Klangsprache uns zu den uns innewohnenden Möglichkeiten zurückführen und jene Schichten lösen wird, die uns daran hindern, heimzukehren und ganz zu werden.

Die Gesänge der Delfine und Wale erwarten uns im Meer. Sie laden uns ein, unsere multidimensionale Verbundenheit zu feiern. Diese fühlenden Wesen fordern uns auf, unsere eigene Klangsprache zu erforschen und uns daran zu erinnern, dass wir auf demselben Planeten leben und Mitschöpfer sind. Delfine und Wale sind unsere Lehrer und unsere Führer. Sie rufen uns zur Umkehr, damit wir unserem Gewahrsein und unserem Bewusstsein lauschen und sie zum größtmöglichen Wohle aller Arten auf der Erde erweitern. Wenn wir uns auf die Frequenzen von Walen und Delfinen einstellen (indem wir entweder in ihrer Nähe schwimmen oder uns eine Aufnahme anhören), bekommen wir die Möglichkeit, Zugang zu unserer eigenen Göttlichkeit und unserem höchsten Ziel zu finden.

Werden Menschen von ihren Klängen umhüllt, so werden bei einigen zunächst negative Emotionen oder traumatische Erinnerungen freigesetzt, die sie auf Zellebene in sich tragen. Oft handelt es sich um Erinnerungen an die Kindheit oder an Situationen, in denen wir nicht an uns glaubten oder unser wahres Selbst verbargen. Wenn wir den Prozess fortsetzen, werden am Ende sowohl die Delfin- als auch die Walfrequenzen unsere Lebenskraft aktivieren und unser höheres Bewusstsein wecken.

Wir haben eine sichere Reise, wenn wir uns der Weisheit und der Freude von Walen und Delfinen anvertrauen. Ihr sorgloser und zutiefst intuitiver, einfühlsamer Geist hilft uns dabei, mit den Hindernissen und dem Gegenwind im Leben fertig zu werden. Wenn wir es ihnen gestatten, unserem Körper die Wahrheit einzuflüstern und zu vermitteln, werden uns ihre Botschaften vielleicht überraschen und inspirieren.

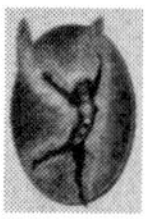

Übung mit Delfinen und Walen

- Nehmen Sie sich Zeit, um sich eine CD anzuhören oder ans Meer zu fahren, und versuchen Sie, sich mit der Essenz und dem Gesang der Delfine oder Wale zu verbinden.
- Gestatten Sie es Ihrer Stimme, sich auf die Tiere zuzubewegen. Stellen Sie sich vor, ihnen nahe zu sein, und ahmen Sie ihre Töne nach (entscheiden Sie sich entweder für die Laute der Delfine oder der Wale).
- Konzentrieren Sie sich auf die Verbindung, die Sie zu ihnen hergestellt haben und lassen Sie sie wachsen. Lauschen Sie nach einer Weile still den Botschaften der Tiere. Welche Empfindungen nehmen Sie im Körper wahr? Was wird Ihnen ganz persönlich gerade gesagt? Welche Informationen haben sie für den Planeten?
- Hören Sie sich die Mitteilung an, die Sie empfangen, und kommen Sie der Aufforderung nach.

3

Sich für die Stimme der Seele öffnen

Im Hypogäum von Hal Saflieni auf Malta hatte ich Gelegenheit, meine Stimme in einem unglaublichen unterirdischen Raum aufzunehmen. Die Tempelanlage stammt aus der Zeit um 3000 v. Chr. Sie wurde acht bis zehn Meter tief in den Kalkstein getrieben. Es ist eine Reise in die Unterwelt. Das Hypogäum ist für seinen einmaligen „Orakelraum" bekannt – darin erzeugte Klänge hallen im gesamten dreistöckigen Komplex wider. Wer immer diesen Ort vor so langer Zeit erbaut hat, wusste offenkundig um die Macht der Schallwellen und nutzte den Raum zu rituellen Zwecken und für den Tempelschlaf, um im Traum Visionen zu empfangen. Als ich im Orakelraum Klänge anstimmte, spürte ich sofort, dass ich zu tieferer Resonanz fähig war und die Energie mich wie tantrische Wellen durchlief.

Zweifellos ging es bei den Ritualen, die in uralter Zeit hier vollzogen worden waren, vor allem auch darum, Körper und Seele mithilfe des Klangs in einen anderen Zustand zu versetzen. Der

> Klang wird zu einer Möglichkeit, Verbundenheit, die heilige Vereinigung, die heilige Hochzeit zu erfahren. Ich habe erlebt, dass sich mein ganzes Sein für eine tiefere Ebene des Wissens und der Verbundenheit öffnete. Der Verbundenheit mit jener ursprünglichen Energie der Lebenskraft, die unseren Kosmos, unsere kollektiven Erinnerungen und die Inkarnationen unserer Seele über die ganze Zeit hinweg formt und zusammenhält. Der Klang ist so etwas wie eine Geburtshelferin, die alle, die mit den zeitlosen Schwingungen in Berührung kommen, zwischen den Pforten des Lebens und des Todes, der Geburt und der Wiedergeburt geleitet.
>
> *Wende Bartley*

Klänge können jeden beliebigen Stoff durchdringen, Moleküle in Bewegung versetzen und Wirklichkeiten verändern. Unser stimmlicher Ausdruck zeigt uns deutlich, wer wir sind. Und es kostet uns nichts, uns seiner zu bedienen! Sobald wir nicht mehr beurteilen, was aus unserem Mund kommt, wird die Stimme allmählich mit allem widerhallen, was wir sind, und mit allem schwingen, was uns auf unserem Weg begegnet.

Es ist Zeitverschwendung, die eigene Stimme mit der anderer Menschen zu vergleichen:

„Ihre/seine Stimme klingt schöner als meine."

„Ich mag nicht, wie ich mich anhöre."

„Ich hoffe nur, dass mich niemand hören kann."

„Ich habe Angst, zu laut/zu leise zu sein."

Die gute Nachricht lautet, dass diese Dualität aufhört, sobald wir mit dem Tönen beginnen. Es ist schlicht unmöglich, gleichzeitig unseren geschäftigen, urteilenden Gedanken nachzuhängen und Klänge anzustimmen. Das geht einfach nicht.

Als Kinder wussten wir sehr gut, was wir empfanden und welche persönlichen Bedürfnisse wir hatten. Wir waren nicht von unserem Herzen abgeschnitten. Gedanken und Gefühle waren verbunden. Wir konnten körperlichen Schmerz empfinden. Wir weinten, wenn es wehtat, und das linderte den Schmerz. Aber viel zu bald erlegten uns Eltern, Geschwister, Schulen und die Gesellschaft Grenzen und Einschränkungen auf. Der Gesellschaft fehlt – ganz allgemein – die Achtung vor der Intuition. Autoritäten verlangen, dass wir unsere Fantasie brachliegen lassen und nicht auf unsere innere Stimme hören, obwohl sie die Wahrheit kennt. Wenn wir dies dann tun, fangen wir an, uns zu betäuben.

Wir sind gezwungen, viel zu schnell erwachsen zu werden, und vergessen, wie wir auf natürlichem Wege Erleichterung finden und uns ausdrücken können. Wir sind in der Zivilisation und dem Materialismus gefangen und verlieren den Kontakt zur wahren Natur der Stimme der Schöpfung, erzeugen Dissonanzen und unnatürliche Rhythmen.

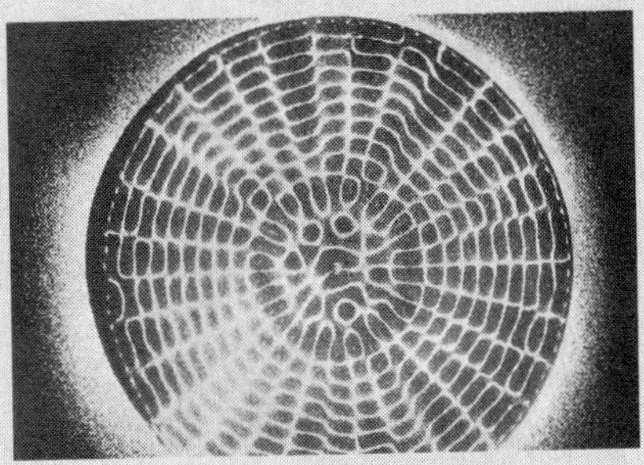

Klang erzeugt heilige Muster.

Im Alltag werden wir ständig mit dem Lärm von Elektrogeräten, Computern, Rasenmähern, Kühlschränken, Autos, Fernsehgeräten und Maschinen aller Art bombardiert. Unser Nervensystem ist überlastet und gerät aus dem Gleichgewicht, unser Hörvermögen lässt nach.

Ihre Stimme möchte sich ungehindert ausdrücken. Ihre wahre Natur sehnt sich danach, gehört zu werden. Der erste Schritt zum klanglichen Ausdruck Ihres wahren Wesens besteht darin ... zuzuhören.

Die Kunst des Zuhörens

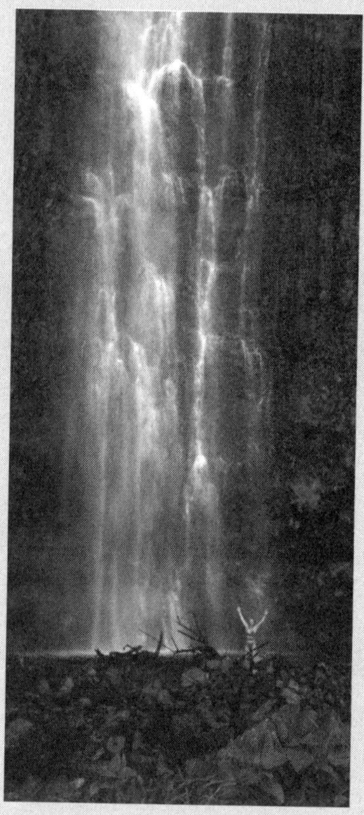

Tief in unseren Herzen und Bäuchen
ertönt ein Schrei, ein Ruf,
der Gehör verlangt. Dort sitzt
unsere Sehnsucht, Stimme und Seele
zu befreien und all das wiederzufinden,
was wir wirklich sind: eine vibrierende
Kraft der höchsten Schöpfung.

Unsere Stimme schulen wir, indem wir sie benutzen, das Zuhören lernen wir, indem wir es bewusst tun. Die Kunst des Zuhörens fordert uns auf, zur Ruhe zu kommen, in uns hineinzulauschen und etwas gegen das Bombardement des Alltagslärms zu tun. Leben Sie im Augenblick. Nur wenn wir im Jetzt sind, können wir wirklich zuhören. Hören wir erfolgreich zu, so geben wir unseren inneren und äußeren Welten die Chance zu verschmelzen. Die Schulung des Gehörs ist eine unabdingbare Voraussetzung für die Stimmarbeit. Ganz gleich, wie sehr wir aus dem Gleichgewicht geraten sein mögen, die Stimme des inneren Hörens wartet stets auf uns und ruft uns zu sich zurück.

Der französische Wissenschaftler Dr. Alfred Tomatis widmete sich fünfzig Jahre lang dem Verständnis des Ohrs und seiner Funktion. Er sagt:

Das Ohr ist unser wichtigstes Sinnesorgan. Es bestimmt das Gleichgewichts-, Rhythmus- und Bewegungsgefühl des Körpers und dirigiert das gesamte Nervensystem. Über das Rückenmark ist der Hörnerv mit allen Muskeln des Körpers verbunden. Somit werden Muskeltonus, Gleichgewicht, Flexibilität und Gesichtssinn vom Klang beeinflusst. Über den Vagusnerv ist das Innenohr mit Kehlkopf, Herz, Lungen, Magen, Leber, Blase, Nieren, Dünn- und Dickdarm verbunden.

Gelegentlich kann es nötig sein, das innere Hören zu schulen. Das ist zum Beispiel dann der Fall, wenn man schädlichen Außengeräuschen ausgesetzt ist. Im Laufe meines Lebens habe ich einige Male in der Nähe belebter Straßen gewohnt und musste lästigen Verkehrslärm ertragen. Diese Umstände zwangen mich, das innere Hören noch zu vertiefen, mein inneres Zentrum durch Training zu stärken.

Ich habe gelernt, mich in meiner Vorstellung mit einer stärkeren Schutzmauer zu umgeben, die den Lärm absorbiert und filtert. Was den Körper angeht, so erinnere ich mich ständig daran, ins Harachakra zurückzukehren. Das ist ein Energiezentrum, das sich einige Zentimeter unter dem Nabel befindet.

Ich atme einfach tief durch, sammle meine Energie im Harachakra und gebe anschließend Laute von mir, die meiner körperlichen Empfindung entsprechen. Darüber hinaus stelle ich mir vor, von schützendem Violett umgeben zu sein. Nach Abschluss dieser Übung bemerke ich die Außengeräusche kaum noch. Bei dieser einfachen Methode, mit störendem Lärm umzugehen, lernen wir, die Wahrnehmung so zu lenken, dass es uns hilft und uns in die Lage versetzt, in verschiedenen Lebenssituationen klarere Grenzen zu ziehen.

Neben dissonanten Klängen, die in unseren Raum einzudringen versuchen, kommt auch ein steter Fluss von Klängen, Tönen und Botschaften aus der Außenwelt an, der unsere Erfahrung erheblich vertiefen kann. Vogelgezwitscher bei Sonnenaufgang, das zärtliche Rauschen des

Regens in den Bäumen, der Rhythmus von Wellen, die über den Sand spülen … Diese natürlichen Klänge nähren unseren Körper und wecken unseren Geist. Deshalb ist es wichtig, dass Sie sich immer und überall auf Ihre Umgebung einstellen und hinhören. Lauschen Sie, damit Sie empfangen können. Lauschen Sie, damit Sie tiefer gehen können. Lauschen Sie, während Sie dieses Buch lesen. Machen Sie Pausen und atmen Sie tief durch. Lauschen Sie, um die innere und die äußere Welt zu verbinden. Klänge können für unseren Körper ebenso wichtig sein wie die Nahrung, schreibt Tomatis:

> Wie in allen meinen Büchern möchte ich auch an dieser Stelle betonen, dass diese von der Mutter gebotene stimmliche Ernährung für die Entwicklung eines kleinen Menschen ebenso notwendig ist wie die Milchflasche.[2]

Es lohnt sich, über den Satz nachzudenken. Als Erwachsene habe ich eine weitere Bedeutungsfacette dieser Äußerung entdeckt, dass wir uns nämlich die Zeit nehmen sollen, den Liedern von Mutter Erde zu lauschen. Es folgt der Tagebucheintrag eines solchen Erlebnisses auf Maui:

> Ich sitze am Ufer und lausche dem reinen Klang des Meeres. Ich spüre, dass dieses Geräusch ein Geheimnis birgt, ein Rätsel, mit dessen Hilfe ich tief in meine lauschende Seele dringen kann. Es ist ein wilder, windiger Tag. Ich schaue aufs Meer und bin von seiner großen Macht erfüllt. Ich schließe die Augen und gelange in einen tiefen meditativen Zustand. Ohne Chaos, ohne Gedanken hat mich das Meer zurückgeholt, damit ich der Essenz der Schöpfung lausche, in einer donnernden, tosenden Stille.

Die folgende Übung verbessert das Zuhören.

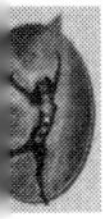

Zuhören üben

Nehmen Sie sich einen Augenblick Zeit, setzen Sie sich still hin, schließen Sie die Augen und werden Sie sich aller Geräusche in Ihrer Umgebung bewusst. Sammeln Sie sie zwischen den Augenbrauen. Lassen Sie los und sinken Sie in diesen Punkt hinein.

Richten Sie die Aufmerksamkeit nun auf Ihren Körper. Lauschen Sie dem Klang Ihres Herzschlags, Ihres Atems, dem Fluss Ihres Blutes, dem Knurren Ihres Magens. Nehmen Sie schweigend die Geräusche Ihrer Knochen und Organe wahr.

Stellen Sie sich vor, ein hohler Bambustrieb zu sein, und laden Sie die inneren Klänge ein, Sie vollständig auszufüllen. Warten Sie einfach ab und lassen Sie zu, dass nichts geschieht. Seien Sie einfach, ohne zu tun. Lauschen Sie.

Wenn Sie lernen, sich hinzugeben und zuzuhören, wird Ihnen das helfen, von einem kraftgesteuerten zu einem fließenden Ausdruck überzugehen. Ergeben Sie sich dem, was ist. Alle Gefühle und Gedanken zählen. Sie sind nicht hier, um ein Leben in Gefangenschaft zu führen, sondern um Gottes Schöpfung in Ihrem Inneren zu finden.

In diesem Zustand des Beobachtens, des Zuhörens und des Seins wächst die Qualität Ihres klanglichen Ausdrucks. Lassen Sie zu, dass der innere Klang Sie wach und rege hält. Lassen Sie zu, dass der innere Klang Ihre Erwartungen beeinflusst und die Leere lindert.

Wenn Sie so weit sind, kehren Sie in die Gegenwart zurück. Achten Sie dazu wieder auf die Geräusche außerhalb Ihres Körpers und öffnen Sie dann Ihre Augen.

Sich für den Klang öffnen

Im Laufe der Geschichte bedienten sich viele Kulturen der Schallwellen der Stimme, um Körper und Seele zu heilen. Die Stimme ist eine der fundamentalen Schöpfungskräfte des Universums. Tibeter, Hindus, Ägypter, Chinesen ... fast jedes uns bekannte indigene Volk setzt die heilende Kraft des Klangs seit vielen Tausend Jahren in spirituellen Ritualen, in Medizin und Lehre ein. In den Mysterienschulen des Altertums waren Musik und Klang sehr weit entwickelt. Es waren heilige Wissenschaften und sie eigneten sich hervorragend dazu, Körper und Seele zu heilen und zu einem höheren Bewusstsein zu gelangen. Einer alten griechischen Redewendung zufolge wurde in der Antike schon Gesang als Schmerztherapie eingesetzt.

In unserem Zellgedächtnis steckt ein ganzes verschlüsseltes Universum des Ausdrucks, das in unserer starren, durchstrukturierten Welt leider oft verloren geht, da natürliche Instinkte und Verhaltensweisen häufig unterdrückt werden. So viele Stimmen warten darauf, das innere Gefängnis und die Enge hinter sich zu lassen. Wenn wir zur Ruhe kommen und ihnen lauschen, entsteht von ganz allein das Bedürfnis, zu singen und Klänge anzustimmen. Nehmen Sie sich auch hier ein Beispiel an den Kindern und ihrem ungehemmten Ausdruck. Sie singen und tönen die ganze Zeit.

Wenn wir unser Sein mithilfe der Stimme feinabstimmen, gibt das unserer Seele, unserem Nervensystem, unseren Gehirnwellen und unserer Intuition Nahrung. Es schenkt uns Freude. Reiner Klang erreicht jeden Muskel, jede Zelle, jeden Knochen unseres Körpers. Wir müssen uns ausdrücken. Wir müssen uns aus dem uns vertrauten Bereich hinauswagen, aus dem Bereich, in dem wir uns häuslich eingerichtet haben, müssen Minderwertigkeitsgefühle und Urteile überwinden. Wir müssen uns von der Angst befreien, gehört und gesehen zu werden, und dürfen das wahre innere Hören nicht mehr fürchten. Wir haben nichts zu verlieren und alles zu gewinnen.

Das Tönen kennt keine Einschränkungen. Sein Ziel ist es, uns die ureigenen, ursprünglichen Frequenzen, unsere Klangsprache ins Gedächtnis zu rufen. Laute gibt es schon sehr viel länger als die lineare Sprache, sie stellen die ursprüngliche Form der Verständigung dar. Sie werden uns offenbaren, was wir nicht wissen können und was ungesagt blieb. Unsere unterdrückte Weisheit kann nur dadurch wieder zum Leben erwachen, dass wir uns Zugang zu unserem einzigartigen Klangrepertoire verschaffen. Wir bekommen klare Richtlinien dafür an die Hand und lernen, dem grenzenlosen Klanguniversum zu vertrauen, das seinen Ursprung direkt in unserem höheren Selbst hat. Wenn der Kanal unserer Stimme offen ist, hindert uns nichts mehr daran, ganz zu werden.

Bei der Stimmarbeit werden wir uns zwangsläufig unserer Grenzen und Einschränkungen bewusst. Oft werden wir aufgefordert, uns mit unseren Urteilen und Bedenken auseinanderzusetzen. So bewirkt zum Beispiel die einfache Übung, den Mund so weit wie möglich aufzumachen und über einen längeren Zeitraum hinweg Laute von uns zu geben, eine radikale Öffnung. Es hat den Anschein, als handle es sich dabei um eine ganz simple Übung, aber andererseits weichen wir nicht oft von unseren Gewohnheiten ab und verlassen den uns vertrauten Bereich.

Klangtherapie und -heilung erweitern unseren Horizont. Sanft lindern und öffnen sie unsere emotionale, geistige und körperliche Härte und unsere Verdrängungsmechanismen. Sie sammeln unsere Aufmerksamkeit, lassen uns offener sein und schenken unserem Bewusstsein Flexibilität, damit wir klarere Informationen von der Quelle empfangen können. Der Klang unterbindet das lineare Denken und erschließt uns die Weisheit unseres Herzens und unseres Körpers, damit sie zu uns sprechen können.

Indem wir uns hingeben, erteilen wir uns die Erlaubnis, nicht mehr alles wissen zu müssen und zusammen mit der unendlichen Intelligenz zum Schöpfer zu werden. Selbst wenn wir nicht loslassen können, können wir es nicht falsch machen! Jeder von uns geäußerte Laut ist einzigartig. Wir dürfen uns nur nicht beurteilen. So einfach ist das. Befreien

Sie Ihre Kreativität. Je mehr Sie darauf vertrauen und daran glauben, dass Sie das Werkzeug Ihrer Stimme führen können, desto weniger werden Sie aufhören wollen zu üben.

Ich bin auf der ganzen Welt tätig und werde dabei zwangsläufig mit dem Unbehagen und der Angst meiner Schülerinnen und Schüler konfrontiert, der Stimme im eigenen Heim freien Lauf zu lassen. Ich glaube, je weniger wir uns davor ängstigen, je weniger wir uns davor fürchten, die eigene Kraft anzunehmen und die eigene Wahrheit zu verkünden, desto größer ist die Akzeptanz der Menschen in unserem Umfeld. Ich ermutige meine Schülerinnen und Schüler stets dazu, zu Hause zu üben, selbst wenn sie Tür an Tür mit ihren Nachbarn wohnen. Ich rate ihnen, ein wenig Hintergrundmusik aufzulegen. Das tarnt die spitzesten Töne, der Fluss wird jedoch weder gestört noch unterbrochen. Auf diese Weise kann die Musik sie schützen und ihnen die Angst nehmen. Aber Vorsicht! Vielleicht klopft Ihr Nachbar dann an die Tür, weil er mehr über das „neue Album" erfahren oder sich Ihnen anschließen möchte ...

Das stete Üben und die Beschäftigung mit meinen stimmlichen Möglichkeiten haben mich gelehrt, dass ich fast jeden Laut erzeugen kann, wenn ich mich konzentriere. Je mehr wir uns öffnen und die Vergangenheit klären, desto mehr können wir empfangen, desto kraftvoller schwingt unsere Stimme und desto weiter trägt sie.

Die Kraft der Absicht

Je deutlicher unsere Absichten, desto klarer und eindeutiger wird das Ergebnis sein. Ist unsere Absicht klar, arbeiten Klangfrequenzen so präzise wie Laserstrahlen.

Wenn wir fleißig üben, gelangen wir in einen veränderten Bewusstseinszustand, in dem wir die Wirklichkeit verwandeln können. Wir haben es hier mit einem schamanischen Ansatz zu tun, mit dem wir allein und in der Gruppe jenes uralte Medizinwissen beschwören können, das der Klang uns zu lehren vermag. Je klarer und stärker die Absicht, umso größer ist die Wahrscheinlichkeit, dass die Mauern bersten und einstürzen. Wir wissen, dass Jerichos Wälle nach sieben Tagen intensiver Klangheilung in sich zusammenbrachen ... Wenn wir ausdauernd und in eindeutiger, klarer Absicht weitersingen und -tönen, werden auch wir die uns umschließenden Mauern des Widerstands zum Einsturz bringen und unser wahres menschliches Potenzial erschließen.

Die folgenden Übungen sind einfach, aber sehr wirkungsvoll. Lassen Sie sich viel Zeit. Je länger Sie üben, desto größer ist die Wirkung.

Das öffnende „A“

Wenn Sie den Mund öffnen, ihn weit dehnen und zugleich Klänge anstimmen, bewirkt diese Übung ein tiefes Sich-Öffnen und ein starkes Loslassen. Sie lernen, dass die Schwingungsenergie Ihres ganzen Körpers zu Ihrer Resonanz beiträgt. Das öffnende „A“ entlässt den inneren Richter aus seinem Amt und verbindet Ihre Stimme mit Ihrem Bauch.

Wenn Sie sich dabei auch noch schütteln, regen Sie Ihre Verspieltheit an und versorgen das ganze Nervensystem mit starken, pulsierenden Energiewellen. Das löst Verspannungen im Hals, im Kiefer und in vielen anderen Körperteilen. Es verleiht Ihrer Stimme einen entspannteren Ausdruck und lehrt Sie, die Kontrolle aufzugeben. Sie haben das Gefühl, vom Klang geführt zu werden, statt umgekehrt die Töne zu steuern.

Übung

Stellen Sie sich locker hin, die Knie sind leicht gebeugt, die Füße schulterbreit auseinander. Entspannen Sie Schultern und Kiefer. Die Augen können Sie entweder offen lassen oder schließen.

Atmen Sie vollständig ein und öffnen Sie den Mund so weit wie möglich. Dehnen Sie Bauch und Bauchmuskulatur. Machen Sie den Mund so groß, wie Sie können, und weiten Sie beim selben langen Atemzug auch Brustkorb und Brust.

Achtung: Falls es Ihnen schwerfällt, tief einzuatmen, ist es unter Umständen einfacher, zuerst im Liegen zu üben.

Lassen Sie nun beim Ausatmen mit weit geöffnetem Mund ein „A" erklingen und beurteilen Sie sich dabei nicht. Lassen Sie den Vokal mit dem Atem lang, gedehnt und geschmeidig aus sich herausfließen. Achten Sie darauf, dass Ihr Bauch weit und gedehnt bleibt, das wird Ihnen auf lange Sicht eine große Hilfe bei der Entwicklung einer voll tönenden Stimme sein.

Üben Sie weiter, die Zunge bleibt locker und beweglich. Ihre Stimme wird ganz automatisch zwischen unterschiedlichen Tönen und Noten hin und her wechseln. Das ist normal, wenn man den Klang nicht kontrolliert. Versuchen Sie nicht, einen bestimmten Ton zu treffen oder zu halten. Vergleichen Sie diese Übung nicht mit dem Singen in einem Chor. Spüren Sie vielmehr in den Klang hinein.

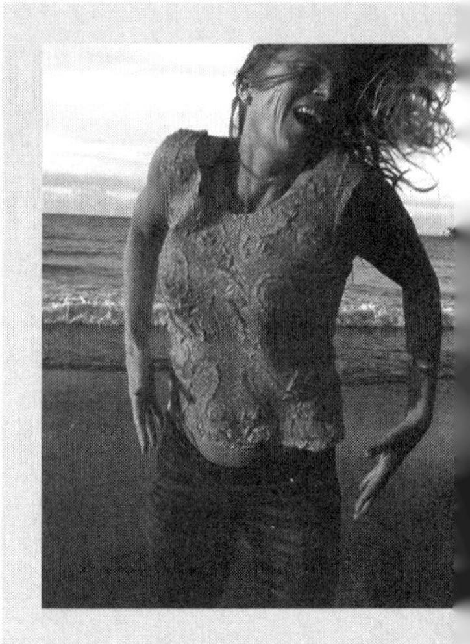

Lauschen Sie Ihrem Ton, aber hören Sie dabei nicht auf zu singen. Was verrät Ihnen Ihre Stimme? Was lesen Sie darin? Wie klingt sie in Ihren Ohren? Nehmen Sie das, was Sie fühlen und hören, einfach wahr und akzeptieren Sie es. Vielleicht spüren Sie, dass manche Körperteile stärker vibrieren als andere. Nehmen Sie alle Empfindungen und alle sich ändernden Erfahrungen an.

Schütteln Sie nun den ganzen Körper durch. Lassen Sie den Kopf auf die Brust sinken. Die Bewegung entsteht in den Füßen und im Becken und dehnt sich dann auf den ganzen Körper aus – auf Po, Unterleib, Bauch, Schultern, Arme, Kopf und Hals. Entspannen Sie sich und geben Sie die Kontrolle auf (sie sitzt oft im Hals). Atmen Sie tief ein und singen Sie beim Ausatmen weiter ein „A". Achten Sie darauf, dass Sie tief einatmen. Wenn Sie die Einatmung verkürzen, lassen Ihre Kräfte schneller nach.

Erfreuen Sie sich an allen Empfindungen und Schwingungen, die aus Ihnen herausströmen und mit Ihnen tanzen.

Wenn Sie das Gefühl haben, dass diese Übung für Sie beendet ist, gönnen Sie sich noch etwas Zeit, um schweigend und mit geschlossenen Augen den Einsichten und der Führung zu lauschen.

Sich für das innere Kind öffnen

Sobald wir uns für das Instrument unserer Stimme öffnen, stoßen wir früher oder später auf unsere Verletzlichkeit und unser inneres Kind. Wenn wir nicht immer wieder werden wie die Kinder, kommen wir nicht ins Himmelreich. Das innere Kind ist der Sitz unserer Gefühle. Dort findet sich jener Lebensfunke, der hinter allen geistigen Konzepten und hinter jeder Wahrnehmung steht. Staunen und Ehrlichkeit sind dort zu Hause und dort erinnern wir uns auch der All-Einheit. Es ist ein Zufluchtsort, an dem verletzte, wunde Gefühle heilen, die wir vielleicht dadurch ignorieren, dass wir verleugnen, was wir eigentlich sein oder was wir wirklich tun wollen. Oft trägt unser inneres Kind Unmengen von Selbstkritik und Selbstverurteilung in sich. Deshalb fühlt es sich verständlicherweise nur selten sicher an, mit diesem Ort Kontakt aufzunehmen oder sich dorthin zu begeben. Sobald das innere Kind Zugang zu seinem authentischen Ausdruck gefunden hat, wird eine Flut von Informationen und Heilung aus Ihnen herausbrechen. Unser inneres Kind liebt es, sich zu bewegen und zu tönen.

Zur folgenden Übung wurde ich inspiriert, als ich Säuglinge verschiedenen Alters in den unterschiedlichsten Phasen ihres Ausdrucks beobachtete. Dabei wurde mir klar, dass unser mangelndes Vertrauen, das wir als Erwachsene in unsere Stimme haben, aus der Kindheit stammt. Ich habe einige aufeinander aufbauende Babylaute entwickelt, die Sie immer tiefer in Ihr Unterbewusstsein hineinführen werden. Der erste Schritt wird sogleich beschrieben.

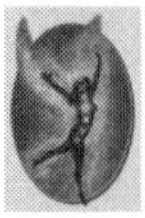

Babylaute

Diese Übung beseitigt ältere und jüngere Verspannungen im Bereich der Stimmbänder und der Kehle. Wenn Sie sich erlauben, so unschuldig und verletzlich zu sein wie ein kleines Kind, kann in der Kindheit Verdrängtes zum Ausdruck kommen. Unter Umständen werden Sie auch sehr verspielt und wollen weiter mit Ihrer Zunge und Ihren Ausdrucksmöglichkeiten spielen.

Diese Übung kann Ihnen eine ursprüngliche Erfahrung vermitteln – es ist beinah so, als spürten Sie Ihre Zunge zum ersten Mal, als entdeckten Sie auf unerklärliche Weise den Ursprung Ihrer Stimme. Dies löst etwas in Ihnen, was im Grunde nur Ihr inneres Baby wissen kann. Sie können gern mehrmals am Tag locker und spielerisch üben, um sich daran zu erinnern, mit Ihrer Unschuld, Ihrer Beweglichkeit und Ihrer Verspieltheit verbunden zu bleiben.

Diese Übung eignet sich wunderbar, um die Angst und den Druck vor einem längeren Stimmeinsatz abzubauen, zum Beispiel vor einer Präsentation, einem Vortrag oder einem Konzert. Wenn Sie eine Blockade in der Kehle spüren oder sich gar Halsschmerzen einstellen, können Sie jederzeit Babylaute machen.

Übung

Legen Sie sich bequem auf den Rücken. Ziehen Sie die Knie zur Brust, lassen Sie die Beine auseinanderfallen und rollen Sie sich nach links und nach rechts, das massiert Ihren Rückens und Ihr Steißbein. Stellen Sie sich vor, dass Sie ein Baby sind. Lassen Sie los. Atmen Sie tief durch, nehmen Sie Verbindung zu Ihrem Bauch auf und entspannen Sie sich. Ist Ihnen, als Sie ein Baby im Arm hatten, schon einmal aufgefallen, dass sich jeder einzelne Teil Ihres Körpers bewegt, wenn es atmet?

Stellen Sie sich nun vor, Sie würden zum ersten Mal staunend Ihre Stimme entdecken. Woher kommt sie? Was ist das, was wir „Stimme" nennen? Erkunden Sie sich selbst voller Liebe und unschuldiger Neugier.

Bewegen Sie Ihre Zunge heftig, strecken Sie sie aus dem Mund heraus und ziehen Sie sie wieder hinein. Werden Sie immer schneller. Vergessen Sie sich. Geben Sie die Kontrolle auf, so gut Sie können. Denken Sie nicht darüber nach, wie Sie wohl klingen oder aussehen. Lassen Sie sich dabei von Ihrer Zunge leiten und geben Sie Laute von sich, die Sie, seit Sie erwachsen sind, noch nie von sich gehört haben dürften. Schwelgen Sie in diesen ursprünglichen Lauten. Übertreiben Sie Ihr Geplapper, spielen Sie damit und haben Sie Spaß dabei.

Wenn Sie das Gefühl haben, dass diese Übung für Sie beendet ist, sammeln Sie sich in der Stille. Lauschen Sie Ihrer verletzlichen, neugeborenen Stimme und denken Sie darüber nach. Nehmen Sie die Botschaften Ihrer Zunge an. Wenn Sie Ihre Erfahrungen aufschreiben, kann Ihnen das beim Nachdenken und dabei helfen, das Erfahrene in Ihr Leben zu integrieren. Seien Sie dankbar für diese einzigartigen Entdeckungen und Ihre Bereitschaft, Ihre Stimme kennenzulernen.

Lassen Sie sich bei der nun folgenden Klangmeditation in neue Bewusstseinsbereiche, andere Dimensionen und eine Leerheit entführen, die Ihnen vielleicht neu ist. Lassen Sie zu, dass der reine Klang Sie über Vorstellungen, Mantras und Strukturen aller Art hinausträgt.

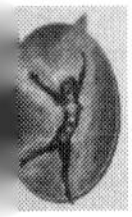

Klangmeditation

Die Klangmeditation wird Sie aus dem linearen Denken herausführen und Ihnen helfen, schnell einen tiefen Zustand reinen Gewahrseins zu erlangen. Sie vertreibt innere Wolken und klärt Gedanken, Sorgen, Gefühle und körperliche Empfindungen, damit Sie den blauen Himmel klarer Bewusstheit erleben können. Die Klangmeditation vertieft sofort die Meditation und erhöht die Klarheit. Beginnen Sie den Tag damit, machen Sie die Übungen vor einer wichtigen Sitzung, zur Vorbereitung auf die Begegnung mit einem Kunden oder immer dann, wenn Sie ganz gegenwärtig sein müssen.

Übung

In der Anfangsphase der Klangmeditation ist es oft recht wirkungsvoll, sich körperlich zu bewegen. Tun Sie einfach, was Ihr Körper gern macht. Sie können Yoga, Dehnübungen oder etwas anderes machen. Schenken Sie den Bewegungen nicht allzu viel Beachtung – auf die Stimme kommt es an. Lassen Sie zu, dass die Körperbewegungen Ihrer Stimme folgen. Bringen Sie Ihre Sorgen, Gedanken, Gefühle, körperlichen Empfindungen oder Schmerzen zum Ausdruck. Halten Sie nichts zurück. Betrachten Sie einen Gedanken oder ein Gefühl als Wolke, die über den Himmel zieht, ehe sie sich auflöst. Nutzen Sie die Kraft Ihrer Absicht, um sie energisch weiterzutreiben. Sie sollten also keinesfalls anfangen, Ihren psychischen oder emotionalen Ballast verarbeiten zu wollen.

Alles fließt wie ein Fluss – halten Sie es nicht fest, identifizieren Sie sich nicht damit. Beurteilen und analysieren Sie die Erfahrung nicht. Lassen Sie die Wolken leicht und mühelos durch sich hindurchziehen, indem Sie die entsprechenden Klangfrequenzen erzeugen.

Fahren Sie so lange fort, bis der Himmel klar ist. Nun haben Sie einen inneren „Nullpunkt“ erreicht – es herrscht Stille. Hören Sie auf zu tönen, lauschen Sie und seien Sie einfach da. Falls Gedanken oder Gefühle auftauchen, betrachten Sie sie und verharren Sie in den Phasen dazwischen. So werden die Gedanken automatisch weniger.

Meditieren Sie, solange Sie wollen. Vertrauen Sie auf das, was Sie empfangen und herausgefunden haben.

Das Ziel dieser einführenden Übungen ist es, Sie zu einem klingenden Instrument zu machen, indem Sie sich entspannen und all das zum Ausdruck bringen, woran Sie festhalten.

Stimmen Sie anfangs Klänge an, wo immer Sie sind und wann immer Sie können. Bringen Sie das mit Ihrer Stimme zum Ausdruck, womit Sie sich gerade beschäftigen – die Gartenarbeit, das Autofahren, den Abwasch oder die Wäsche, den Hausputz oder das Abrufen der E-Mails.

Tönen und singen Sie auch in den Pausen am Arbeitsplatz. Muntern Sie Ihre Kollegen auf, indem Sie es wagen, sich auszudrücken. Es wird Sie glücklich machen und die anderen ermutigen, es Ihnen gleichzutun.

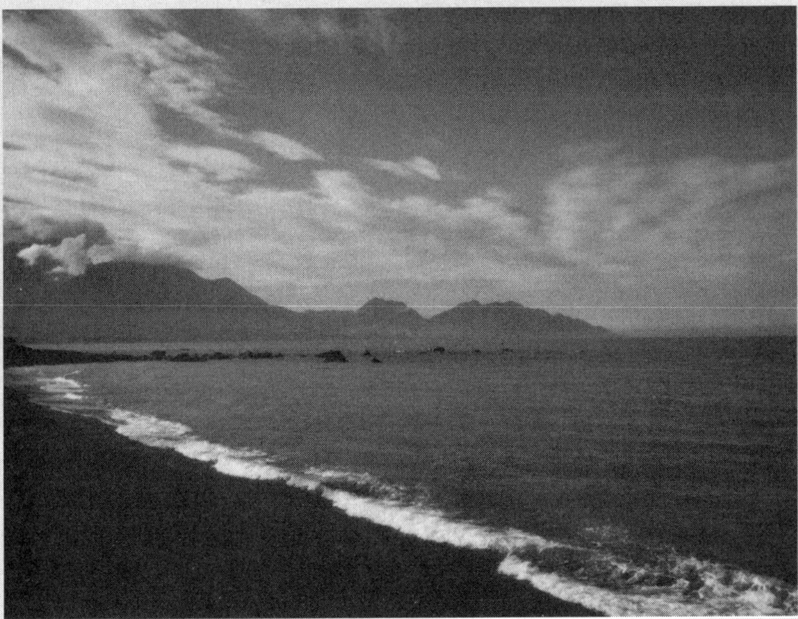

Tönen und singen Sie für Ihre Kinder,
Ihren Partner und die Tiere.
Tönen und singen Sie mit den Bäumen,
den Vögeln, den Meereswellen und der Erde.

4

Die Atemstimme

Von dem Augenblick an, als Liz zur Tür hereinkommt, spricht sie ohne Punkt und Komma, mit schriller Stimme und in einem schwankenden Stakkato. Zuerst versuche ich, sie dazu zu bewegen, dass sie langsamer spricht – dass sie atmet – und fest auf ihren Füßen steht. Sie soll sich vorstellen, sie hätte die Wurzeln eines Mammutbaums, die tief in die Erde reichen. Anschließend bitte ich sie, tief einzuatmen. Sie soll nicht nur in den eigenen Körper, sondern bis in den Boden hineinatmen, so als atme sie gemeinsam mit Mutter Erde. Sie weint, als dabei ihr Körperbewusstsein zurückkehrt. Sie sagt: „Ich musste einfach weinen. Ich weiß nicht, warum – und ich muss es auch nicht wissen."
Nach einer Weile lasse ich sie laut aus einem Liebesgedicht vorlesen. Ich bitte sie, nach jedem Satz eine Betonungspause einzulegen, in dieser Zeit zu atmen und das, was sie liest, nachzuempfinden. Ihre Stimme wird schon etwas natürlicher und tiefer. Anschließend soll Liz nach jedem gesprochenen Wort eine Pause machen. Konsequent folgt sie meiner Anweisung. Ihre Stimme wird weicher, sie fließt und ihr Gesicht verändert sich. Sie wirkt leichter, jünger. Plötzlich sieht sie mir direkt in die Augen und

sagt: „Ich habe mich selbst belogen und ich kann es nicht mehr." Nun bitte ich sie, das Gedicht mit so viel Gefühl wie möglich zu lesen. Sie fährt fort und wird überwältigt. Mit den Tränen kommen Erinnerungen. Und ich sage ihr, dass sie sich ganz bewusst durch den Klang ihrer Trauer hindurchatmen soll. Das ist eine Möglichkeit, sich des emotionalen Ausbruchs besser gewahr zu werden. Danach ist Liz in der Lage, mit erstaunlich klangvoller Stimme fortzufahren.

Ich bitte sie, das Gedicht intuitiv zu singen und sich eine Melodie dazu auszudenken. Sie zögert, aber nachdem ich ihr gezeigt habe, wie das klingen könnte, geht sie es an.

Zum Schluss bitte ich sie zu improvisieren: Sie soll das Gedicht so singen, wie sie es einem geliebten Menschen vortragen würde, und nun auch teilweise eigene Worte wählen. Ich zeige ihr, wie sie sich beim tiefen Atmen einen ungewöhnlichen Tonumfang erschließen kann, und helfe ihr dabei. Sie wird dramatischer und zugleich sehr echt. Liz sagt, sie habe zum ersten Mal das Gefühl, mit ihrer authentischen Stimme in Kontakt zu sein. Es ist offensichtlich, dass sich Klang und Frequenzen drastisch verändert haben. Liz betrachtet diese Sitzung als Erfahrung, die ihr Leben veränderte.

Unser Atemmuster ist ein genaues Abbild davon und eine Metapher dafür, wie wir unsere Stimme einsetzen. Der Atem ist die Welle, auf der wir singen und tönen. Das Atmen ist ein grundlegender und unumgänglicher Austausch zwischen Innen- und Außenwelt. Unser persönlicher Atemrhythmus verrät, wie wir das Leben angehen. Wenn wir singen und tönen, reguliert er sich ganz von selbst.

Ein- und ausatmen

Dieses Muster beginnt mit dem ersten Atemzug bei der Geburt. Die Art und Weise, wie wir unseren ersten Atemzug nehmen (friedlich, beengt, verängstigt und so weiter), dient als Grundlage dafür, wie wir unser Leben lang atmen. Wenn wir erwachsen sind, tun wir das ungefähr 26000-mal am Tag. Wenn wir unsere Sache gut machen, versorgen wir unseren Körper mit Sauerstoff, der nötig ist für den Abbau der Nährstoffe zur Energiegewinnung. Diese Energie benötigt unser Körper für seine Aktivitäten. Atmen wir schlecht, setzen wir eine Kette unguter Entwicklungen in Gang, die sich negativ auf unseren Organismus, unseren Geist und unsere Seele auswirken können.

Haben wir einen ausgeglichenen Atemrhythmus, atmen wir gleich lange ein und aus. Wenn wir kurz ein- und lange ausatmen – was bei den meisten Menschen der Fall ist –, sind wir vielleicht sehr gut im Geben (und wollen es „immer allen recht machen"). Dafür kann es uns schwerfallen, etwas anzunehmen. Falls wir länger ein- als ausatmen, sind wir möglicherweise übermäßig sensibel und schnappen oft zu viel negative Energie von anderen auf. Wir fühlen uns schnell bedrängt oder verletzt und können keine gesunden Grenzen ziehen. Bei flacher Atmung oder Atembeschwerden sind wir vielleicht in Furcht, Gedanken oder unterdrückten Gefühlen gefangen.

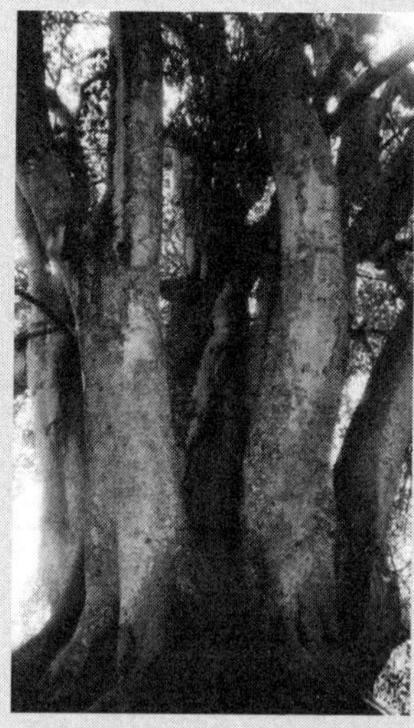

Wie wir einatmen ist ein Spiegel
für unsere Fähigkeit zu empfangen
und wie wir ausatmen
zeigt unsere Fähigkeit zu geben
und uns hinzugeben … loszulassen.

In vielen Sprachen hat das Wort „Atem“ auch die Bedeutung „Seele“. Unser Befinden hängt davon ab, wie wir atmen. Viele Menschen fühlen sich einfach deshalb nicht gut oder hören sich schlecht an, weil sie nicht voll durchatmen. Der eine atmet zu flach, der andere zu schnell, einige ziehen den Bauch ein und wieder andere lassen die Brust einsacken. Der Atem ist das wichtigste Element der menschlichen Stimme, da Klang dadurch entsteht, dass Luft aus der Lunge durch die Stimmbänder strömt.

Wenn wir den Atemkanal öffnen, um Luft zu holen, fließt sie durch die Stimmbänder im Kehlkopf und sinkt dann in die Brust und in die Lunge. Beim Ausatmen strömt sie in die entgegengesetzte Richtung.

Damit die Stimme klingen und voller werden kann, müssen wir auf unsere Atemmuskulatur achten. Für gewöhnlich spannen wir sowohl die Brust als auch den Bauch an. Wir müssen lernen, dem Atem mehr und mehr Raum zu geben, damit er wie bei verspielten Kindern ungehindert durch uns hindurchströmen kann.

Der Unterbauch wird oft eingezogen. Weil man uns gesagt hat, dass wir ihn nicht entspannen dürften, geschieht dies häufig unbewusst. Atmen Sie tief ein und dehnen Sie Ihren Bauch so weit wie möglich. Wie dick kann er werden?

Wenn wir lernen, ungehindert zu atmen und unsere Aufmerksamkeit auf den Atem zu richten, wissen wir zu jedem Zeitpunkt besser, wie wir uns fühlen.

In unserem Körper zu leben heißt, uns unserer Atemmuster bewusst zu sein. Sind wir ängstlich, verärgert, zurückhaltend oder traurig, halten wir nach einem bestimmten Muster den Atem an. Bleibt er dagegen im Fluss, erschließen wir uns die enorme Leistungsfähigkeit unserer Lungen und Zwerchfellmuskulatur, die sich danach sehnen, die Luft aufzunehmen und sich zu dehnen.

Wenn Sie zum Beispiel trauern und kaum Luft bekommen, lauschen Sie dem Klang Ihrer Stimme, denn dabei achten Sie automatisch auch auf Ihren Atem. Das wird Ihnen helfen, zu einem harmonischeren Muster zurückzufinden. Indem Sie Ihre Aufmerksamkeit auf Ihren emotionalen Ausdruck richten, werden Sie sich Ihres Körpers stärker bewusst und bleiben nicht in Ihrer Trauer stecken.

Falls Sie viel Zeit am Computer verbringen und dabei gern den Atem anhalten, sollten Sie es sich zur Gewohnheit machen, sich regelmäßig auf Ihren Bauch zu konzentrieren. Prüfen Sie, ob er atmet und sich ausdehnt. Freuen Sie sich über Ihren dicken, gesunden Bauch. Auf diese Weise wird auch Ihr Gehirn ausreichend mit Sauerstoff versorgt, der unseren Körper erhält, unser ganzes System wieder auflädt und von all unseren Zellen benötigt wird.

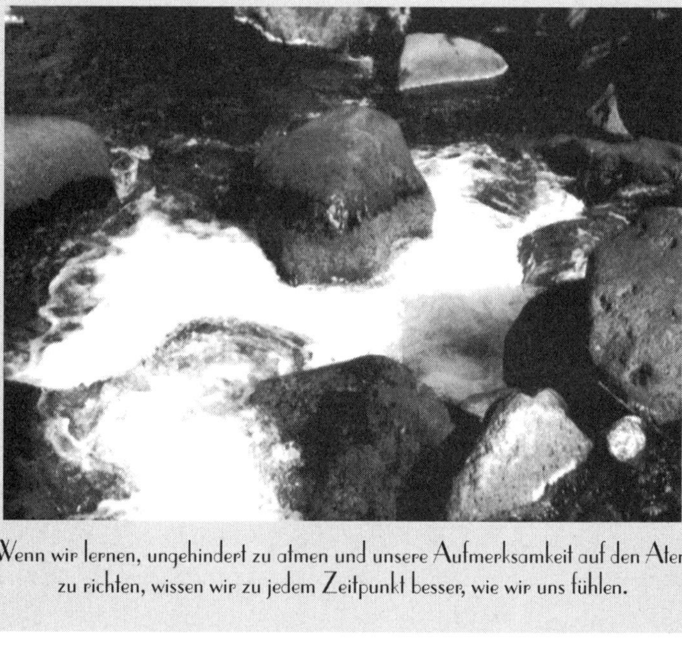

Wenn wir lernen, ungehindert zu atmen und unsere Aufmerksamkeit auf den Atem zu richten, wissen wir zu jedem Zeitpunkt besser, wie wir uns fühlen.

Sobald wir uns fürchten, halten wir den Atem an. Nehmen Sie sich ein paar Minuten, um tief in Ihre Angst hineinzuatmen. Das wird das Gefühl verändern und Ihnen helfen, in Ihre Mitte zurückzufinden. Schon bald werden Sie sich einfach dadurch geerdet fühlen, dass Sie auf Ihre Atmung achten und sie korrigieren. Atmen Sie voll durch – jetzt!

Oft liegt es am Stress, dass wir den Atem anhalten und seinen Fluss behindern. Unser hektisches Leben lässt uns nicht nur keinen Raum zum Atmen, es raubt uns sogar buchstäblich die Luft. Es betäubt uns und sorgt dafür, dass wir reaktive und restriktive Gewohnheiten entwickeln. Es ist zwar quasi ein Leben im Schnellverfahren, das ganz gelebt ist. Aber damit, hundertprozentig lebendig, wach und aufmerksam zu sein, hat das freilich nichts zu tun. Wenn Sie länger leben wollen, dann atmen Sie voll und tief durch. Laden Sie die Lebenskraft, das Prana, bewusst in Ihren Körper ein, damit es ihn vollständig erfüllt, während Sie tief ein- und ausatmen.

In den Klang hineinatmen

Unsere Stimme ist unmittelbar mit dem Atem verbunden und hat sehr viel Kraft, wenn sie ganz zum Ausdruck kommt. Der Tonfall spiegelt die Verbindung zu unserer Seele und verrät unsere Gefühle, Anspannung, Ängste und Gedanken.

Wenn wir Atmung und Stimme über längere Zeit hemmen bzw. unterdrücken, kann unsere Energie zerstörerisch werden. Sobald Sie Ihrem Ausdruck wieder freien Lauf lassen, verspüren Sie ein Gefühl von Erleichterung – ob sie nun groß oder klein ist. Auf alle Fälle bringt es ein neues Gewahrsein.

Hier sind einige Beispiele, wie sich eine unausgeglichene Stimme anhören könnte:

- Falls jemand zu hoch und gelegentlich sogar schrill spricht, deutet das auf ein Ungleichgewicht bei Erdung und Körperlichkeit der Stimme hin. Das heißt, dieser Mensch ist nicht wirklich in Kontakt mit sich selbst. Hier könnte es sich um ein Mädchen handeln, das nicht erwachsen werden will, oder um eine reife Frau, die sich davor fürchtet, sie selbst zu sein, und sich kleinmacht.
- Ein Mann mit unnatürlich tiefer Stimme verleugnet oder unterdrückt möglicherweise seine weiblicheren Eigenschaften.
- Manchmal besitzt die Stimme einer Frau Erdung und Kraft, aber keine Höhen. Sie meidet die höheren Tonlagen, um nur ja nicht das Klischee von der hysterischen oder oberflächlichen Frau zu bedienen.
- Einem Mann mit hoher Stimme fehlt vielleicht der Kontakt zu seinen Tiefen, da er männliche Kraft und Autorität fürchtet.

Der Klang der menschlichen Stimme entsteht durch die Schwingung der Stimmbänder. Je schneller sie vibrieren, desto höher ist der Ton. Je langsamer sie schwingen, umso tiefer ist der Ton. Hohe Töne können berauschend und ekstatisch, aber auch durchdringend und überwältigend sein. Tiefe Töne können sich solide und sicher, aber auch beunruhigend und düster anfühlen. Vor Urzeiten sang der Mensch seine Gefühle heraus, ehe er seine Gedanken in Worte fassen konnte. Er war ein wahrer Gesangsakrobat und wurde dank seiner stimmlichen Fähigkeiten und seines körperlichen Bewegungsspielraums buchstäblich zu dem, wovon er sprach. Hier lassen sich Parallelen zu Säuglingen und Kindern feststellen, bevor sie die lineare Sprache erlernen.

Welche Rolle spielen Atem und Stimme bei der Heilung?

Wesentlicher Bestandteil vieler Therapien ist die eine oder andere Form von Atemarbeit. Mit gewissen Atemtechniken lässt sich die Erinnerung an die eigene Geburt aktivieren. Wir können uns vom Atem tief ins Unterbewusstsein führen lassen und der Stimme dann gestatten, auf Erkundungsreise zu gehen und sich Ausdruck zu verschaffen. Eine tiefe, bewusste Atmung macht die Stimme klangvoller und verbindet uns stärker mit unserer Seele. Atem und Stimme sind eins. Es gibt Atemrhythmen, die tief Verdrängtes freisetzen können. Wir können den Klang als Einstieg nutzen und anschließend zum Atmen zurückkehren – oder umgekehrt.

Zu Beginn einer Sitzung verwende ich häufig verschiedene Atemtechniken, damit sich der Körper stärker verdrängten Gefühlen und Traumata öffnet und darauf reagiert. So mancher fürchtet sich anfangs davor, sich seiner Stimme und den darin verborgenen emotionalen Tiefen zu öffnen, da er nicht damit vertraut ist. Bewusstes Atmen unterstützt den Vorgang und gewährleistet, dass er gefahr- und reibungslos vonstatten geht.

Beachten Sie, dass Sie vorsichtig sein sollten, wenn Sie längere Zeit allein tief und aktiviert atmen. Wir können schnell überwältigt werden und an Verdrängtes rühren und werden dann ohne einen Zeugen oder Begleiter nur schwer damit fertig.

Marys große Schwester war tot geboren worden. Deshalb hatte ihre Mutter ihr erzählt, die Schwangerschaft mit ihr habe sich giftig angefühlt. Außerdem sei ihr meist übel gewesen. Als Baby bekam Mary eine Milchallergie und mit drei Monaten stand sie kurz davor zu verhungern. Keiner dachte, dass sie überleben würde. An diesem Punkt verließ Marys Seele einfach den Körper, sie konnte auf sich selbst hinabblicken und sich „beobachten". Damals entwickelte sie die Fähigkeit, ihren Körper zu verlassen, um zu überleben. Es blieb sozusagen nur ein Teil von ihr auf diesem Planeten zurück. Als Kind und auch als Erwachsene litt sie weiterhin an verschiedenen Krankheiten und Allergien. Mary war fest entschlossen, in unserer Sitzung eine radikale Veränderung zu erzielen. Ich brachte ihr bei, tief, bewusst und fließend in ihren harten Bauch zu atmen. Der wurde schnell weicher und bald darauf konnte sie lange, klare Töne erzeugen. Durch die Kombination aus dem Anstimmen von Klängen und tiefem Atmen fand sie ihr wahres, authentisches Selbst und bekam allmählich das Gefühl, ganz in ihrem Körper zu sein.

An diesem Punkt fing ich an, sie laut mit ihren alten Programmierungen zu konfrontieren: „Du hast kein Recht, hier zu sein! Ich wünschte, du wärst tot!" Dann lehnte ich mich schwer auf sie, sodass sie kaum atmen konnte.

Da fing Mary an, ihrer Wut Luft zu machen, und zeigte sich entschlossen zu leben. Sie wehrte sich gegen mich und schrie immer wieder: „Ich bin ich! Ich bin ich!" Ich ermutigte sie, sich weiter auszudrücken und zu tönen. Mit einem Mal hatte sie die Kraft, sich aufzusetzen, und brüllte: „Ich verdiene es, hier zu sein. Es steht mir zu, hier zu sein. Ich gehe nicht weg." In diesem Augenblick wusste ich, dass der Übergang geschafft war.

Ich heilte alle ihre Chakras mit Klang, was ihr bei der Integration ihrer Entwicklung half. Anschließend sang ich für sie wie eine Mutter für ihr Neugeborenes, hieß sie willkommen und sagte ihr, wie wertvoll und schön sie sei.

Mary fühlte sich so lebendig, sie war so entschlossen und sich ihres Platzes auf diesem Planeten so sicher, dass sie mit der Faust in die Luft boxte und rief: „Ich bin zu Hause, ich bin zu Hause." Ihr wurde klar, dass damit nicht immer nur Gebäude aus Stein gemeint waren. Manchmal geht es auch darum, hundertprozentig in der eigenen Haut, im eigenen Selbst daheim zu sein. Vor allem aber geht es darum, die eigene Macht nicht an andere abzutreten. Mary beschloss, sich bewusst darum zu bemühen, in ihrem Körper zu bleiben. Sie hatte nicht mehr das Gefühl, „wie ein Reh von den Scheinwerfern des Lebens" geblendet zu sein.

Sandie Chaussee

Zur Ruhe kommen, atmen und tönen

Wir leben in einer Welt, die uns sagt, es müsse noch einen besseren Augenblick geben als diesen. Wir konkurrieren miteinander, um „jemand" zu werden und „etwas" zu erreichen. Tag für Tag hetzen wir uns ab – in der Hoffnung, jenen glückseligen Punkt zu erreichen, an dem wir alles haben und der Mensch sein werden, der wir wirklich sein wollen. Wenn wir vollauf damit beschäftigt sind, jemand zu werden, statt jemand zu sein, wird dieser Augenblick vielleicht niemals kommen. Das Wesentliche entgeht uns. Uns geht die Puste aus. Wir werden krank und meinen ständig, uns fehlte etwas. Wir glauben, die Zeit liefe uns fort und wir hätten nicht genug davon, um einfach zu genießen – um innezuhalten und zu lauschen, um zu essen und zu schlafen, um romantisch zu sein, Spaß zu haben, zu atmen, Klänge anzustimmen und zu singen.

Es wird Zeit, die Laufschuhe auszuziehen. Es wird Zeit zu atmen, damit Ihre Stimme sich vertiefen, voller sein und gehört werden kann ... damit Sie die Weite, die unendlichen Möglichkeiten Ihres Ausdrucks und die Luft genießen können, die wir so frei atmen. Lassen Sie sich Zeit zum Atmen, ganz gleich, was Sie dazu tun müssen. Seien Sie im Supermarkt oder auf der Post freundlich und lassen Sie diejenigen vor, die es eilig haben. Atmen Sie tief ein, lächeln Sie und erinnern Sie sich daran, dass Sie alle Zeit der Welt haben, um zu erledigen, wozu Sie hier sind.

Gehen Sie so langsam, dass Sie sich entspannt fühlen und sich auf Ihren Atem konzentrieren können. Spüren Sie, wenn Sie den Atem anhalten, und unternehmen Sie etwas dagegen. Bleiben Sie am Zebrastreifen stehen und warten Sie ein wenig länger, um durchzuatmen. Drosseln Sie auf Langstreckenfahrten die Geschwindigkeit so weit, bis Sie den Eindruck haben, von Ihrem Auto gefahren zu werden. Dann sind Sie im Einklang mit Ihrem ganz persönlichen, natürlichen und entspannten Fahrrhythmus und müssen sich nicht zwingen, ein bestimmtes Ziel innerhalb eines knapp bemessenen Zeitrahmens zu erreichen.

Zeit und Raum zum Atmen zu haben bedeutet einfach, leben zu wollen. Je freier Sie atmen, desto mehr leben Sie. Rumi formuliert es folgendermaßen:

> Deine Hand öffnet und schließt sich, sie öffnet und schließt sich.
> Wäre sie stets zur Faust geballt oder offen,
> Dann wärst du gelähmt.
> In jedem noch so kleinen Zusammenziehen, jeder noch so kleinen
> Ausdehnung bist du zutiefst gegenwärtig,
> Sie sind so wunderbar ausgeglichen und aufeinander abgestimmt
> Wie die Flügel eines Vogels.

Eine bewusste Atmung lädt uns ein ja zum Leben zu sagen und stellt eine Möglichkeit dar, es zu feiern. Wir können uns vorstellen, Gott oder ein höheres Bewusstsein einzuatmen – oder etwas, worauf wir uns konzentrieren wollen und was wir gern in unserem Leben hätten. Wenn wir nicht voll durchatmen, schneiden wir uns von Gott, von unserem inneren Sonnenschein und unserer Stimme in ihren verschiedenen Ausprägungen ab. Je mehr wir atmen, desto mehr werden wir ausdrücken wollen, was noch ungeboren ist und in unserem Unterbewusstsein schlummert. Der Atem verbindet uns mit allem, was ist. Allen Menschen ist gemeinsam, dass sie atmen. So gesehen ist der Atem heilig. Wir nehmen jene Luft in uns auf, die schon seit Anbeginn der Zeit existiert.

Indem wir unseren Atem annehmen, nehmen wir das Sein und die Ganzheit an.

Tief atmen und die Stimme befreien

Durch eine tiefe Atmung versorgt diese Übung Ihr System mit Sauerstoff. Sie befreit und entspannt die Atemmuskulatur. Das tiefe Atmen aktiviert Unterbewusstes und hilft Ihnen, es an die Oberfläche zu holen. Wenn Sie sich auf Ihren Hals konzentrieren, können Sie unterdrückte Energien und die Erinnerung an nicht geklärte Beziehungen aktivieren. Die Übung hilft, Verdrängtes in der schützenden Umarmung des Atems bewusst und kontrolliert freizusetzen.

Übung

Setzen Sie sich entspannt hin und konzentrieren Sie sich auf Ihren Atem. Atmen Sie tief ein – in Ihren Bauch, Ihren Unterleib und Ihre Brust. Achten Sie darauf, dass sich Bauch, Brustkorb und Brust beim Einatmen ausdehnen. Lassen Sie den Atem unentwegt fließen, das heißt, vermeiden Sie Pausen zwischen Ein- und Ausatmung. Lassen Sie die Luft durch den Mund ein- und ausströmen, der Kiefer bleibt so entspannt wie möglich. Atmen Sie immer weiter und stellen Sie sich vor, dass sich dabei jede Zelle mit Sauerstoff und neuer Lebenskraft – Prana – füllt.

Ziehen Sie die Luft beim Einatmen vom Damm (dieser Punkt liegt zwischen den Geschlechtsorganen und dem Anus und wird dem Wurzelchakra zugeordnet) durch die Körpermitte zum Kronenchakra (an der Kopfoberseite) empor. Atmen Sie aus und kehren Sie dabei wieder zum Damm zurück.

Nun dehnen Sie die Atmung auf die Körperoberfläche aus und lassen Ihre Aufmerksamkeit beim Einatmen am Rücken entlang nach oben und beim Ausatmen über die Körpervorderseite nach unten wandern. Lassen Sie den Atem um den Körper herum kreisen. Anfangs- und Endpunkt des Atemkreises ist stets der Damm.

Nachdem Sie den Atem ungefähr fünf Minuten haben kreisen lassen, beginnen Sie, über den Kehlbereich ein- und auszuatmen. So können Sie all die verdrängten und nicht abgeschlossenen Dinge lösen, die Ihnen im Halse stecken geblieben sind.

Singen Sie nun bei jedem Ausatmen ein lang gezogenes „A". Hören Sie sich selbst zu. Gestatten Sie Ihren Vokalen, sich zu entfalten und das auszudrücken, was aus Ihnen herauskommen will. Öffnen Sie den Mund weit. Entspannen Sie sich. Falls Sie husten müssen, löst sich dabei lediglich angestaute Spannung. Versuchen Sie nicht, diesen Reflex zu unterdrücken. Achten Sie darauf, dass Zunge und Kiefer stets locker und beweglich bleiben.

Wenn Sie möchten, können Sie ein paar Minuten lang mit Babylauten spielen (siehe Seite 52).Das beruhigt und entspannt die Stimmbänder umgehend. Bewegen Sie sich, falls Sie das Bedürfnis verspüren.

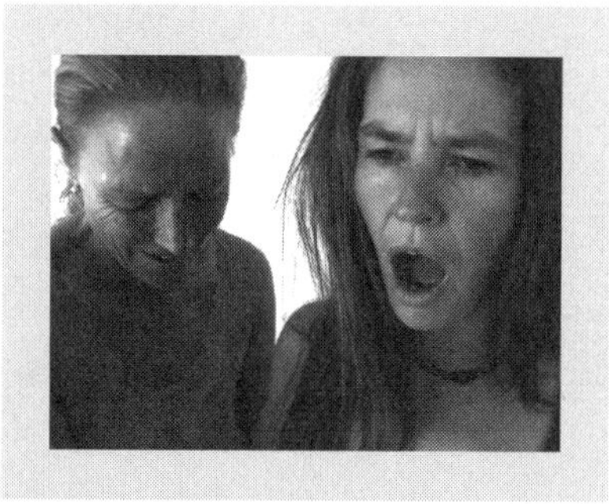

Nehmen Sie alle Laute an, die aus Ihnen herauskommen, selbst wenn sie sich emotional oder unschön anhören.

Konzentrieren Sie sich auf eine tiefe Einatmung. Lassen Sie sich dabei noch mehr Zeit und spielen Sie mit der Länge des Atemzugs sowie mit der Länge des ausgeatmeten Tons. Lassen Sie sich vom Atem dabei helfen, die tieferen Empfindungen in Ihrem Körper loszulassen. Halten Sie beim Tönen bewusst Kontakt zu Ihrem Atem, so können Sie immer mehr Verdrängtes auflösen.

Wenn Sie dann das Gefühl haben, dass diese Übung für Sie beendet ist, beobachten Sie wieder den kreisenden Atem, während Sie vom Wurzel- zum Kronenchakra einatmen und vom Kronen- zum Wurzelchakra ausatmen.

Nehmen Sie sich zum Schluss noch ein wenig Zeit, um sich meditativ in Ihr Herz zu versenken, und lassen Sie den Atem einfach fließen. Lauschen Sie und verharren Sie in Dankbarkeit für Ihren Atem und Ihre einzigartige Stimme.

Die belgische Schauspielerin Els De Schepper schreibt über ihre Erfahrung mit Atem und Klang:

> Für mich als Sängerin, Schauspielerin und Autorin spielen Klang und Luft im Beruf eine sehr wichtige Rolle. Am Klang fehlt es mir auch nicht, an der Luft dagegen schon. Mir ist klar, dass ich bei dem ganzen Stress in meinem Leben vergessen hatte, tief genug zu atmen, was die Anspannung natürlich noch größer machte. Bis ich Karina begegnete.
> Sie brachte mir noch einmal bei, was ich als Kind konnte und im Laufe der Jahre vergessen hatte: wie man atmet. Wie man so atmet, dass man mit Sauerstoff versorgt wird und ein energiegeladener Körper sowie ein fruchtbarer Geist garantiert sind. Eine Woche lang nahm ich jeden Tag Privatstunden.
> Ich war wie in Trance. Das Atmen, Schreien, Heulen, Quietschen, Stöhnen, Ächzen, Weinen, Rufen, Lachen und Kichern reinigte meine Zellen und half mir, mit nicht voll entwickelten Gefühlen fertig zu werden, die in mir festsaßen. Es war eine erstaunliche Erfahrung. Ich stärkte meinen Körper und meine Seele auf bislang unbekannte Weise. Ich lernte, den ganzen Körper mit meiner Stimme durchzugehen und Blockaden aufzuspüren.
> Davor war ich eine „konventionelle" Sängerin, die ganz „gewöhnliche" Töne sang. Inzwischen habe ich mein Repertoire um sehr viel erfüllendere und authentischere Klänge erweitert. Mir ist aufgefallen, dass das Publikum nun wesentlich empfänglicher ist, und ich selbst empfinde das Singen als echter und erfüllender.

5

Entspannung und Stille

Verweile in der Ruhe, meine Liebe.
Die äußere Welt beunruhigt dich sehr.
Es ist so viel Verwirrung in dieser Welt,
dass du mehr als alles andere
eine Zeit brauchst, in der du einfach in meiner Liebe ruhst
und meinen Frieden in dich aufnimmst.
Komm ganz nahe zu mir,
damit ich dich umhüllen kann.

Lege alle Gedanken der Verwirrung und Trübsal beiseite
und erlaube meinem göttlichen Plan,
dich und deine Angelegenheiten zu durchströmen. ...
So tritt eine Weile heraus
aus dieser Welt voll Not und,
in meiner Gegenwart ruhend,
wirst du deinen Weg gehen und den Dienst erfüllen können,
zu dem du bestimmt bist.

Eva Bell-Werber[3]

Die Kunst der tiefen Entspannung entwickelt das intuitive Zuhören und verbessert unsere klangheilerischen Fähigkeiten. Weil wir im Alltag so geschäftig sind, merken wir erst, wenn wir einmal nichts tun und uns auf unseren Körper besinnen, wie angespannt wir tatsächlich sind – und hoffentlich bekommen wir Gelegenheit dazu, ehe sich Schmerzen einstellen oder wir krank werden.

Die Geschwindigkeit unseres geschäftigen Lebens sorgt dafür, dass wir uns schnell angespannt fühlen. Stress ist einer der Hauptgründe dafür, dass wir uns nicht entspannen können und unseren natürlichen Rhythmus verloren haben. Wir vergessen, auf unsere innere Stimme zu hören, was zu einer Trennung zwischen Unter- und Oberkörper sowie dazu führt, dass unser Handeln „nicht im Fluss" ist und wir schneller sind, als unser Körper folgen kann – was sich schließlich auch auf unsere Sprechstimme auswirkt.

Viele Faktoren können die körperliche Belastung erhöhen, unter anderem:

- eine schlechte Ernährung
- zu wenig Bewegung und Sport
- ein negatives, urteilendes Denken
- Sorgen um Zukunft, Gegenwart und Vergangenheit
- zu wenig Ruhe oder Schlaf
- ein schwaches Selbstwertgefühl
- aus der Gewohnheit, nicht aus der Frische und Neugier jedes Augenblicks heraus leben
- sich seiner Entscheidungen nicht voll bewusst sein
- keine klaren Grenzen setzen
- sich zu wenig Auszeiten oder Zeit zum Spielen nehmen oder
- seine Stimme nicht nutzen, um sich und seinen authentischen Ausdruck zu befreien

Für die meisten Menschen ist Stress eine Angewohnheit – ein Adrenalinstoß, ohne den sie nicht leben können und von dem sie meinen, ohne ihn bräche ihre Welt zusammen. Stress hält sie davon ab, im Augenblick zu leben. Wir streben nach fernen Zielen, statt uns jetzt über unsere Leistungen zu freuen und den Weg zu genießen.

Warum fürchten wir so sehr, uns zu entspannen? Wenn wir uns entspannen, lassen wir los und alles wird mühelos. Wir fallen und sinken in den Körper hinein. Es ist eine Kunst, dies in jeder beliebigen Situation zu können. Auch wenn wir tief in unserem Körper sind, bleiben wir handlungsfähig und gesellschaftlicher Austausch ist möglich. In der Entspannung lösen wir uns aus der Abhängigkeit von äußeren Reizen. Trotz all unserer Geschäftigkeit entwickeln wir uns zu unserem wahren Selbst. Wir werden zu dem empfindsamen, verletzlichen Wesen, das wir eigentlich sind. Wir fallen in das authentische Bewusstsein hinein, das nur darauf wartet, vollständig erkannt zu werden. Wir fühlen uns wohl, werden zu einem offenen Fenster, zu einem klaren Spiegel für andere und uns selbst.

Die Entspannung hilft uns in der Tat, unser göttliches Selbst, die Quelle unserer höheren Macht, Liebe und Intelligenz, zu verkörpern. Sie verbessert den Kontakt zu unserer inneren Stimme sowie unserem gesprochenen, gesungenen und getönten Ausdruck.

Die Entspannung fordert uns auf, uns hinzugeben und darauf zu vertrauen, dass

- wir uns gefahrlos ins Ungewisse hinein entspannen können;
- es uns zuträglich ist, Leiden und Kampf aufzugeben, damit wir uns selbst besser leiden mögen;
- wir uns von der Vorstellung lösen können, etwas falsch gemacht zu haben;
- wir in diesem Augenblick perfekt und vollkommen in Ordnung sind;
- sich eine höhere Macht im Universum unser annimmt und uns beschützt;
- es sicher ist, wenn wir uns weder mit unserem Körper noch mit unserem Geist identifizieren;

- all unsere Erfahrungen und alles, was unseren Weg kreuzt, genau so gemeint sind und
- es keine Zufälle gibt.

Wie können wir uns entspannen?

Wie gestalten wir unseren Alltag mit Mühelosigkeit und Leichtigkeit? Indem wir Abstand gewinnen. Sobald wir loslassen, klammern wir uns nicht mehr an Gegenstände oder Gedanken, an denen wir gar nicht festhalten müssen. Wir befreien uns von überflüssigem Ballast und Fesseln.

An der Kunst der Distanzierung müssen wir ein Leben lang arbeiten. Sie schafft Platz für ein authentisches, kreatives Dasein. Sie gibt neuen Ideen, Visionen und Absichten Raum. Sie macht Platz, damit wir neue Verbindungen und Beziehungen aufbauen können. Wenn wir einen Schritt zurücktreten, lassen wir los, was uns davon abhält, tatsächlich wir selbst zu sein, und was sich für uns nicht richtig anfühlt. Und irgendwann wird uns klar, dass harte Arbeit uns belastet und erschöpft.

Wenn wir ein bisschen weniger tun und uns um einen authentischeren Rhythmus und Lebensstil bemühen, werden wir allmählich von einem tieferen Ort in unserem Inneren aus zuhören. Sobald wir uns wohlfühlen, erwacht unsere natürliche Disziplin, die fließend und anpassungsfähig ist und die Bedürfnisse unseres inneren Kindes respektiert und berücksichtigt. Wir lachen mehr – auch über uns selbst. Wir wissen, dass wir gelassen sind. Wir haben den Überblick und durchschauen die Illusion des Anhaftens. Wir lassen uns vom Fluss des Lebens tragen, während wir von einem Denken Abstand nehmen, das Illusionen nährt.

Wenn wir uns selbst überraschen und unberechenbare Dinge tun, die uns Spaß machen, geht es uns gut. Je mehr wir das Leben auf uns zukommen lassen, statt selbst vorwärtszudrängen, desto müheloser wird es.

Wir lernen, dass es sich wie ein Netz oder ein Wandbehang entfaltet und wir die Fäden anmutig zu einem vollkommenen göttlichen Zeitplan verweben. Je entspannter wir sind und je wohler wir uns fühlen, desto besser können uns der Schöpfer und unsere innere Führung den Weg zeigen und durch uns hindurchströmen, damit wir zu einem Werkzeug göttlichen Willens werden. Die Frequenzen, die wir in diesem entspannten Zustand aussenden, ziehen Menschen an, die auf unserer Wellenlänge liegen. Wir sind im Einklang mit unserer spirituellen Gemeinschaft. Wir erschaffen gemeinsam aus der Magie, nicht aus dem Chaos heraus. Wir leben im Jetzt.

Die nächste Technik habe ich entwickelt, weil ich nach einer wirkungsvollen Entspannungsübung suchte. In kurzer Zeit schenkt sie mir neue Kraft und verjüngt mich ganz und gar – vor allem dann, wenn es mir an Schlaf fehlt oder ich mich überanstrengt habe.

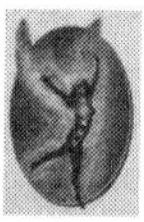

Eine einfache Entspannungsübung

Diese einfache, aber wirkungsvolle Entspannungsübung, für die Sie zwanzig bis dreißig Minuten brauchen, versetzt Sie in einen tiefen Alpha-Zustand. Danach sollten Sie sich fühlen, als hätten Sie mehrere Stunden geschlafen. Vielleicht machen Sie auch außerkörperliche Erfahrungen, haben das Gefühl, eins mit allem zu sein und zwischen Himmel und Erde zu schweben. Wenn Sie sich genau an die Beschreibung halten, ist die Übung am wirkungsvollsten.

Übung

Legen Sie sich auf eine weiche Matte, decken Sie sich zu und schließen Sie die Augen. Werden Sie innerlich ganz still, indem Sie sich auf den ein- und ausströmenden Atem konzentrieren. Atmen Sie langsam und tief.

Widmen Sie sich nun Ihren Füßen und bitten Sie sie, sich vollständig zu entspannen. Sinken Sie immer tiefer, bis Sie das Gefühl haben, zu fallen oder sich zu verlieren. Je weiter Sie die Kontrolle aufgeben, desto mehr haben Sie vielleicht das Gefühl, durch verschiedene Schichten hindurchzufallen. Entspannen Sie sich und haben Sie Vertrauen in den Vorgang. Falls Sie irgendeinen Widerstand spüren, nehmen Sie ihn an und lassen Sie ihn los.

Gehen Sie nun auch die anderen Körperteile wie beschrieben und in dieser Reihenfolge durch:

- Füße
- Herz
- Schulterpunkt
- Hände
- Bauch
- Herz (Wiederholung)
- Augen
- Hals
- Kreuzbein
- Füße

Lassen Sie sich bei der Rückkehr ins Alltagsbewusstsein Zeit. Schreiben Sie die gewonnenen Einsichten auf. Schreiten Sie langsam über die heilige Erde.

Die nächste Entspannungsübung können Sie machen, wenn Sie viel Zeit zum „Nichtstun“ haben. Der Lohn, der Ihnen unter Umständen dafür zuteil wird, kann grenzenlos sein.

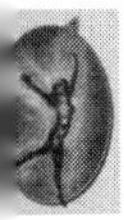

Vollkommene Entspannung

Bei der vollkommenen Entspannung handelt es sich um eine Technik, die es jeder Zelle Ihres Körpers erlaubt, sich vollständig zu erholen und zu erneuern. Sie sorgt dafür, dass Sie erheblich besser zuhören können und es Ihnen sehr viel leichter fällt, einfach nur zu sein, Einsicht sowie Weisheit aus der völligen Stille zu empfangen und darauf zu vertrauen. Ich empfehle Ihnen, den Text auf Tonband aufzunehmen, ihn in eigene Worte zu fassen und die Meditation dann später abzuspielen. Entspannung ist der stille Kontakt mit der tiefsten Quelle.

Übung

Tragen Sie bequeme Kleidung und suchen Sie sich einen Platz, an dem Sie bequem liegen können. Lockern Sie zu enge Kleidungsstücke oder Gürtel. Nehmen Sie die Brille ab oder die Kontaktlinsen heraus, damit sich Ihre Augen vollständig entspannen können. Legen Sie Ihren Schmuck ab. Schalten Sie den Anrufbeantworter ein und andere Geräte aus, die Sie möglicherweise stören könnten. Decken Sie sich mit einer weichen Decke zu.

Gönnen Sie sich einen Ausflug in die tiefste Entspannung, während Ihr Vertrauen ins Loslassen wächst. Lauschen Sie Ihrem Atem, folgen Sie ihm auf seinem Weg in Ihren Körper hinein und wieder heraus. Nehmen Sie wahr, wie sich Ihre Lunge voll Luft saugt und wie sie wieder herausgepresst wird. Füllen Sie Ihre Lunge bis in den letzten Winkel und atmen Sie anschließend wieder vollständig aus. Spüren Sie dem einzigartigen Rhythmus Ihres Atems nach und lassen Sie zu, dass er ruhig, sanft und tief wird. Achten Sie auch auf den Rhythmus Ihres Herzschlags, lauschen Sie ihm. Lassen Sie eine immer tiefere Entspannung zu, ohne etwas zu tun. Lassen Sie es einfach geschehen.

Gestatten Sie Ihrem ganzen Sein, tief in den Bauch hineinzuatmen. Befreien Sie sich von allen Spannungen, an denen Sie noch festhalten, indem Sie sie freundlich auffordern zu gehen. Stellen Sie sich vor, dass Ihr System mit jedem neuen Atemzug mit positiven und gesunden Gedanken und Klarheit versorgt wird. Lassen Sie beim Ausatmen alle alten Muster, alle hartnäckigen Überzeugungen, Stress und Minderwertigkeitsgefühle los. Lassen Sie sich vom Rhythmus Ihres Atems Frieden und Leichtigkeit schenken. Stellen Sie sich beim Atmen vor, wie die Strahlen der Sonne tief in Ihren ganzen Körper dringen und ihre Wärme und ihr Licht ihn ganz erfüllen.

Nehmen Sie nun Kontakt zu Ihren Füßen, zu Knöcheln, Waden, Knien und Oberschenkeln auf; sie füllen sich mit Licht und Wärme. Erklären Sie ihnen nacheinander: „Ich liebe dich“, und lassen Sie anschließend ganz und gar los. Bestärken Sie sich darin, dass Sie nichts weiter tun müssen, als in sich zu gehen, und dass Sie vertrauen dürfen. Nun erfüllen das reine Sonnenlicht und die Wärme den Bereich Ihrer Geschlechtsorgane, Ihres Gesäßes und Ihres Kreuzbeins. Spüren Sie, wie die Anspannung weicht, während Sie bekräftigen: „Ich liebe dich.“ Lassen Sie noch weiter los.

Spüren Sie in Ihre Wirbelsäule und in die Muskelstränge zu beiden Seiten Ihrer Wirbelsäule hinein. Lassen Sie das warme Leuchten über den ganzen Rücken bis zu den Schulterblättern nach oben wandern. Mit jedem Atemzug werden Sie entspannter. Lassen Sie sich so viel Zeit, wie Sie brauchen.

Entspannen Sie nun Bauch, Sonnengeflecht, Zwerchfell und Brust. Stellen Sie sich vor, wie das klare Sonnenlicht alle Anspannungen und Sorgen auflöst. Lassen Sie ganz und gar los.

Spüren Sie, wie das warme, weiche, sanfte Licht Ihre Ober- und Unterarme, Handgelenke und Finger, Daumen, Zeige-, Mittel-, Ring- und kleinen Finger nacheinander entspannt. Sagen Sie ihnen: „Ich liebe dich.“ Lassen Sie Verspannungen aller Art aus Ihren Fingerspitzen herausfließen.

Spüren Sie, wie das warme Leuchten der Sonnenstrahlen Hals und Kehle erfüllt, sich jedes Engegefühls und jeder Blockade annimmt und sie lindert. Entspannen Sie sich vollkommen und sagen Sie Ihrem Hals und Ihrer Kehle: „Ich liebe dich.“ Spüren Sie, wie die Entspannung auf Kiefer, Mund, Lippen, Zunge und Zungenmuskulatur übergreift. Sagen Sie: „Ich liebe dich.“ Lassen Sie immer mehr ... lassen Sie vollkommen los.

Entspannen Sie Ohren, Wangen, Nase und Stirn. Lassen Sie los und lassen Sie alles sein, wie es ist. Lassen Sie alles gehen. Entspannen Sie die Augen, während das Licht Ihren ganzen Kopf und Ihr Gesicht erhellt und erwärmt und die Anspannung von Ihren Lidern, Augäpfeln und den angrenzenden Muskeln nimmt. Sagen Sie auch ihnen: „Ich liebe dich." Nun ist die Kopfhaut an der Reihe. Entspannen Sie Ihren Kopf. Lassen Sie zu, dass Ihr ganzer Körper von Licht und Frieden umhüllt ist.

Nehmen Sie Ihre einzigartige göttliche Essenz in Ihrem ganzen Körper wahr und stellen Sie sich vor, wie Ihre innere Stimme mit jeder einzelnen Zelle kommuniziert. Visualisieren Sie, wie Ihre einzigartige göttliche Essenz Ihren Körper und Ihre Aura vom Herzen aus spiralförmig mit einer roten Schwingung voller Erdverbundenheit und Sicherheit erfüllt. Baden Sie darin und lassen Sie sich davon umhüllen. Lauschen Sie dem inneren Klang der Farbe Rot. ...

Stellen Sie sich nun vor, dass eine orangefarbene Schwingung sich spiralförmig von Ihrem Herzen in Ihre Aura ausbreitet und Leichtigkeit und Sanftmut mit sich bringt. Baden Sie darin und lassen Sie sich davon umhüllen. Lauschen Sie dem inneren Klang der Farbe Orange. ...

Nehmen Sie Kontakt zu einer gelben Schwingung auf und lassen Sie diese wie eine Spirale der Spontaneität und Begeisterung aus Ihrem Herzen fließen. Baden Sie darin und lassen Sie sich davon umhüllen. Lauschen Sie dem inneren Klang der Farbe Gelb. ...

Visualisieren Sie eine grüne Schwingung, die aus Ihrem Herzen in Ihre Aura wirbelt und Sie mit Mitgefühl und bedingungsloser Liebe erfüllt. Baden Sie darin und lassen Sie sich davon umhüllen. Lauschen Sie dem inneren Klang der Farbe Grün. ...

Stellen Sie sich eine hellblaue oder türkisfarbene Schwingung vor, die sich spiralförmig von Ihrem Herzen in Ihre Aura hinein ausbreitet und Ihnen Vertrauen und Wahrheit schenkt. Baden Sie darin und lassen Sie sich davon umhüllen. Lauschen Sie dem inneren Klang der Farbe Hellblau oder Türkis. ...

Nehmen Sie nun Kontakt zur indigoblauen Schwingung auf, die in Spiralen aus Ihrem Herzen fließt, Ihre ganze Aura durchdringt und Sie mit Klarheit und Leichtigkeit erfüllt. Baden Sie darin und lassen Sie sich davon umhüllen. Lauschen Sie dem inneren Klang der Farbe Indigo. ...

Visualisieren Sie, wie sich eine violette Schwingung von Ihrem Herzen in einer spiralförmigen Bewegung in Ihre Aura hinein ausdehnt und Ihnen Ergebenheit und All-Einheit schenkt. Baden Sie darin und lassen Sie sich davon umhüllen. Lauschen Sie dem inneren Klang der Farbe Violett. ...

Sehen Sie sich nun am schönsten Ort der Welt, von einem hell strahlenden Energiefeld in den Farben des Regenbogens umgeben.

Lassen Sie sich einfach fallen, bis Sie schweben ... bis es keinen Widerstand, keine Mauern, nichts mehr gibt – nur noch freien Raum. Lassen Sie die Decke verschwinden, die Sie umhüllt, während Sie sich in diese Weite hinein ausdehnen. Verbinden Sie das Gefühl des Fallens mit dem Gefühl, auf einer Wolke zu schweben und von dort aus in den blauen Himmel hinein zu fallen. Sinken Sie immer tiefer in die abertausend Schichten der Weite hinein ... und bleiben Sie dabei völlig entspannt, lassen Sie ganz und gar los ... sie fallen dabei in die völlige Stille. Verharren Sie längere Zeit in diesem Raum.

Wenn diese Übung für Sie beendet ist, kehren Sie langsam an jenen sicheren Ort zurück, an dem Sie die Decke wieder auf Ihrem Körper spüren können. Spüren Sie den festen Boden, auf dem Sie liegen, Ihre Atmung und Ihren Körper, während Sie überaus langsam und bewusst in die Wirklichkeit zurückkommen.

Bewegen Sie sich ein wenig, öffnen Sie vorsichtig die Augen: Spüren Sie die Luft, die Sie umgibt, schmecken Sie Ihre Umgebung, fühlen Sie die Klarheit Ihres Geistes und Ihr sanftes, weiches, offenes Herz. Bewegen Sie sich in Zeitlupe und erzeugen Sie Töne, die Ihnen helfen, ganz in die Gegenwart zurückzukehren.

Wenn Sie die vollkommene Entspannung längere Zeit üben, wird sich Ihre Lebenseinstellung im Alltag und bei Ihren Stimmübungen ändern. Auch beim Zuhören können sich feine Veränderungen einstellen.

Die vollkommene Entspannung kann Sie zu einer immer tieferen Verbundenheit mit der Quelle führen. Eine entspannte Einstellung zum Leben wird Sie staunen lassen; Sie werden Ehrfurcht und Dankbarkeit empfinden.

> Gott ist Stille und Gott ist Klang.
> Gott ist der Spiegel der Stille
> in dem sich die ganze Schöpfung spiegelt.
> *Yoganda*

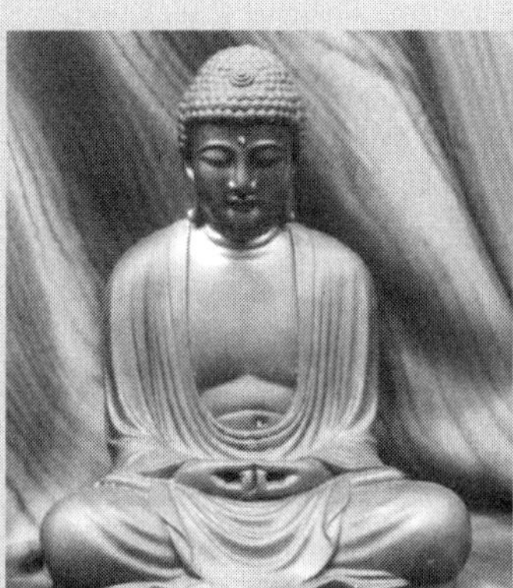

Der Klang
ist eine der besten Möglichkeiten,
sich Zugang zur kreativen Kraft
des Unterbewusstseins
zu verschaffen.

6

Visualisieren

Seit vielen Jahren versuchte meine beste Freundin Julia, schwanger zu werden. Sie hatte fast alles probiert: Medikamente, zwei Operationen (einschließlich In-vitro-Fertilisation), doch stets vergebens. Eines Herbsttages kam ein Ferngespräch aus Kanada, in dem sie mich bat, einen Granatapfel für sie zu essen. In der letzten Woche hatte Julia eine Faszination für Granatäpfel entwickelt. Sie kaufte sie für alle Menschen, die ihr besonders nahestanden, und aß sie im Kino wie Popcorn. Ihre plötzliche Leidenschaft veranlasste sie dazu, Nachforschungen anzustellen. Dabei entdeckte sie, dass der Granatapfel ein Fruchtbarkeitssymbol war. Um meine Freundin bei der Empfängnis zu unterstützen, suchte ich mir einen Granatapfelzüchter in meiner Umgebung.

In den Tagen nach unserer Unterhaltung kamen mir bei meinen morgendlichen Klangmeditationen Wachträume, in denen es um ein Fruchtbarkeitsritual mit Gebeten für Julia, die hawaiianische Feuer- und Vulkangöttin Pele und einen Granatapfel ging. Daraufhin flog ich nach Big Island, Hawaii, und warf einen in die Blätter der Keulenlilie (sie ist vielen Hawaiianern heilig) gewickelten Granatapfel in den Pu'u 'O'o, den aktiven Kegel des

Kilauea. Die Himmel seufzten und der Wind legte sich, als die Opfergabe in Peles Lavafluss, in ihrem „Blutstrom", verschwand. Drei Wochen später bot sich die Gelegenheit zu einer persönlichen Klangheilungssitzung. Davor erzählte mir Julia, dass sich sowohl ihr Unterleib als auch ihre Brust und ihre Schultern verspannt anfühlten. Ihr Ziel bei der Klangheilung war es, sich dem hinzugeben, was für ihr höchstes Wohlbefinden nötig war, verbunden mit dem starken Wunsch, schwanger zu werden. Ich habe getönt und Julia nahm meine Klänge auf. Nach der Sitzung bemerkte sie überrascht, wie schnell die Zeit vergangen sei. Die Stunde war ihr wie fünfzehn Minuten vorgekommen.
Als sie später über die Behandlung nachdachte, sagte sie: „Ich fühlte mich offen und warm und getröstet. Im Laufe der Sitzung entspannte sich mein geblähter Unterleib. Ich fühlte mich wie nach einer Woche Urlaub und war völlig gelöst." Sie deutete auch an, dass es sie während der Sitzung verblüfft habe, den Ursprung der Klänge nicht genau ausmachen zu können: „Valerie, deine Stimme war wie die Wellen. Es war wie Dolby Surround auf einer Decke am Meer." Nachdem sie es jahrelang probiert hatte, wurde Julia wenige Wochen nach der Klangheilsitzung schwanger.

Valerie Moysey

Wir sind über die Maßen mächtig und können mithilfe unserer Fantasie eine neue Wirklichkeit erschaffen. Unsere Vorstellungskraft macht alles möglich – besonders dann, wenn wir auch noch lernen, uns wirklich hinzugeben und es geschehen zu lassen. Haben wir Ziele oder Wünsche und legen wir unser ganzes Vertrauen und unseren Glauben hinein, müssen sie einfach wahr werden.
Zum einen muss man sich beim Visualisieren von negativen Überzeugungen lösen, etwa: „Ich bin es nicht wert", „Ich habe es nicht verdient", „Ich bin zu anstrengend oder zu abgedreht", „Ich bezweifle, dass ich je Erfolg haben werde", „Ich glaube nicht an

Wunder", „Gott ist außerhalb von mir", „Ich habe nichts zu sagen – mein Handeln hier ist vorbestimmt" und so weiter.
Es wird Zeit, dass Sie zum meisterlichen Schöpfer Ihres Schicksals werden – ganz gleich, was früher war oder wie gut oder schlecht Ihre Sterne im Augenblick stehen.
Gott bzw. das Universum wünschen sich die beste Version Ihrer selbst – aber Sie müssen es zulassen.
Sie sind das Werkzeug, das Gefäß. Sie sind derjenige, der in Ihrem Leben Wunder wirkt. Sie müssen nur Ihre Gewohnheiten ablegen, auf vermeintlich gesicherte Erkenntnisse verzichten und sich auf unbekanntes Terrain wagen. Dort bitten Sie um das, was Sie gern in Ihrem Leben hätten, indem Sie sich der mächtigen Werkzeuge des Visualisierens und der Klangheilung bedienen.
Die Zukunft lässt sich am besten dadurch vorhersagen, dass man sie selbst erschafft.

Roy Martina

Die eigenen Wünsche lassen sich teilweise durch Visualisieren verwirklichen, wenn es verbunden ist mit dem tiefen Glauben, dass die Vorstellung auch tatsächlich wahr werden wird. Sie ziehen dann, was Sie sich wünschen an und gestatten ihm, sich in Ihrer unterbewussten Erinnerung festzusetzen.

Will man Erfolg haben, ist der Glaube unerlässlich.

Falls Sie dem höchsten Willen auf die eine oder andere Art und Weise – und möglicherweise sogar ungewollt – selbst im Wege stehen, entsteht ein unbewusster Konflikt. Das Universum weiß nicht mehr, was es Ihnen nun liefern soll.

Seien Sie ein Krieger und bemühen Sie sich mit ganzem Herzen um das, was Sie sich wünschen. Glauben Sie an die Kraft Ihres Geistes und Ihrer Absicht. Wenn es darum geht, Ihr Ziel zu erreichen, gibt es keine

Kompromisse. Sie müssen beharrlich, aber demütig und unschuldig zugleich sein. Ich wiederhole: Gott wünscht sich die beste Version Ihrer selbst. Wollen auch Sie nur das Beste für sich?

Sie müssen wissen, was Sie wollen

Der erste Schritt besteht darin, jeden Winkel des Seins zu erforschen, um sicher zu sein, dass Sie das Gewünschte wirklich wollen. Machen Sie sich nichts vor. Räumen Sie den Zweifel aus, und wenn das nicht möglich ist, arbeiten Sie damit. Folgen Sie der Angst, bis sie verschwunden ist. Seien Sie ein Krieger, ganz gleich, auf welche Widerstände Sie stoßen. Wenn Sie sich sicher sind, dass Sie genau das wollen und verdienen, holen Sie es sich und geben Sie nicht auf halbem Wege auf.

Wunder folgen nicht unbedingt einem logischen Muster. Sie müssen sich dem höchsten Willen unterwerfen, die Kontrolle und den Versuch aufgeben, verstehen zu wollen. Üben Sie sich darin, in Demut und Dankbarkeit zu empfangen, was Ihnen gegeben wird, in dem Wissen, dass Sie nicht vorhersehen können, in welcher Form das Gewünschte zu Ihnen kommen wird. Die Arbeit mit der Klangtherapie wirkt ständig neue Wunder in Ihrem Leben. Der Glaube an die höhere Macht des Klangs wird Ihnen den Weg weisen. Manchmal erschüttert die Quelle Sie bis in Ihre Grundfesten, um sich durch Sie zu manifestieren.

Mit allen Sinnen visualisieren

Beim Visualisieren müssen Sie Ihre Klangheilfähigkeiten mit den universellen Kräften der Konzentration und der Absicht ausbauen und vertiefen. Wenn Sie vor dem geistigen Auge Bilder erzeugen, sollten Sie nicht nur das Denken, sondern auch die Sinne ansprechen. Je besser Sie alle fünf Sinne nutzen, desto mehr Energie erfährt die Verwirklichung des Bildes. Vertrauen Sie Ihrer Wahrnehmung und lernen Sie durch Tun.

Ein einfaches Beispiel: Sie stellen sich vor, einen Apfel zu essen. Visualisieren Sie den Apfel zunächst nur. Nehmen Sie ihn dann über die Sinne wahr, indem Sie ihn kosten, daran riechen, dem Knacken beim Reinbeißen lauschen. Vielleicht läuft Ihnen jetzt das Wasser im Mund zusammen, so als hätten Sie tatsächlich von einem köstlichen Apfel probiert.

So visualisieren Sie. Wenn man etwas empfindet, wird es Wirklichkeit. Dies ist kein intellektueller Vorgang. Der Geist kann nicht zwischen intensiver Vorstellung und körperlicher Erfahrung unterscheiden. Wenn wir unsere Visualisierungen bewusst mit Gefühl aufladen, beschwören wir sie aktiv, Gestalt anzunehmen. Deshalb machen uns unsere Ängste oft krank (selbst wenn es keinen tatsächlichen, greifbaren Grund für unsere Furcht gibt). Das lässt sich auch umkehren, um die Rhythmen positiver Empfindungen und der Macht in unserem Körper zu verankern, indem wir die Erfüllung unserer sehnlichsten Wünsche mit Herz und Kopf erleben, ehe sie Wirklichkeit werden.

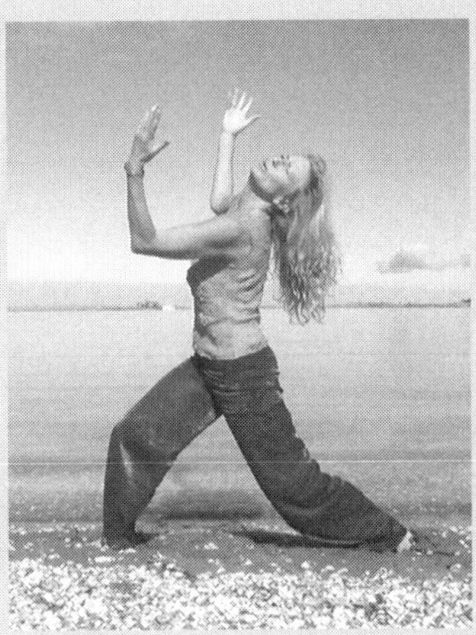

Die Energie folgt der Aufmerksamkeit.

Ein völlig entspannter Mensch kann besser visualisieren. Wenn Sie sich immer tiefer entspannen, gelangt Ihr Gehirn in den Alpha-Zustand. In diesem Zustand haben die geistigen Bilder mehr Bedeutung und eine größere Wirkung und Sie können sie leichter mit der Wirklichkeit verknüpfen.

Jeder Mensch visualisiert anders – die einen legen den Schwerpunkt auf optische, einige auf akustische und wieder andere auf Sinneseindrücke, die über die Muskeln und Bewegung wahrgenommen werden. Wenn Sie zum ersten Mal visualisieren, müssen Sie nicht unbedingt gleich ein Bild vor sich haben. Das ist vollkommen in Ordnung. Das Gedankenbild einer körperlichen Empfindung genügt bereits.

Das Visualisieren eignet sich auch wunderbar dazu, das innere Hören zu schulen. Indem Sie auf das Gehörte vertrauen, machen Sie den ersten Schritt, um sich Ihre „hellhörigen" Fähigkeiten zu erschließen. Nur wenn Sie den Botschaften der inneren Stimme folgen, werden Sie die Wahrheit kennen und damit auch wissen, was für Sie nicht stimmt.

Die Energie folgt der Aufmerksamkeit ...

Wenn Sie möchten, dass etwas wächst, dann versorgen Sie es mit Energie. Wenn Sie nicht wollen, dass etwas wächst, dann geben Sie ihm keine Energie. Beim Visualisieren und bei der Klangheilung setzen wir eine große, universelle Macht frei. Wie es in der Bibel heißt: „... sprich nur ein Wort, so wird mein Knecht gesund."

Indem wir unsere Stimme mit kristallklarer, konzentrierter Absicht zum Wohle aller einsetzen, lernen wir ihr magisches Potenzial kennen. Beim Visualisieren besteht das höchste Ziel darin, dass unser Bewusstsein das Unterbewusstsein akzeptiert und gemeinsam mit ihm erschafft. Das macht Heilung möglich. Das Unterbewusstsein funktioniert wie ein Computer: Es tut das, worauf es programmiert ist. Um Zugang dazu zu erhalten, müssen wir uns zunächst entspannen und dann das Bewusstsein durchdringen oder umgehen. Finden Sie heraus, wie gut Sie visualisieren können, und glauben Sie daran, dass Ihre Wünsche Wirklichkeit werden.

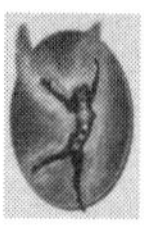

Schmerzen mit Visualisierung und Klangheilung auflösen

Je konzentrierter und stärker Ihre Absicht und Ihre Visualisierungen sind, desto intensiver ist auch die Heilung. Indem Sie das, was Sie wahrnehmen, annehmen und wirklich daran glauben, regen Sie den Visualisierungsvorgang an und stärken Ihre innere Führung. Mit der folgenden Übung können Sie sich Ihre hellsichtigen und hellhörigen Fähigkeiten erschließen.

Übung

Legen Sie sich hin, entspannen Sie sich ganz und gar und konzentrieren Sie sich auf Ihren Atem. Lassen Sie ihn tiefer und weicher werden. Spüren Sie, wo im Körper Schmerz sitzt, und richten Sie Ihre ganze Aufmerksamkeit auf diese Stellen. Stellen Sie sich vor, der Schmerz sei von einem kräftigen Violett umgeben, das ihn nach und nach durchdringt.

Lassen Sie den in der violetten Farbe eingeschlossenen Schmerz nun immer weiter wachsen, bis er in die Aura – das den Körper umgebende Energiefeld – und darüber hinaus reicht.

Erlauben Sie ihm nun wieder kleiner zu werden. Lassen Sie ihn allmählich immer kleiner werden, bis er schließlich ganz verschwunden ist.

Beginnen Sie zu tönen und lassen Sie sich vom Klang durch die eben beschriebene Visualisierung führen. Passen Sie Ihren Klang intuitiv an die wechselnden Bilder an. Vertrauen Sie auf den Prozess und glauben Sie an Ihre einzigartige Erfahrung.

Wenn diese Übung für Sie beendet ist, nehmen Sie sich etwas Zeit, um den Vorgang wirken zu lassen und sich auszuruhen. Sie können diese Übung auch mit anderen gemeinsam machen.

Auf die folgende Übung bin ich gestoßen, als ich der Tochter einer Freundin half, sich von einem Trauma zu befreien. Sie war Zeugin eines schrecklichen Autounfalls geworden.

Das Bild hatte sich Rebecca so stark eingeprägt, dass sie wie besessen davon war, sobald sie die Augen schloss. Wir hatten uns in einem Strandhaus verabredet und betrachteten schweigend den Sonnenuntergang. Ehe wir ins Haus gingen, um mit der Sitzung zu beginnen, erzählte mir Rebecca, sie sei ein paar Mal beim Psychologen gewesen, was allerdings keine Veränderung gebracht habe.

„Es hilft mir nicht, darüber zu reden. Ich habe das Gefühl, das macht es nur noch schlimmer", erklärte sie. „Ich kriege es einfach nicht aus dem Kopf. Es macht mir schreckliche Angst."

Ich versetzte Rebecca in einen meditativen Zustand und hüllte sie in sanfte, beruhigende Laute, ehe ich mit der geführten Visualisierung begann. Ich bat sie, das Ereignis vor ihrem geistigen Auge zu sehen, als betrachte sie es auf einer Kinoleinwand.

„Stell dir die Sache in der Reihenfolge vor, in der sie passiert ist. Anschließend spulst du bitte zurück. Lass den Film nun rückwärts ablaufen. Wenn du fertig bist, löschen wir ihn."

Rebecca nickte und machte sich an die Arbeit. Ich half ihr, den soeben gesehenen „Film" durch das Bild der im Meer versinkenden Sonne zu ersetzen und ihn so gänzlich aus ihrem Geist und aus ihrem Körper zu tilgen. Diesen Vorgang begleitete ich intensiv mit Klängen, um das Trauma in ihrem Kopf zu löschen. Ich holte es aus ihr heraus und unterbrach ihren Gedankenfluss mit meinen Klängen. Ich setzte verschiedene Bilder ein und flutete zum Abschluss ihren Kopf und ihren Körper mit weißem Licht.

Dann forderte ich sie auf, die Erfahrung an den Horizont hinauszuschieben und mit der Sonne im Meer versinken zu lassen, bis beide ganz im Wasser verschwunden waren. Am Ende versiegelte ich Rebeccas Körper mit einer violetten Schwingung. Sie sagte, sie habe während der ganzen Sitzung Vertrauen gehabt und ein bislang unbekanntes Gefühl von Frieden verspürt. Die Bilder und Erinnerungen kehrten nie mehr zurück.

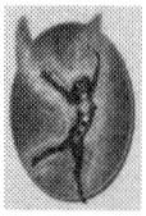

Traumata mit Visualisierung und Klangheilung lösen

Nutzen Sie diese Möglichkeit, falls Sie traumatisiert sind und zum Beispiel Zeuge schrecklicher Ereignisse geworden sind oder einen schweren Verlust erlitten haben. Mit der Kraft der konzentrierten Absicht, Ihres angeborenen Glaubens und der Klangheilung werden Sie Zellstrukturen verändern. In Verbindung mit der Klangheilung kann das Visualisieren sehr wirkungsvoll sein.

Übung

Schließen Sie die Augen und entspannen Sie sich tief. Lauschen Sie Ihrem sanften Atem und lassen Sie los. Stellen Sie sich vor, dass Sie bei Sonnenuntergang am Strand sind. Die Luft ist kühl und es weht eine sanfte Brise, die Sonne geht in leuchtenden Farben unter und riesige Wolken türmen sich auf. Fühlen Sie, wo das Trauma in Ihrem Körper sitzt, und konzentrieren Sie sich während der gesamten Übung auf diesen Bereich. Empfinden Sie das Trauma ganz intensiv. Gehen Sie es nun im Geist so detailliert durch, wie Sie es für angemessen halten.

Sehen Sie dabei zu, wie die Sonne am Horizont versinkt, und machen Sie sich mit all Ihrer konzentrierten Kraft und Ihrer Absicht daran, das Trauma aus Ihrem Körper zu entfernen. Fühlen Sie den Vorgang und die Bilder und bringen Sie sie als Klang zum Ausdruck. Legen Sie all Ihre Emotionen in Ihre Stimme. Empfinden Sie das Gefühl. Tun Sie, was nötig ist, um es aufzulösen.

Wenn Sie den Eindruck haben, dass Sie das vollständig getan haben, fluten Sie den Bereich, der von dem Trauma betroffen war, mit weißem Licht.

Beobachten Sie, wie sich die Wolkenformationen am Horizont verändern, und betrachten Sie nach Sonnenuntergang das neue Farbenspiel am Himmel. Lassen Sie das Trauma Vergangenheit sein. Bedanken Sie sich und lauschen Sie still.

Es kann passieren, dass Sie jetzt einnicken oder tief und fest schlafen oder aber immer munterer und wacher werden. Tönen Sie nun in Ihr augenblickliches Befinden hinein, um wieder vollständig in Ihren Körper und in Ihre Seele zurückzukehren.

7

Sich selbst befreien

Als ich bei Renata ankam, lag sie bereits seit einer Ewigkeit in den Wehen – zumindest kam es ihr so vor. Sie war erschöpft und wusste nicht mehr ein noch aus. Das Kind hatte sich noch nicht gedreht und wenn nicht bald etwas geschah, wollten die Hebammen sie ins Krankenhaus schicken. Es war Renatas zweite Geburt und sie hatte gedacht, dass es leichter werden würde als beim ersten Mal ... aber ganz im Gegenteil! Als ich das Schlafzimmer betrat, konnte ich ihre Erschöpfung und ihre Verzweiflung sofort spüren. Ich hörte, dass die Laute, die sie von sich gab, ganz oben aus ihrer Kehle kamen, und unterstützte sie sofort mit tiefen, ursprünglichen Tönen, um sie zu erden und zu stärken. Minuten später war die Atmosphäre im Raum leichter und Renatas Kraft war zurückgekehrt. Sanft leitete ich sie an, ihre Energie mithilfe ihrer Atmung und ihrer Klänge immer weiter nach unten sinken zu lassen, mit ihren tiefen Urseufzern und ihrem Stöhnen Becken und Gebärmutter zu öffnen und zu weiten. Auch ich ließ mich beim Anstimmen der Klänge von unserer Absicht leiten, diesen Teil ihres Körpers zu dehnen und zu lockern. Dann ging alles sehr schnell: Zwanzig Minuten später hatte sich das Baby gedreht und war bereit, auf die Welt zu kommen!

> Ich glaube bis heute, dass ich zu dieser Geburt gerufen und geleitet wurde, um als leidenschaftliche Befürworterin und als Sprachrohr unsere Kinder mit Klängen auf dieser Welt willkommen zu heißen. Der Klang ist in der Tat eines der wertvollsten und mächtigsten Geschenke des Großen Geistes für die Geburt.
>
> *Willow (Emma Pryor)*

Du hast deine Gefühle unterdrückt,
um dich geliebt zu fühlen.
Es war nicht in Ordnung,
deine wahren Empfindungen zu zeigen.
Vielleicht sagte deine Mutter,
du könntest nicht singen,
weil sie aus irgendeinem Grund
eifersüchtig auf dich war.
Vielleicht wollte sie auch nur,
dass du still warst,
als du spieltest und sangst.
Du hast ihr geglaubt,
um ihre Liebe
nicht zu verlieren.
Sie war der Mensch, von dem du dir
am ehesten Zuneigung erhofft hattest.
Du hast nachgegeben und deinen
Körper so programmiert, dass
du nicht singen konntest.
Das wirkte sich auch auf deine Sprechstimme aus
und du wurdest schüchtern.

Jeder spürt es, jeder weiß es und jeder tut so, als hätte er nichts bemerkt. Schichten von Gesprächen, die nie zu Ende geführt wurden, sind uns im Hals stecken geblieben. Genau wie die Erinnerung daran, dass man uns nicht zuhörte, aber auch die Angst, den Mund aufzumachen oder wegen seiner Äußerungen verspottet zu werden. Möglicherweise bleiben wir so lange in unserer Taubheit, Angst, Trauer oder Wut gefangen, bis uns jemand behutsam oder plötzlich dazu bringt, uns auszudrücken. Je größer unser Stress ist, desto besser werden wir darin, die zugrunde liegenden Gefühle zu unterdrücken. Wie viel wir verdrängen, wissen wir nicht. Es ist wesentlich angenehmer, das zu verheimlichen, was sich nur schwer ausdrücken lässt. Da ist es nur verständlich, dass wir einen Anstoß brauchen, um uns endlich von lange Verdrängtem zu befreien. Diese Verdrängung kann sehr weit zurückgehen – Generation um Generation.

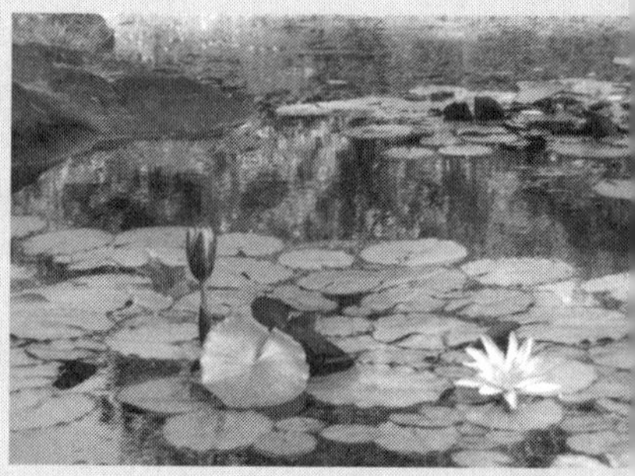

Gefühle sind wie Wasser – immer im Fluss,
ständig im Wandel.
Gefühle sind groß und nicht so leicht messbar.
Gefühle verraten, wie es uns geht,
und beeinflussen die chemische Struktur des Körp

Authentischer Selbstausdruck – das Tor zur Freiheit

Wenn wir ständig unsere wahren Gefühle unterdrücken, sind wir nur noch halb lebendig und zur anderen Hälfte schon tot. Dürfen unsere Gefühle nicht fließen oder nicht zum Ausdruck kommen, stagniert unsere Lebenskraft, wir verlieren das Vertrauen ins Leben und werden irgendwann krank.

Wie viel Leid und Verdrängung muss unser Planet noch ertragen, ehe wir aufwachen und zuhören? Wir können auf diesen eindringlichen Ruf antworten, indem wir anfangen, unsere emotionale Struktur, unsere negativen Muster und Gewohnheiten zu verändern. Jedes Mal, wenn wir ein Gefühl oder einen kreativen Impuls unterdrücken, schwächt und vergiftet das unser Immunsystem. Die Energie fließt nicht, das verleugnete Gefühl kann nirgendwo hin, ihm fehlt der Raum, sich auszudrücken. Wir meinen, in Schmerz und Bitterkeit, Schuld oder Wut festzustecken. Und die Energie der Verdrängung ist uns so vertraut, dass wir das vielleicht nicht einmal merken. Sie wird zur Gewohnheit oder zu einer Empfindung, die tief in unserem Körper schlummert.

Wir sind in unseren Alltagsgeschäften und der Bequemlichkeit materieller Sicherheit gefangen und nehmen uns nicht die Zeit, auf die Signale des Körpers oder der inneren Stimme zu hören. Wir vermeiden es, den Rhythmus unseres wahren Wesens zu spüren, und kompensieren das mit allen möglichen Süchten: Wir essen zu viel, nehmen Drogen, trinken Alkohol, sitzen zu viel vor dem Fernseher oder dem Computer, sind arbeitssüchtig oder lenken uns anderweitig ab. Wir nehmen uns keine Zeit dafür, in die Natur hinauszugehen, um wieder in Einklang mit der Quelle zu kommen. Wir vergessen, dem Klang des Meeres, dem Rauschen des Windes in den Bäumen und den Vögeln zuzuhören, die uns ihre natürliche Freude offenbaren.

Wie befreien wir uns davon? Was müssen wir tun, damit wir uns wieder daran erinnern, wie man auf seine natürlichen Instinkte hört? Wie können wir damit aufhören, die wahre Sehnsucht unseres Herzens einfach zu übergehen? Wie bringen wir zum Ausdruck, was der Körper uns mitteilt?

Angst annehmen

Häufig liegt der Verdrängung die Energie der Angst zugrunde. Angst ist ein Muster, das uns zurückhält und hinter dem wir uns verstecken, um die wahren Gefühle unter der Oberfläche nicht sehen zu müssen.

Das lässt die Angst weiter wachsen. Wir errichten in ihrem Namen eine Mauer, um uns vor unseren authentischen Gefühlen zu schützen. Die Angst ist Ausrede und Flucht zugleich und oft sind wir machtlos dagegen, weil sie uns so stark lähmt. Nicht nur der Einzelne, sondern die ganze Menschheit ist vor der Angst auf der Hut und hält sie sich vom Leibe. Sie ist der Auslöser vieler gesundheitlicher Probleme und Krankheiten.

Was tun wir also dagegen? Wir nehmen die Angst an, sagen Ja dazu und akzeptieren sie.

Dazu braucht es nur Mut ... und denken Sie daran: Sie können nichts falsch machen. Ihr Ausdruck wird Sie führen, Ihre Stimme wird Sie leiten. Früher oder später wird Ihnen klar, dass Ihr authentischer stimmlicher Ausdruck direkt von Ihrem göttlichen Selbst kommt. Hören Sie auf die innere Stimme, die Ihnen ständig neue Botschaften bringt. Sie müssen nur loslassen und folgen. Falls Sie das ängstigt oder Sie den Einstieg nicht finden, weil es zu überwältigend für Sie ist, gönnen Sie sich einen Augenblick, um tief durchzuatmen und sich mit der Quelle zu verbinden.

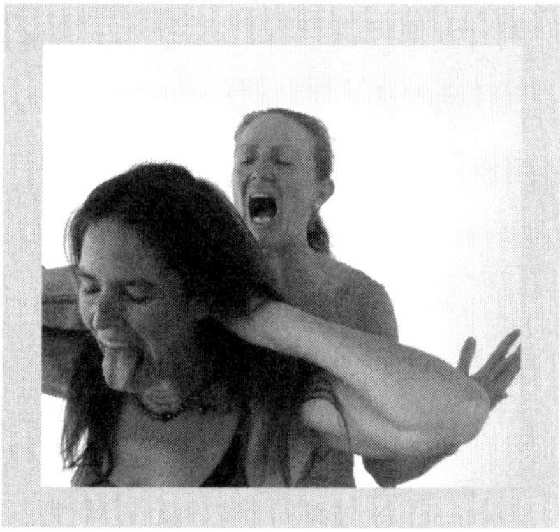

Wenn Sie heute einen Quantensprung im Leben machen könnten, wie sähe dieser aus? Vielleicht passiert es ja gerade jetzt. Zaudern und zweifeln Sie nicht mehr. Ignorieren Sie die nörgelnde Stimme, die Sie bremst – denn Sie wissen ja: Das, worauf Sie Ihre Energie richten, wächst.

Erkennen Sie stattdessen, dass es Ozeane voller Glauben und Vertrauen im Universum gibt und Sie ein Teil davon sind. Sie können sich jederzeit darauf einstellen. Wenn Sie den Sprung ins Ungewisse wagen, können Sie natürlich nicht wissen, was die Zukunft bringt – solange der erste Schritt nicht gemacht ist. Küssen Sie den Frosch – die Angst – und er wird sich in einen Prinzen oder in eine Prinzessin verwandeln. Mehr als ein persönlicher Vertrauensvorschuss ist dazu nicht nötig.

Khalil Gibran macht einen anmutigen Vorschlag für den Umgang mit der Angst:

> Solltet ihr aber aus Angst nur den Frieden der Liebe und die Freuden der Liebe erstreben,
> dann ist es besser für euch, wenn ihr eure Blöße bedeckt und die Tenne der Liebe verlasst und hinaustretet
> in die Welt ohne Jahreszeiten, wo ihr lachen werdet,
> aber nicht all euer Lachen, und weinen, aber nicht all eure Tränen.[4]

Wut – die unterdrückte innere Kraft finden

All unsere Gefühle sind miteinander verbunden. Depression ist meist die Folge blockierter Wut – unserer verborgenen Kraft, die darauf wartet, dass eine Tür aufgeht. In unserer Gesellschaft ist es verpönt, seine Wut zu zeigen. Für ein harmonisches Wachstum ist es jedoch nötig, dass wir uns damit auseinandersetzen. Die Kraft der Wut verbirgt sich in den Tiefen unseres Seins und den Gefühlen in unserem Bauch. Jedes Mal, wenn sie kein natürliches Ventil findet, wird sie als Zorn oder Schmerz im Körper gespeichert.

Es gibt nichts, wovor wir Angst haben müssten. Es ist sehr menschlich, Wut zu speichern.

> Jeder, der keinen Zugang zu seiner Wut findet und dennoch behauptet, glücklich zu sein, lebt eine Lüge. Wahres Glück, wahre Freude sind nur möglich, wenn die Wut beseitigt ist. Freude kommt

aus einem offenen Herzen, das sowohl die Tiefen der Verzweiflung als auch die Höhen der Ekstase kennt.

Jivan Amoda, Moving into Ecstasy

Wie gehen wir also um mit der Wut, dieser wirbelnden Energie und Schwingung? Die Freude hat beispielsweise eine leichtere, schnellere Frequenz, während die Wut dichter und langsamer schwingt. Ein unterdrücktes Gefühl ist wie ein Samen, umhüllt von seiner schützenden Schale. Auch unser Ego hat eine solche Schale. Sie dient der Verteidigung, schützt uns vor Verletzungen, hemmt aber zugleich auch unser Wachstum. Sie ist sinnvoll, solange der Same keimt, und wenn wir zu sehr darauf drängen, dass er aufgeht, stoßen wir auf Abwehr. Wir müssen ihn von innen her mit Akzeptanz, Verständnis und in dem Wissen nähren, dass es nicht falsch ist, wütend zu werden oder andere „negative" Emotionen zu haben. Sie bergen ein enormes Machtpotenzial.

Wenn wir nicht Ja zu unserer Wut sagen können, bleibt der Gipfel unseres wahren Glücks unerreichbar. Wenn wir uns nicht tief in unsere Verneinung versenken, können wir den Gipfel der Zustimmung nicht erklimmen. Sofern wir uns nicht mehr von anderen vereinnahmen lassen wollen, müssen wir dringend klare Grenzen ziehen und wissen, was wir wollen und was wir nicht wollen. Sind wir unfähig, Nein zu sagen, kann jeder in unseren Körper eindringen und uns schließlich unserer Macht berauben, da wir im Grunde nicht „zu Hause" sind. Mit unserem „Nein" schaffen wir mehr Raum für ein ehrliches „Ja".

Wenn wir die Verantwortung für jene Lebensbereiche übernehmen, in denen wir Nein sagen müssen, werden wir damit weder jemanden verletzen noch uns eingeengt oder ungeliebt fühlen. Wir müssen uns aufraffen und die Wahrheit sagen. Nutzen wir also die Kraft der Stimme, um Nein zu dem zu sagen, was wir ablehnen – damit wir ehrlich bejahen können, was wir uns wünschen.

Drücken Sie das Gefühl hundertprozentig und mit Leidenschaft aus. Heißen Sie das Gefühl willkommen. Heißen Sie die Empfindungen in

Ihrem Körper willkommen. Lauschen Sie den unglaublichen Lauten, die Sie von sich geben. Hören Sie Kindern zu, wenn sie tiefer Wut Luft machen, ohne dass die urteilende Stimme eines Erwachsenen sagt: „O nein, das kannst du doch nicht machen! Wie peinlich!“ Nehmen Sie einfach Kontakt zu dem instinktiven Gefühl im Bauch auf und feiern Sie den Klang. Schenken Sie der Wut Gehör. Hören Sie auf Ihr „Nein“, widmen Sie ihm Ihre volle Aufmerksamkeit und erlauben Sie ihm zu sein. Sobald die Wut zum Vorschein kommen darf, werden wir von Kraft durchströmt. Wir bekommen das Gefühl, eine Wahl zu haben und der Manipulation und Kontrolle ein Ende machen zu können, von der wir ein Teil geworden sind.

Manche Menschen empfinden vielleicht jeden Ausdruck von Kraft als Aggression, da sie sich nicht mit ihrem eigenen Zorn beschäftigen. Wut, die zum Ausdruck kommt, hat Macht und ist eine positive Form von Aggression. Wenn ich es mir gestatte, mich mit meiner Wut auseinanderzusetzen, kann ich meine Gefühle authentischer zeigen. Zudem hilft es mir, klare Entscheidungen zu fällen und in entsprechenden Situationen die erforderlichen Grenzen zu ziehen. Indem ich mir ein deutliches Bild mache und klar danach handle (und nicht darauf warte, dass mir die Welt den Lottogewinn auf einem Silbertablett serviert), kann ich meine Ziele verwirklichen.

In einer wirren oder festgefahrenen Situation sage ich häufig, dass ich es nicht mehr aushalte, und unternehme dann etwas dagegen. Ich bringe die Mauern zum Erzittern und erschüttere die Grundfesten, während ich mitfühlend zum Ausdruck bringe, was ich loswerden muss. Ich habe gewiss nicht immer recht. Aber ich entscheide mich bewusst dafür, den Mund aufzumachen, damit es weitergehen kann. Veränderungen vollziehen sich schnell, wenn wir bereit sind, die nötigen Schritte zu unternehmen und uns nicht so viel um den Ausgang oder um das zu sorgen, was sich die anderen vielleicht denken mögen. Ich bringe meinen Schülerinnen und Schülern bei, jene Grenzen zu sprengen, die sie „nicht weiterbringen“, und die dürren Äste wegzuschneiden, um neue, weitere

Bewusstseinsebenen zu erreichen. Wir müssen nicht im Missbrauch von Energie dahindümpeln und dabei verkümmern. Jeder von uns verfügt über das nötige Werkzeug und das Instrument, um sich zu befreien – die Stimme.

Kehren Sie Ihre Wut nicht gegen sich selbst. Falls Sie es dennoch tun, vergeben Sie sich, dass Sie zu schüchtern sind, um sie zum Ausdruck zu bringen, oder zu lethargisch, um etwas in der Angelegenheit zu unternehmen. Sie fühlen sich entweder hilflos oder stellen Ihren Wert in Frage – und weder das eine noch das andere entspricht der Wahrheit, sondern existiert nur in Ihrer Vorstellung. Raffen Sie sich auf und küssen Sie den Frosch sanft und voller Mitgefühl. Er wird Sie freudig begrüßen und umarmen.

Trauer – Altes loslassen, um Platz für Neues zu schaffen

Auch die Trauer ist ein Gefühl, das oft verdrängt wird. Trauer heilt. Sie verleiht Ihnen Tiefe. Lauschen Sie dem Ausdruck Ihrer Trauer und Ihr Vertrauen in das Ungewisse wird völlig neue Dimensionen erreichen. Die Trauer gestattet uns, die Grenzen unserer Seele zu erforschen. Vielleicht hat es den Anschein, als sei die Arbeit mit ihr nicht besonders leicht. Doch wenn wir ihr begegnen, glättet sie unsere harten Kanten und dämpft unseren Widerstand.

Die Trauer lehrt das Loslassen auf Ebenen, die kein anderes Gefühl erreicht. Mit ihrer Hilfe können wir lernen, den Klängen der Hingabe zu lauschen, die uns in unserem Kummer durchströmen. Wir geben unserer Seele, die zu lange unter der Dürre gelitten hat, Wasser und bereiten den Boden mit Dünger auf ihre momentane und weitere Reise vor. In der Trauer werden die Samen unseres Lichts und unserer Erleuchtung gesät.

Wenn wir unsere Trauer und unsere verletzten Gefühle bewusst zum Ausdruck bringen, kehrt das Verlorene in höherer Form zu uns zurück.

Der Trauerprozess ist eine Art Tod. Gleichzeitig lernen wir, auf tieferen Ebenen loszulassen. Und indem wir sterben und das Alte loslassen, werden wir in ein neues Leben und neue Möglichkeiten hineingeboren.

In einem Seminar mit 200 anderen Frauen machte ich die tief greifende Erfahrung eines außerordentlichen Trauerprozesses, bei dem alle Anwesenden aufgefordert waren, ihre ganz persönliche Trauergeschichte zu erzählen. Die Teilnehmerinnen unterstützten einander durch heilende Berührungen und als sie den Geschichten ihrer Schwestern lauschten, fanden sie selbst Zugang zu ihrem Leid. Es wurde weder analysiert noch wurden Ratschläge erteilt.

Eine erstaunliche Welle immer tieferer Gefühle brachte uns zum Weinen und führte uns in bislang unbekannte Schichten. Die Geschichten handelten von Missbrauch, Gewalt und dem Verlassenwerden und waren noch nie zuvor erzählt oder verstanden worden. Sie handelten vom Verlust enger Freunde, Kinder oder geliebter Menschen. Die gemeinsame Trauer dauerte viele Stunden und es wurden unzählige Päckchen Taschentücher verbraucht. Sie war von Anfang bis Ende von einer außerordentlichen, unvergesslichen Solidarität getragen, die keine der Frauen je zuvor erfahren hatte.

Im Monat nach dem Seminar wurde ich angeleitet, meinen eigenen Trauerprozess mit täglichen Ritualen von zwanzig Minuten Dauer fortzusetzen. An jenem Tag hatte ich nur an der Oberfläche gekratzt. Es war eine schöne und notwendige Erfahrung. In mir war sehr viel ungelöste Trauer gespeichert. Oft fühlte es sich so gut an, sie zum Ausdruck zu bringen, dass ich nach zwanzig Minuten gar nicht aufhören wollte. Der feste Zeitrahmen half mir, den Prozess einzugrenzen, und ich hatte das Gefühl, ihn gefahrlos allein bewältigen zu können.

Nachdem ich einige Tage geübt hatte, folgte auf die Trauer ganz automatisch das Bedürfnis zu lachen und ich lachte jeden Tag mindestens fünfzehn Minuten lang. Wieder hatte ich das Gefühl, noch länger weitermachen zu können – Lachen ist so wunderbar heilsam. Je mehr wir lachen, desto leichter wird das Leben. Das Lachen hilft uns, den Überblick zu behalten und das Leben nicht zu ernst zu nehmen. Wenn wir auf den Wellen unseres Gelächters reiten und uns gleichzeitig seines Klangs bewusst sind, kann das Déjà-vu-Erlebnisse auslösen oder eine verborgene Freude zutage fördern, die wir uns schon lange nicht mehr gestattet haben. Das Lachen eignet sich ganz wunderbar dazu, unser Herz zu öffnen.

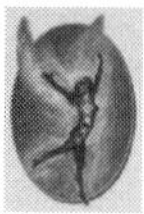

Wut und Trauer loslassen

Wenn Sie blanke Wut ehrlich zum Ausdruck bringen, tauchen Sie tief in die unterbewussten Schichten dessen ein, was Sie verdrängt haben. Sobald Sie dies freisetzen, werden Sie bei all Ihren Begegnungen mehr geerdet und ehrlicher sein. Wut auszudrücken hilft Ihnen, klarere Grenzen zu setzen und sich Ihres „Neins" und Ihres „Jas" im Leben bewusster zu werden – also genauer zu wissen, was Sie wollen und was Sie auf keinen Fall wollen. Es beseitigt die in Ihrem Körper gespeicherte Negativität und klärt Ihr Denken. Und das wiederum lässt Sie aktiver werden und Ihre Pläne umzusetzen und verstärkt das Gefühl der eigenen Stärke. Unterdrückte Wut hingegen kann die eigentliche Ursache von Krankheiten wie Depressionen, chronischer Erschöpfung oder Drogenkonsum bzw. -missbrauch sein.

Sobald Sie Ihre Trauer zum Ausdruck bringen, öffnen sich neue Pforten ins Unterbewusste. Sie gelangen an Orte, die Sie nur betreten können, wenn Sie sich von der Trauer durchströmen lassen. Trauer öffnet die Pforten der Vergebung. Sobald Sie losgelassen haben, woran sich nicht mehr festzuhalten lohnt, werden Sie barmherziger und sanfter mit sich selbst umgehen. Trauer öffnet das Herz, sodass wieder mehr Freude,

Licht und Lebenswille darin Platz hat. Unterdrückte Trauer kann Erkrankungen wie übermäßiges Essen, Bluthochdruck oder Herzerkrankungen zugrunde liegen.

Übung

Ich empfehle Ihnen, sich zunächst ein wenig mit dem öffnenden „A"

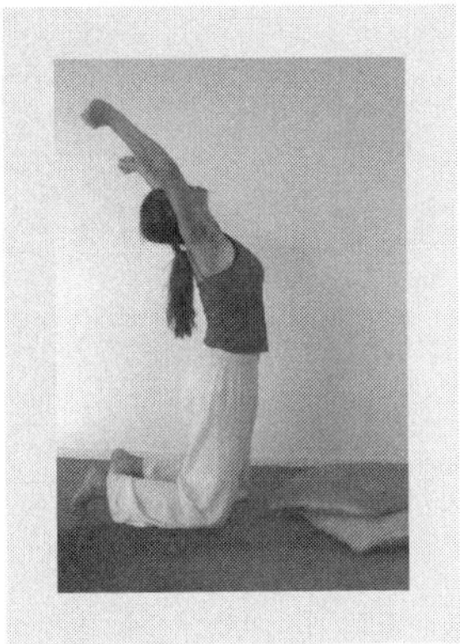

oder den Babylauten aufzuwärmen (siehe Seite 52). Setzen Sie sich bequem auf eine Matratze mit Kissen. Entspannen Sie sich und steigen Sie – je nachdem, wie Ihnen zumute ist – langsam oder schnell in die Übung ein. Konzentrieren Sie Ihr Denken und Fühlen auf die negative Energie des Misstrauens, der Wut, der Frustration, der Enttäuschung, des Zorns oder der Irritation, die sich in Ihnen angesammelt hat. Denken Sie an einen oder mehrere Menschen, über die Sie sich vor Kurzem geärgert haben oder von denen Sie enttäuscht worden sind – an Menschen, die Sie verletzt haben.

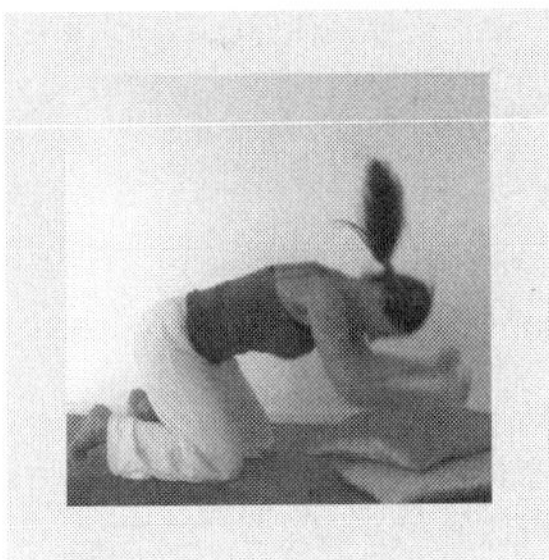

Spüren Sie den Schmerz ganz deutlich in Ihrem Körper, ohne ihn an einem bestimmten Ort festzumachen. Knien Sie sich aufrecht hin und schlagen Sie mit geballten Fäusten auf die Kissen ein. Heben Sie zunächst die Hände über den Kopf, lehnen Sie sich zurück und dehnen Sie den Brustkorb … schnellen Sie dann nach vorn und boxen Sie aggressiv in die Kissen. Sagen Sie „Nein, nein, nein!", „Ich halte es nicht mehr aus!", „Hau ab!", „Du kannst mich mal!", „Ich brauche Raum!", „Ich hasse dich!" … oder was sonst so aus Ihnen herausbricht. Je mehr Sie loslassen und je authentischer Sie werden, desto besser wirkt diese Übung.

Seien Sie offen für Erinnerungen, die aus Ihrem Unterbewusstsein aufsteigen und Ihnen Situationen ins Gedächtnis rufen, in denen Sie sich gefangen oder ohnmächtig fühlten. Lassen Sie die Worte ganz spontan zusammen mit Ihren Rufen, Ihren Schreien und Ihrem Gebrüll heraus.

Wenn Sie so weit sind, stehen Sie auf und stellen sich vor, wie Zorn und Wut aus Ihren Händen und Füßen herausfließen, während Sie sie kräftig schütteln und auf den Boden stampfen.

Falls Ihr Hals rau wird oder Sie Ihre Ausrufe zu sehr forciert haben sollten, geben Sie ein paar Minuten lang Babylaute von sich, um die Stimmbänder zu entlasten und wieder geschmeidig zu machen.

Erlauben Sie es sich, wütend auf die ganze Welt, auf Gott, auf wen auch immer zu sein. Zensieren und beurteilen Sie nichts und erzwingen Sie vorerst auch keine positiven Empfindungen. Lassen Sie sich in dieses Gefühl hineinfallen.

Wenn Sie mit Emotionen wie der Wut arbeiten, muss ein Teil von Ihnen stets bei klarem Bewusstsein bleiben, damit Sie nicht zum Opfer Ihrer Empfindungen werden. Bleiben Sie präsent, indem Sie sich selbst zuhören und lernen, eine Brücke vom Bewusstsein zum Gefühl zu schlagen, ohne die emotionale Spannung zu verlieren. Sie behalten die Kontrolle, auch wenn Sie sich in einen Prozess tiefen Loslassens hineinbegeben.

Wenn Sie sich leer fühlen, wissen Sie, dass Sie die Übung beenden können. Legen Sie sich hin und entspannen Sie sich in den Wellen der neuen Frequenzen, die Sie durchströmen. Danken Sie sich für Ihre authentischen Ausbrüche und Ihr Loslassen. Lauschen Sie Ihrer inneren Stimme.

Nachdem Sie sich eine Weile entspannt haben, beginnen Sie mit der Trauerarbeit. Sie können diesen Teil aber auch auf später verschieben.

Setzen Sie sich bequem auf eine Matratze. Legen Sie das Gesicht in die Hände. Erinnern Sie sich an Zeiten in Ihrem Leben, als Sie sich niedergedrückt, abgelehnt oder verlassen fühlten. An Zeiten, in denen Sie einsam, verloren oder traurig waren. Lassen Sie zu, dass die Erinnerungen Ihren Körper erfüllen. Nehmen Sie diese Energie vor allem im Herz- und Brustbereich wahr. Lassen Sie sich von Ihren Erinnerungen leiten.

Imitieren Sie die Laute der Trauer zunächst und tun Sie so, als würden Sie weinen, übertreiben Sie ruhig. Ermutigen Sie sich mit folgender Affirmation, die Trauer immer klarer zu spüren: „Ich gestatte mir jetzt jene Tränen, die ungeweint geblieben sind, weil ich zu sehr fürchtete, schwach und klein zu sein und etwas zu verlieren. Ich war zu hart und zu stolz, um meine wahren Gefühle zu zeigen. Ich höre jetzt mit diesem selbstzerstörerischen Verhalten auf und trenne mich nicht mehr von der Quelle ab, indem ich nicht zuhöre."

Übertreiben Sie so lange, bis Ihre Trauer echt ist. Suchen Sie geduldig Zugang zu ihr und üben Sie zehn bis fünfzehn Minuten weiter.

Wenn Sie das Gefühl haben, dass diese Übung für Sie beendet ist, legen Sie sich hin und entspannen sich. Danken Sie sich für die neue Offenheit. Danken Sie Ihrem empfindsamen, verletzlichen Herzen. Lauschen Sie den Botschaften Ihrer inneren Stimme und vertrauen Sie dem, was Sie hören.

Falls Sie in dieser Übung von Ihren Gefühlen überwältigt werden oder an Bereiche rühren, mit denen Sie allein nicht zurechtkommen, nehmen Sie professionelle Hilfe in Anspruch.

Wut und Trauer loslassen – ein Beispiel

Ich arbeite mit Mathias. Er leidet unter chronischen Schmerzen im Becken, die ihn belasten und ihm Unannehmlichkeiten bereiten. Nach ein paar Aufwärmübungen – darunter auch das Loslassen der Wut – bitte ich ihn, mit seiner Stimme direkt in den Schmerz hineinzugehen und sich darauf zu konzentrieren, Klangausdruck und Schmerzempfinden so gut wie möglich aufeinander abzustimmen. Ich helfe ihm, jenen Klang zu finden, der sich gut und richtig für ihn anfühlt. Das ist so ähnlich, wie wenn man sich verstanden glaubt. So als wisse der Klang, was der Körper braucht.

Nun bitte ich Mathias, lauter zu werden, indem er das Gefühl übertreibt und sich vorstellt, „Schicht für Schicht einer inneren Zwiebel zu entfernen“. Ich bringe ihm bei, mithilfe des Klangs zu seinem Schmerz zu sprechen. Tränen steigen ihm in die Augen und er weint. Mathias wird zu einem Autounfall zurückgeführt. Damals hatte er eine Hüftverletzung erlitten, von der er sich nie mehr ganz erholen sollte. Ich gebe ihm Führung und ermutige ihn, ohne jedes Urteil und ohne jede Angst tiefer in den Klang einzutauchen, mit den Klängen und mit seiner Hingabe zu spielen.

Meine Unterstützung hilft ihm, die magische Kraft der bewussten Stimmarbeit zu verstehen, und das versetzt ihn in die Lage, den „toten Zellen“ seines chronischen Leidens neues Leben einzuhauchen. In mehreren Wellen wird eine gewaltige Erleichterung deutlich.

Wir beenden die Sitzung mit harmonischen, beruhigenden Lauten.

Nach einigen Behandlungen sowie geführten Übungen dazwischen war Mathias ein neuer Mensch – er hatte keine Schmerzen mehr und gewann auch eine neue Lebenseinstellung. Mathias erklärt es so: „Ich habe nicht nur meine chronischen Rückenschmerzen geheilt, sondern auch die Hoffnung und den Glauben wiedergefunden, dass alles möglich ist, wenn ich ernsthaft daran arbeite.“

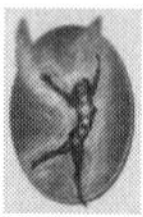

Lachübung

Diese Übung reinigt die inneren Organe, das Denken und vor allem die Zirbeldrüse. Sie hilft Ihnen, sich selbst nicht allzu ernst zu nehmen, einmal zur Seite zu treten und die Situation mit etwas Abstand zu betrachten. Wenn Sie länger lachen, frischt das Ihr Gedächtnis auf und bringt Ihre authentische Freude zum Vorschein. Ein ehrliches Lachen löst Energieblockaden und viele Schmerzen.

Übung

Recken und strecken Sie sich im Stehen und gähnen Sie dabei laut. Atmen Sie tiefer, verbinden Sie sich bewusst mit Ihrem Atem und lassen Sie Ihren Atem kreisen. Werden Sie allmählich schneller. Geben Sie spitze Laute von sich, so, als wollten Sie die Delfine nachahmen (siehe Seite 184). Verändern Sie die Tonhöhe – lassen Sie hohe, mittlere und tiefe Töne aus sich herausfließen.

Lachen Sie über sich selbst, wenn Sie das Leben gerade zu ernst nehmen. Springen Sie auf und ab und bewegen Sie sich. Auf diese Weise bringen Sie die Energie zum Fließen. Silben wie „Ha-ha-ha!", „He-he-he!", „Hi-hi-hi!", „Ho-ho-ho!" können helfen, bis Sie tatsächlich lachen müssen. Geben Sie nicht auf. Lachen Sie über sich selbst. Wie albern klingt es doch, wenn man ernsthaft versucht zu lachen!

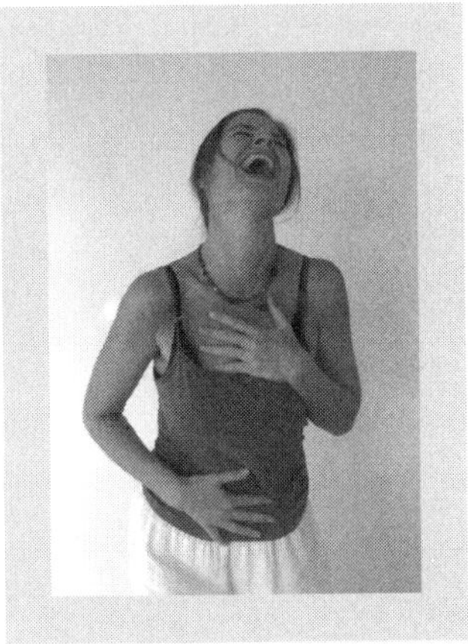

Vielleicht geschieht es auch, dass Sie von einer Welle authentischen Gelächters mitgerissen werden, und es fällt Ihnen schwer aufzuhören. Dann haben Sie's geschafft. Wenn Sie genug gelacht haben, hören Sie schon von selbst wieder auf.

Spüren Sie die frischen, herrlichen neuen Schwingungen in Ihrem Körper. Lauschen Sie still den Wellen Ihres Gelächters und nehmen Sie sich vor, öfter zu lachen.

Summ-Meditation

Diese Meditation hat ihren Ursprung in Tibet und ist eine einfache Möglichkeit, den Geist zur Ruhe zu bringen. Sie beruhigt das gesamte System und schenkt Ihrem ganzen Sein Leere und Frieden. Nach einem geschäftigen, anstrengenden Tag stabilisiert ihr neutraler Klang Ihre Energie. Die Summ-Meditation ist außerdem sehr gut geeignet, sich nach einem emotionalen Durchbruch zu entspannen, zu sich zurückzufinden. Sie führt Sie tiefer in den Raum Ihres Herzens hinein und entspannt Ihr Nervensystem wirkungsvoll.

Übung
Setzen Sie sich bequem hin und atmen Sie tief ein und aus. Beginnen Sie zu summen und lassen Sie den Ton ganz natürlich mit dem Atem aus Ihrem Mund herausfließen. Es sollte so einfach und mühelos geschehen wie das Atmen. Achten Sie darauf, dass Ihr Summen auch für andere zu hören wäre. Stellen Sie sich nun vor, Sie wären ein von diesen zarten Schwingungen erfülltes Bambusrohr. Seien Sie zugleich Sender und Empfänger des Klangs. Spielen Sie mit verschiedenen Tonhöhen. Wenn Sie diese Übung beenden wollen, beobachten Sie Ihre Empfindungen, Einsichten und Gefühle mindestens zehn Minuten lang.

Unsere heilende Stimme erreicht ihr volles Potenzial nur dann, wenn wir mit dem emotionalen Körper arbeiten. Sie ist direkt damit verbunden. Nur wenn wir diese emotionalen Schichten durchdringen, öffnet sich die Stimme für ihre volle Resonanz und ihre mehrdimensionale Heilkraft.

Sagen Sie Ihren Namen immer wieder,
bis er sich wie eine Spirale dreht und in ein Summen verwandelt.
Zeigen Sie Ihre Trauer, Ihren Blues
mit Vokalen wie einem großen, offenen „A" und einem großen, runden „O".
Machen Sie weiter, bis Ihre Aufmerksamkeit wandert.
Das erinnert Sie daran, von dem Ort, an dem Sie sich gerade mit dem Klang befinden,
zum Summen zurückzukehren.
Nach einer Weile wird Ihr Summen zu einem Magneten.
Es führt Sie zu sich selbst zurück.
Deshalb ist es die Grundlage Ihrer emotionalen Anatomie.
Es schützt Sie, wenn Sie aus sich herausgehen, um dem Unausgesprochenen Ausdruck zu verleihen.
Es ist der rote Faden, der Sie nach Hause führt.

Vickie Dodd, Turning the Blues to Gold

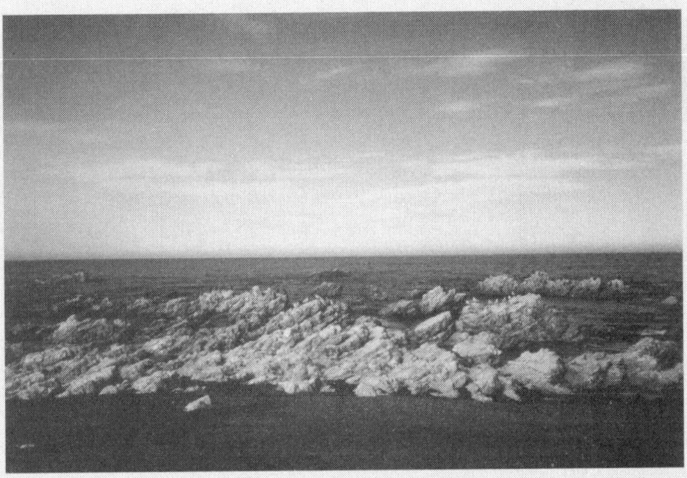

8

Sie sind ein Instrument der Klangheilung!

Wer das Mysterium des Klangs erkennt,
der kennt das Mysterium des ganzen Universums.
Hazrat Inayat Khan[5]

Eine Frau, die an Fibromyalgie litt, war sich nicht sicher, ob sie an einem Einführungswochenende mit Karina teilnehmen sollte, obwohl sie sich dafür interessierte. Ich organisierte dieses Seminar und konnte sie zur Teilnahme bewegen. Als ich sie nach dem ersten Tag voller Leben und Begeisterung tanzen und singen sah ... also, das war eine Inspiration für mich. Ihre Schmerzen hatten ihren Ursprung in einem starken Gefühl der Unzulänglichkeit und einem schwachen Selbstwertgefühl und sie jammerte ständig: „Wenn ich doch nur dieses oder jenes getan hätte ... ich hätte es anders machen müssen ..." und so weiter.
Sie erzählte der Gruppe: „Heute kann ich zum ersten Mal seit sechs Jahren meine Hüften bewegen. Wartet nur, bis ich nach

> Hause komme und meine Familie mich sieht und hört."
> Wenn wir bereit sind, uns unserem Potenzial zu öffnen, ist die Stimme das sicherste Werkzeug, um hemmende Grenzen zu durchbrechen und uns zu führen.
>
> *Cathrine Stovewall*

Wir schwingen immerzu auf irgendwelchen Frequenzen – das Leben selbst ist schwingende Klangenergie. Es ist Musik. Unser ganzer Körper wird von Klangschwingungen zusammengehalten und jedes Organ, jeder Knochen, jede Zelle und jeder Muskel hat seine eigene Resonanzfrequenz.

Fabien Maman, der sich mit Klang und Musik beschäftigt, sagt:

> Die menschliche Stimme verfügt über ein zusätzliches Element, das allen anderen Instrumenten fehlt ... Die menschliche Stimme trägt ihre eigene spirituelle Resonanz in sich ... dieser Unterschied macht die Stimme zum mächtigsten aller Heilwerkzeuge - besonders dann, wenn der heilbedürftige Mensch den Klang selbst erzeugt ...
> Wir sind Musik - unser Zellkern, unsere DNS, unsere Molekularstruktur. Die Essenz unseres Ursprungs ruht in unserem melodischen Bewusstsein. Diese Resonanz spiegelt das göttliche Muster, den Archetyp, der es uns ermöglicht, mehr zu sein als nur unsere Persönlichkeit und unsere Biologie.

Die Stimme spiegelt unser allgemeines Wohlbefinden wider. Sie verrät unsere Stimmungen, Emotionen, Ängste, Anspannung sowie unsere Gedanken und zeigt, wer wir wirklich sind. Sie ist das erhabenste aller Instrumente, weil sie Herz und Bewusstsein hat. Sie ist ein Zusammenspiel aus Körper, Geist und Seele. Die Kraft der Stimme kann Berge versetzen und Wunder wirken – je nachdem, welche Absichten wir haben und wie stark unser Glaube ist. Mithilfe unserer Klangfrequenzen können wir direkt mit der Quelle in Kontakt treten.

> Werde zu einer reinen Schwingung jenseits des Raumes. Wenn der von den Stimmbändern in das Schwingungsnetz des Universums eingespeiste Klang den Menschen einstimmen kann, dann liegt das daran, dass es ihn mit der kosmischen Symphonie verbindet. Die Wiederholung eines physischen Klangs sendet einen Strom, eine Flutwelle aus Schwingungen in den Äther hinaus, indem sie die Energie erhöht ... Du musst zu reiner Schwingung werden und dich auf die andere Seite begeben.
>
> *Hazrat Inayat Khan*

Wie wir die gewaltige Heilkraft und das Geheimnis der menschlichen Stimme nutzen, das bleibt immer uns selbst überlassen. Es ist an uns, den Ruf zu hören und ihm danach zu folgen. Wenn wir uns dem höchstmöglichen Willen unterwerfen, indem wir uns von der Stimme durch die Schichten des Unterbewusstseins führen lassen, werden wir sicherlich die Antworten finden.

Sich für die Intuition öffnen

Unsere Fähigkeit, mit Klangfrequenzen zu heilen, hängt davon ab, ob wir das Beste in uns finden, es zu einer Essenz destillieren und mit heiliger Absicht zum Empfänger senden können. Wollen wir unsere Klangheilfähigkeiten entwickeln, muss die Intuition immer weiter geschärft und verbessert werden, indem wir uns in subtilem Zuhören, in der Absicht und im Glauben üben.

Jeder Mensch hat eine heilende Stimme. Sie muss nur entdeckt, geschult und erinnert werden.

Die Schwingung eines Menschen ist so einzigartig wie sein Fingerabdruck und führt wie eine Landkarte in die Vergangenheit und Geschichte seines Körpers.

Bei der Arbeit mit Klienten und Schülern nutze ich die intuitiven Informationen, die mir ihr oder mein Körper zukommen lässt, bei der Klangübertragung.

Sie können lernen, mithilfe des Tönens die Schwingung eines anderen zu fühlen und zu hören. Sie werden Ihr intuitives Können immer weiter verfeinern, genau wie die Fähigkeit, zuzuhören und sich vom Klang leiten zu lassen.

Ich habe eine Technik, bei der ich den Körper an der Mittellinie entlang vom Wurzel- bis zum Kronenchakra durchgehe. Dabei beginne ich mit einem Ton, der mir angenehm ist. Während ich mich im Körper nach oben bewege, klettern auch meine Töne automatisch die Tonleiter hinauf und werden höher. Wenn ich nach unten zurückkehre, passen sie sich entsprechend tieferen Frequenzen an.

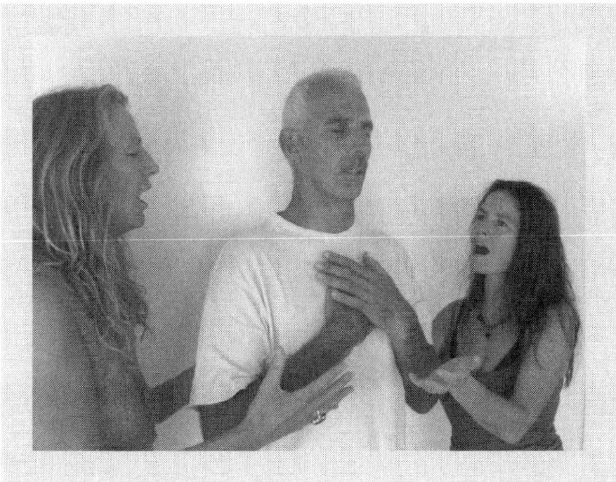

Im Laufe dieser Prüfung verändert sich der ursprünglich von mir erzeugte Ton dann manchmal an bestimmten Stellen. Das kann sich als Gefühl bemerkbar machen – so, als würde meine Stimme irgendwo in den Körper hineingesogen und könnte nicht mehr weiter. Oder ich meine, der Ton „verschwindet in einem Loch". Manchmal empfinde ich die Energie auch als hart oder zäh, wodurch sich der Klang unwillkürlich verändert. Oder aber eine Stelle fühlt sich besonders warm oder kalt an.

Ganz gleich, welche Signale ich bekomme – ich vertraue darauf und setze dort mit dem Klang an, wo ich eine Veränderung wahrnehme.

Ein Hilfsmittel für alle Fälle

Jede Klangheilerfahrung ist einzigartig. Klänge müssen bewusst gesammelt und gelenkt werden. Wenn wir uns gut konzentrieren und eine klare Absicht im Herzen tragen, können unsere Klangfrequenzen wie Laserstrahlen in den Körper dringen. Dieser Vorgang hat große Ähnlichkeit mit den Sonnenstrahlen, die durch ein Prisma fallen, damit wir die Farben des Regenbogens sehen können. In einem solchen Zustand der Klarheit sprechen die Klänge zu uns und liefern uns die erforderlichen Informationen. Wahre Kraft ist stets die Folge konzentrierter Energie.

Beinah jedes Problem oder Thema lässt sich mit der Klangheilung bearbeiten. Es gibt keinen Bereich des menschlichen Energiesystems, in den der Klang nicht eindringen und dessen Schwingung er nicht verändern könnte.

Je besser wir zuhören können, je feiner unser Gehör und je stärker unsere stimmliche Kapazität mit der Schwingung unseres Herzens und unserer Absicht im Einklang ist, desto besser können wir die entsprechenden Klangfrequenzen kanalisieren. Die von uns erzeugten Töne umgehen das Bewusstsein und zielen direkt auf das Unterbewusstsein ab, wo der Körper alle einschränkenden Überzeugungen und Gedankenmuster speichert. Indem wir in klarer Absicht direkt aufs Unterbewusste einwirken, können wir unsere Glaubensmuster und unser Denken verändern und alles loslassen, was uns nicht mehr dient.

Mit anderen arbeiten

Wenn wir im Energiefeld eines anderen Menschen mit Klangfrequenzen arbeiten wollen, müssen wir geerdet und zentriert sein, um voll und ganz aufnahmebereit zu bleiben. Während der Klangheilung kann der Heiler in Trance oder in einen anderen Bewusstseinszustand geraten. Die Erdung hilft uns, uns der reinen Absicht zu widmen, uns hinzugeben und uns von der Stimme leiten zu lassen.

> Arbeite mit Klang, bis du vollkommen verblüfft bist, dass du einen solchen Ton hervorbringen kannst, und bis du den Eindruck hast, nur das Instrument zu sein, durch das der göttliche Rattenfänger die geflüsterten Beschwörungen seines magischen Zaubers bläst ...
>
> *Hazrat Inayat Khan*

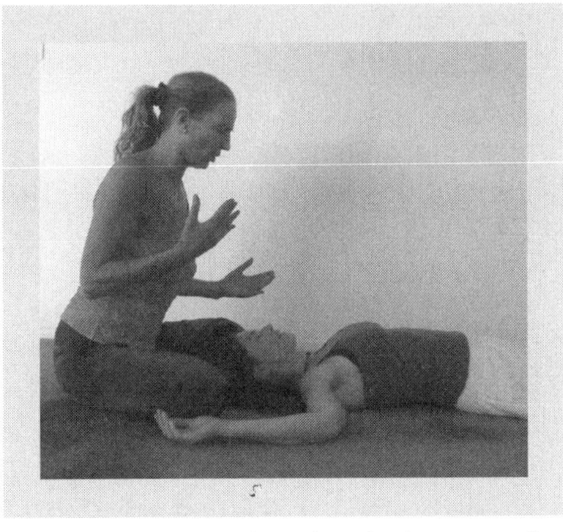

Wir müssen etwas über Grenzen lernen, damit uns die eigene Persönlichkeit nicht länger im Weg steht. Um so gut wie möglich dienen zu können, brauchen wir ein reines, offenes und leeres Herz, das frei von der Identifikation mit unserem Ego oder unserem Charakter ist.

Wenn ich spüre, dass sich jemand gegen die Klangheilung sträubt, kann es sein, dass ich das Kommando über den Körper übernehmen muss, mit dem ich arbeite. Unter Umständen leidet der Betreffende an einem alten Trauma und hält deshalb an alten Kontrollmustern fest.

Klangfrequenzen können so durchdringend und direkt sein, dass das Bewusstsein Widerstand leistet, obwohl das Unterbewusstsein nur zu gern bereit ist, aufzugeben und sich zu unterwerfen. Mit der steten, beharrlichen Manipulation durch Klang und Absicht kann ich den Empfänger dazu bewegen, Kontrolle und Selbstsabotage aufzugeben und stattdessen zu vertrauen und loszulassen.

Ich sage meinen Klienten immer, was sie erwartet. Der genaue Verlauf einer Sitzung lässt sich zwar nicht vorhersagen, aber ein einleitendes Gespräch schafft Vertrauen und Zuversicht. Bei der Behandlung können Klänge zu hören sein, die von beruhigenden und harmonischen bis hin zu ursprünglicheren Lauten reichen, die möglicherweise auch dissonant oder schrill werden. Dissonanzen helfen besonders, den emotionalen Körper von Mustern des Schweigens oder der Zurückhaltung zu befreien. Wenn man sie korrekt einsetzt, können sie sehr wirkungsvoll sein; wer die heilende Kraft seiner Stimme kennt, wird entsprechend geführt. Bei schwer oder chronisch Erkrankten müssen wir schrittweise und vorsichtig vorgehen, da ihr System unter Umständen etwas Zeit braucht, um sich den hohen und veränderten Frequenzen anzupassen.

Manchmal decken Klangfrequenzen unerwartet ungelöste und im Körper gespeicherte Traumata auf. Der Körper erinnert sich an alle Erfahrungen, die wir im Laufe eines Lebens gemacht haben. Diese Erinnerungen ähneln den Aufzeichnungen von Klangfrequenzen. Erhalten wir Zugang dazu und ist der Betreffende bereit, kann eine tiefe und wunderbare Heilung vonstatten gehen. Der Empfänger wird in einen veränderten Bewusstseinszustand versetzt. Dadurch kann er seine Kontrolle und den Widerstand gegen den Klang aufgeben und die Erinnerung sowie das im Trauma gespeicherte Gefühl loslassen. Wenn die schützende Abwehr und der Verdrängungsmechanismus starr und beinah undurchdringlich wirken, kann die Klangheilung einer Operation ähneln.

Das Ergebnis hängt sowohl von der Bereitschaft des Klienten ab, loszulassen und etwas anzunehmen, als auch von der Fähigkeit des Heilers,

beharrlich seiner reinen inneren Führung zu folgen und mit dem Klang zur Wurzel des Problems vorzudringen. Sind die Kanäle offen, können Wunder geschehen.

Meinem sportlichen 65-jährigen Vater wurde gesagt, er leide an Herzinsuffizienz und müsse deshalb so bald wie möglich am offenen Herzen operiert werden. Man vermutete, er habe kürzlich einen Herzinfarkt erlitten. Seine Arterien waren verstopft, was eine Bypassoperation erforderlich machte. Wochenlang hörte ich jeden Morgen bei der Klangmeditation eine Stimme sagen: „Dein Vater stirbt, wenn er am offenen Herzen operiert wird." Zudem wurde ich gebeten, diese Information nicht an meine Familie weiterzugeben. Anfangs dachte ich: „Wieso ich? Warum muss ich das wissen? Was kann ich schon tun?" Damit begann eine Phase der Angst und der Verwirrung. Schließlich bat ich um Unterstützung, konnte das Einfühlungsvermögen und das Mitgefühl guter Freunde annehmen und zu meiner inneren Stärke, Klarheit und Gewissheit zurückfinden. Am Abend vor der zweiten Untersuchungsreihe, die über die Herzoperation meines Vaters entscheiden sollte, wurde ich von einer Freundin unterstützt. Still „schützte sie den Raum" und diente bei der Sitzung als Zeugin. Das gab mir die Freiheit und die Sicherheit, so weit und so tief zu gehen, wie mein Weg mich führte, da ich wusste, dass ich auf den Bewusstseinsspuren zweier Menschen zurückkehren konnte, dass ich nicht allein war. Zudem war es mir wichtig, mir die Erlaubnis für meine Arbeit zu holen, ehe ich fortfuhr. Ich wusste, dass meinem Vater bei dem Gedanken an eine Klangheilung nicht allzu wohl wäre. Deshalb entschied ich mich dafür, ihn im Geist um Erlaubnis zu bitten. Ich handelte aus der Sehnsucht heraus, zu seinem Wohlbefinden beizutragen, und war sicher im Nichtanhaften an das äußere Ergebnis verankert.
Ich begann die Sitzung mit einem Eröffnungsgebet, das unter anderem folgende Worte enthielt: „Wenn es dem höchsten Wohl

meines Vaters dient, diese Klänge zu empfangen, um sein Herz zu heilen, gebe ich sie gern. Wenn es dem höchsten Wohl meines Vaters dient, ihm mit diesen Klängen den Übergang zur anderen Seite zu erleichtern, so gebe ich sie gern. Wenn es dem höchsten Wohl meines Vaters dient, diese Klänge nicht zu empfangen, dann mögen sie dorthin gehen, wo sie am meisten ausrichten."

Diese Worte schenkten mir die Klarheit und das Selbstvertrauen, alles zu geben. Ich stellte mir vor, dass der Körper meines Vaters vor mir auf dem Boden lag. Während der Sitzung reiste ich durch ihn hindurch und erfüllte alle Körperteile mit Klang, ganz wie ich dazu angeleitet wurde. Auf der Welle der Töne, die aus mir herausströmten, betrat ich das Herz meines Vaters, wo ich eine Stimme sagen hörte: „Diese Klänge unterstützen die Elastizität der Herzwände." Ich machte so lange weiter, bis sich alle Töne erschöpft hatten, bis sie wie ein voller Luftballon ihren letzten Atem ausgehaucht hatten und jede weitere Führung ausblieb. Zärtlich verabschiedete ich mich von meinem Vater und beschloss die Sitzung mit Gebeten der Dankbarkeit.

Als er die endgültigen Untersuchungsergebnisse erfuhr, sagte mein Vater zu mir: „Valerie, dein Vater ist ein glücklicher Mann ... Ich fühle mich wie ein Trottel. Ich habe all meinen Freunden gesagt, dass ich sterben werde, und nun werde ich leben." In den darauffolgenden neun Monaten wurde die Herzfunktion meines Vaters regelmäßig überwacht. Ich setzte die Klangheilung aus der Ferne fort. Alle seine Beurteilungen fielen positiv aus und er musste nicht am offenen Herzen operiert werden.

Valerie Moysey

Manchmal werde ich gebeten, ein Gefühl im Klang auszudrücken, zu dem der Klient allein keinen Zugang findet. Wenn ich diese emotionalen Frequenzen öffne, wird mir klar, weshalb er das Gefühl zurückhält, und ich teile es ihm mit. Das tiefere Verständnis für die Blockade hilft dem Betreffenden oft, bei der Integration nach der Sitzung selbst Kontakt zu diesen Gefühlen herzustellen, falls das nötig ist.

Eine Klangheilungssitzung kann sich in viele Richtungen entwickeln. Sie kann verschiedene emotionale Schichten und Gedankenmuster auflösen. Sie kann einem Klienten auch einfach Kraft geben und ihn dadurch auf eine höhere Schwingungsebene heben oder ihm zu einem besseren Kontakt zur eigenen Stimme verhelfen.

Eine Klientin namens Anna tönte die ganze Körperarbeits- und Klangheilsitzung lang. Sie war so verblüfft, ihre Stimme gefunden zu haben, dass sie einfach nicht aufhören konnte. Ihre Frequenzen deckten sich nur selten mit meinen Lauten oder meiner Tonhöhe. Im Grunde tanzte sie ihren eigenen klanglichen Tanz. Ich ließ es zu – und das war die Ermutigung, die sie brauchte. Anna erzählte mir, nach der Sitzung sei sie wie eine Art Ein-Frau-Orchester gewesen und habe wochenlang nicht aufhören können, zu singen und zu tönen. Sie hatte ihren natürlichen Ausdruck gefunden. Ihre Stimme hatte sich verändert und war nun endlich mit ihrem Körper verbunden. Sie hatte das Gefühl, dass sie zu ihr gehörte, und fand allmählich Gefallen daran, was zuvor nicht der Fall gewesen war. Sie war sehr dankbar.

Die folgende Klangheilübung können Sie allein oder mit einem Partner machen.

Eine Klangheilübung

Diese Übung ermöglicht es Ihnen, tiefer in sich hineinzuhören, und schenkt Ihnen Vertrauen in die Heilfrequenzen des Klangs. Indem Sie loslassen und sich in den Ton hinein entspannen, der durch Sie erklingen will, lernen Sie die feinstofflichen Energien des Körpers kennen.

Die Kunst der Klangheilung ist ein Prozess, bei dem Sie immer besser lernen, mit Ihrem Instrument umzugehen, es immer feiner stimmen, während Sie mit allen Ebenen Ihres Seins arbeiten.

Übung

Nehmen Sie Kontakt zu Ihrer inneren Führung auf, indem Sie sich innerlich leeren und in der Klangmeditation üben (siehe Seite 53). Prüfen Sie, welche Körperstellen der Klangheilung bedürfen. Gehen wir einmal davon aus, dass es sich um Ihr linkes Knie handelt. Nehmen Sie eine bequeme Haltung ein und lauschen Sie Ihrem Knie, während Sie immer tiefer in das Gelenk hineinatmen. Wie fühlt es sich an? Sind traumatische Erinnerungen, Unfälle oder verletzte Gefühle darin gespeichert?

Bitten Sie Ihr Unterbewusstsein, über diese Fragen nachzudenken, und lassen Sie anschließend los. Atmen Sie weiter tief ein und aus.

Singen Sie einen konzentrierten, bewussten Ton mit einer neutralen, klaren Schwingung, zum Beispiel ein etwas tieferes „A". Werden Sie nach ein paar Minuten immer lauter und achten Sie darauf, was in Ihrem linken Knie vor sich geht. Lassen Sie den Ton anschließend wieder leiser werden, bis er kaum hörbar ist, und beobachten Sie, was geschieht. Fahren Sie noch ein paar Minuten lang fort.

Spielen Sie nun mit der Tonhöhe. Lassen Sie die Töne immer tiefer und dann immer höher werden. Gibt es einen Ton, der sich besser anfühlt als die anderen? Überlassen Sie sich dem Klang, bei dem Sie eine intuitive Resonanz zum Knie spüren, und singen Sie ihn über einen längeren Zeitraum hinweg. Vielleicht fühlen Sie, dass Sie von diesen Klängen geleitet werden, und merken, dass Sie nur loslassen und auf das vertrauen müssen, was durch Sie zum Ausdruck kommen will.

Der Klang selbst kann viele Seiten haben – er kann harmonisch oder beruhigend sein oder dissonant und kratzig ... Versuchen Sie auf keinen Fall, ihn zu analysieren. Überlassen Sie sich dem, was aus Ihnen herausdrängt, und konzentrieren Sie sich dann weiter bewusst darauf, die größtmögliche Heilung zu erzielen. Wenn Sie lernen, immer besser zuzuhören, werden Sie früher oder später von der Intelligenz des Klangs selbst geführt werden.

Sie können einen bestimmten Körperteil zwischen fünf und dreißig Minuten lang mit heilenden Klängen erfüllen – manchmal auch länger.

Haben Sie Geduld und übertreiben Sie nicht. Klangfrequenzen haben eine durchdringende Wirkung.

Senden Sie dem Knie zum Abschluss sanfte, beruhigende Töne. Lauschen Sie still allen Empfindungen und Einsichten, die es Ihnen zuteil werden lässt.

Heilende Lieder

Wenn Worte nicht sagen können,
was wir empfinden,
entsteht ein neues Lied,
und aus unserem Herzen erschallt Gesang.
Denk daran: Es ist nie zu spät,
singen und tönen zu lernen ...

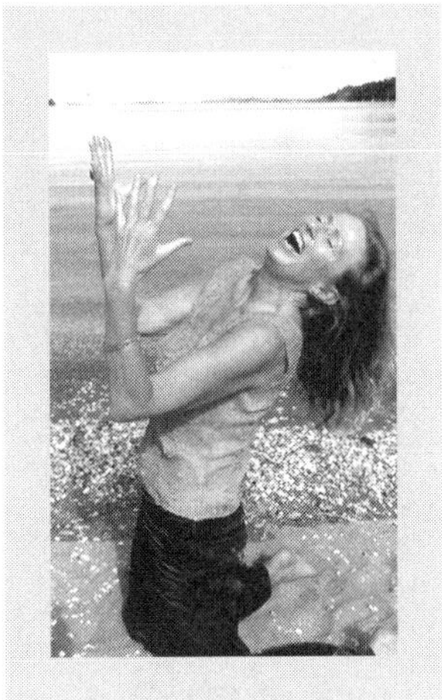

Wohl jeder Mensch ist irgendwann einmal in seinem Leben in Gesang ausgebrochen. Wenn wir spontan singen, ist das ein Zeichen dafür, dass wir glücklich oder stolz auf uns sind. Das kann dann passieren, wenn wir eine neue Idee haben oder Glückseligkeit empfinden. Auf jeden Fall zeigt es, dass Sie Zugang zu Ihren Gefühlen haben, und das ist wirklich ganz hervorragend. Eigentlich gibt es keine Entschuldigung dafür, nicht zu singen. Wer eine Stimme hat, der kann in jedem Fall singen und tönen.

Früher spielten die Sänger indigener Kulturen eine wichtige Rolle in der Medizin. Besondere Stimmheiler waren im Besitz heiliger Weisheit und der Schlüssel zu ihren verborgenen Kräften lag darin, dass sie sich die Lieder merkten, die ihnen von den Vorfahren überliefert worden waren. Welche Gesänge Krankheiten heilten, stellten sie dadurch fest, dass sie sich in die energetischen Frequenzen des Menschen und seines Leidens einfühlten. Diese Heilkraft können wir heute dadurch ehren, dass wir die eigene Stimmarbeit konsequent fortsetzen.

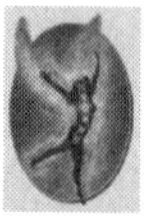

Intuitives Singen

Wenn Sie Ihren Körper intuitiv zum Ausdruck bringen lassen, was sich tief in Ihnen regt, wird intensive Selbstheilung möglich. Dann können Sie Grenzen und Einschränkungen überwinden, von denen Sie sich behindert fühlen. Experimentieren Sie und entdecken Sie unberührte Bereiche Ihrer selbst.

Übung

Sie stehen entspannt und wenden Ihre Aufmerksamkeit nach innen. Spüren Sie, welcher Klang sich in Ihnen regt. Bringen Sie das, was Sie hören und fühlen, nun stimmlich zum Ausdruck. Tönen und singen Sie es hinaus, ohne das Ergebnis zu kontrollieren oder zu beurteilen. Vermeiden Sie es, in bekannte Melodien oder Lieder einzustimmen. Entspannen Sie sich. Hören Sie auf die verschiedenen Körperteile, in denen die Laute ihren Ursprung haben, improvisieren und spielen Sie weiter.

Verändern Sie Lautstärke, Tonhöhe und Rhythmus. Hören Sie hin und lassen Sie sich vom Klang selbst leiten. Bewegen Sie sich, wenn Ihnen danach ist. Das ist eine Erweiterung des intuitiven Gesangs. Lassen Sie Ihre Gefühle, Ihre Freuden, Ihre Leiden, Ihre Fehler und Triumphe zu Klang werden. Finden Sie heraus, was Sie Ihrer inneren Weisheit näher bringt, und bleiben Sie dem treu. Entspannen Sie sich, wenn Sie spüren, dass diese Übung für Sie beendet ist.

Das folgende Lied der Seele ist eine besondere, tief greifende Erfahrung. Ganz gleich, was Sie als Heilabsicht angeben – die Töne werden Sie so stark durchdringen und bearbeiten, wie Sie es ihnen gestatten. Eine Klangheilung in der Gruppe ist eine erhebende Erfahrung und hat sowohl beim Sender als auch beim Empfänger eine große Wirkung. Sie schenkt Ihnen Energie und gibt Ihnen das Gefühl, dazuzugehören und wertvoll zu sein.

Das Lied der Seele – Klangheilung in der Gruppe

Mein liebstes Heilungslied ist das Lied der Seele. Dabei singt man immer wieder den Namen des zu heilenden Menschen und lässt sich von der Absicht der Klangheilung darin führen und beeinflussen, wie man ihn vertont. Der eigene Name kann vergessene Erinnerungen und tiefe Gefühle wecken, da er die Schwingungen all unserer Erfahrungen in sich trägt.

Noch wirksamer ist das Lied der Seele, wenn man es in der Gruppe singt. Lassen Sie Experimente zu. Spielen Sie auf jede erdenkliche Weise mit dem Namen, da das Erinnerungen anstoßen und die Klangheilung zu einer außergewöhnlichen Erfahrung machen kann. Beschränken Sie sich nicht auf harmonische Töne. Experimentieren Sie ein wenig, damit sich die gesungenen Frequenzen den Bedürfnissen des Empfängers anpassen können.

Seien Sie neugierig und leidenschaftlich. Nur so können Sie lernen, sich zu öffnen und Ihre Fähigkeiten im Klangheilen zu verbessern. Sie werden überrascht sein, wie viele Möglichkeiten es gibt, einen Namen zu tönen. Lassen Sie sich etwas einfallen, forschen Sie und geben Sie Ihre wahre Stimme frei.

Der Körper, dem Sie Ihre Klänge schicken, wird Ihnen verraten, wann es Zeit ist aufzuhören. Bekommt man den eigenen Namen über eine längere Zeit hinweg vorgesungen, kann das tiefe Erinnerungen wecken, Déjà-vu-Erlebnisse auslösen und alten Schmerz freisetzen.

Übung

Der Empfänger der Klangheilung legt sich auf den Boden. Falls Sie das sind, atmen Sie tief ein und aus und entspannen Sie sich. Konzentrieren Sie sich auf Ihre Absicht: Wofür wünschen Sie Heilung? Das kann eine beliebige Angelegenheit sein, zum Beispiel: „Ich möchte eine neue Wohnung finden, die großzügig geschnitten ist und naturnah liegt“ oder „Ich bitte um Heilung für mein leidendes Herz“.

Seien Sie kreativ. Sie können um alles bitten – aber Sie sollten sicher sein, dass Sie es wirklich wollen; es könnte nämlich in Erfüllung gehen. Lassen Sie sich von den tönenden Gruppenmitgliedern helfen, Ihre Absicht als konkrete Affirmation zu formulieren. Dann wissen sie besser, was und wie sie Ihren Wunsch direkt und gefühlvoll für Sie vertonen sollen.

Fragen Sie Ihren Körper nun, welche Farbe Ihrer Absicht entspricht, und teilen Sie das laut mit.

Wenn alle bereit sind zu beginnen, nennt der Empfänger laut seinen Namen, seine Absicht und die Farbe. Er lässt dann alles los und gibt sich seiner inneren Reise hin. Vertrauen Sie auf das, was zu Ihnen kommt. Stellen Sie sich vor, worum Sie gebeten haben.

Die Sender bilden einen Kreis um den Empfänger und fassen sich kurz an den Händen, um sich miteinander zu verbinden. Wenn sie zu tönen beginnen, lassen sie einander wieder los. Sie singen nun immer wieder den Namen und versuchen gleichzeitig, sich Absicht und Farbe immer mehr zu vergegenwärtigen.

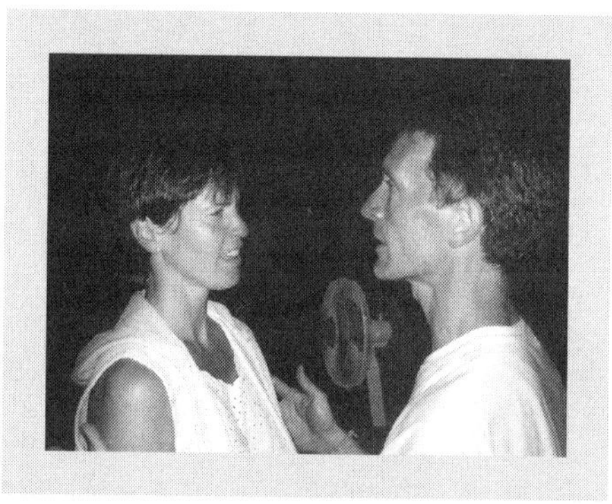

Spielen Sie mit den Frequenzen und seien Sie experimentierfreudig. Wenn Ihre Absicht klar ist, können Sie nichts falsch machen und Sie können auch nicht unangenehm auffallen. Sie wissen ja: Es geht nicht darum, nur harmonische Töne zu singen. Zuweilen können auch Dissonanzen entstehen, die dazu beitragen, emotionale Energieblockaden im Körper zu lösen. Folgen Sie Ihrer Intuition und seien Sie Ihren Mitsängern ein Funke der Inspiration.

Lassen Sie sich von den kollektiven Frequenzen anregen, während auch Ihr Mut wächst, einfach Sie selbst zu sein und Ihren wahren Ausdruck zu erforschen. Seien Sie überrascht, wie viele Möglichkeiten es gibt, einen Namen zu singen, und halten Sie stets an der Absicht fest.

Tönen Sie zehn bis fünfzehn Minuten pro Person. Wenn diese Übung für Sie beendet ist, bleiben Sie ein paar Minuten schweigend stehen, ehe Sie den Empfänger mit den Händen berühren und ihn langsam wieder ins Bewusstsein zurückholen. Die Stille vor dem Handauflegen ist sowohl für die Sender als auch für den Empfänger ein günstiger Zeitpunkt, in sich hineinzuhören und das Erlebte wirken zu lassen.

Wenn die Gruppe ihre Erfahrungen austauscht, darf der Empfänger beginnen. Anschließend erzählt jedes Gruppenmitglied, was es erlebt hat. Fahren Sie so lange fort, bis jeder einmal als Empfänger an der Reihe war.

Bei meinem ersten Wochenendseminar zum Thema Klangheilung machte ich eine Erfahrung, die mein Leben veränderte. Ich war in schlechter körperlicher Verfassung und hatte starke Schmerzen. Ein halbes Jahr davor hatte ich mich am Rücken verletzt. Ich konnte kaum gehen, nicht arbeiten und fühlte mich emotional unwohl. Bei der Übung „Das Lied der Seele" standen fünf Personen um mich herum und tönten meinen Namen mit meiner Absicht – und die war klar: „Ich bitte um Heilung meiner Rückenschmerzen, damit ich wieder gehen und arbeiten kann."

Zwei von den Sendern erzählten nach der Sitzung, sie hätten beim Tönen gesehen, wie Eidechsen meinen Körper verließen! Hätte nur eine Frau so etwas gesagt, dann wäre ich vermutlich darüber hinweggegangen und hätte gedacht: „Nun mach mal halblang, erzähl keine Märchen!" Ich wurde geprüft und vor die Aufgabe gestellt, wirklich ich selbst zu werden. Vor allem, da ich nicht leugnen konnte, dass die Rückenschmerzen restlos verschwunden waren und ich geheilt war. Von da an glaubte ich an die Klangheilung, denn ich hatte am eigenen Leibe erfahren, dass sie funktioniert.

Raya Klotz

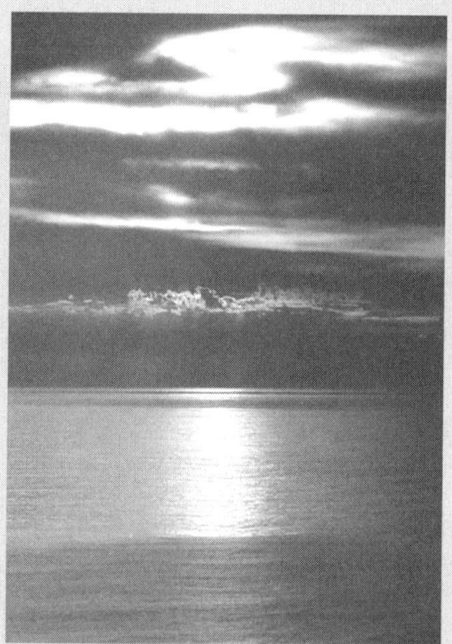

Wenn Sie heute einen Quantensprung im Leben machen könnten, wie sähe dieser aus?

9

Die magische Heilkraft des Obertongesangs

Meine erste Lektion im Obertonsingen war eine transzendente Erfahrung, die mich spontan in ein anderes Leben in Tibet versetzte. Die Obertöne fühlten sich so natürlich an. Sie waren voller Erinnerungen und berührten mein Herz auf einer so tiefen Ebene, dass meine Knochen buchstäblich zersplitterten und sich neu ausrichteten. Seit jener Erfahrung vor beinah zwanzig Jahren begleitet mich der Obertongesang durch jeden Tag. Manchmal habe ich das Gefühl, nicht ohne diese heilenden Töne der Erinnerung leben zu können.

Was sind Obertöne und wie wirken sie?

Wenn wir einen Grundton bewusst um zusätzliche Töne erweitern, erzeugen wir Obertöne. Im Grunde entsteht das Phänomen einfacher Obertöne jedes Mal, wenn ein reiner Ton erzeugt wird – auch wenn uns das aufgrund unserer eingeschränkten Hörfähigkeiten im Normalfall entgeht. Es gibt eine einfache, aber wirkungsvolle Technik, mit der Sie lernen können, recht klare Obertöne zu singen. Sie sind es, die einer Note ihre typische, individuelle Resonanz geben, je nachdem, wie viele Obertöne eine Stimme erzeugen kann. Obertöne können

- sich Zugang zum höheren Bewusstsein verschaffen und die innere Führung unterstützen;
- unser Gefühl der Verbundenheit und den Austausch mit der Natur stärken;
- unser ganzes Sein berühren und uns wieder ins Gleichgewicht bringen;
- unsere Ängste und emotionalen Blockaden lösen;
- uralte Erinnerungen beschwören und uns zur Demut zurückführen.

Die Forschung im Bereich des Obertongesangs bestätigt den Einfluss auf den Schädel und das gesamte Gehirn sowie die ausgleichende Wirkung zwischen der rechten und der linken Gehirnhälfte. Obertöne beeinflussen das Atemsystem, die Gehirn-Rückenmarks-Flüssigkeit und die Kundalini-Energie (den Sitz unserer Lebenskraft).

Das Singen von Obertönen verändert das Bewusstsein, verjüngt und erfrischt. Innerhalb weniger Minuten kann Ihnen die körperliche Erfahrung reiner Schwingungsenergie zuteil werden. Gelegentlich mag es vorkommen, dass Sie mit dem Tönen gar nicht mehr aufhören können – oder wollen ... Vielleicht bekommen Sie auch das Gefühl, eher ein Kanal für die Quelle zu sein, als die Töne selbst zu erzeugen.

Obertöne können ein Tor zwischen den verschiedenen Welten sein. Schamanen setzen die Obertonklangheilung bei Ritualen ein, um die Geister zu rufen. Sie werden in einen anderen Bewusstseinszustand versetzt und reisen in andere Dimensionen, um dort ihre Arbeit zu tun.

Ich selbst habe mit der Obertonklangheilung viele wunderbare Ergebnisse erzielt, die sich häufig schon nach kurzer Zeit einstellten. Meine

Stimme wurde klangvoller und gesünder. Ich konnte meine innere Stimme sehr viel deutlicher wahrnehmen und sehr viel besser zuhören. Stress und Erschöpfung verschwanden im Nu. Die Obertöne massierten mich von innen. Sie gaben mir sehr stark das Gefühl, hierher zu gehören und zu meinen Wurzeln zurückzukehren.

Das Obertonsingen sorgte dafür, dass ich wieder intensiver Ja zum Leben sagte. Ich höre mir oft längere Aufnahmen von Obertongesängen an, um mein Hörvermögen zu schulen und die Qualität meiner eigenen Obertöne zu verbessern. Das Obertonsingen ist eine der ersten Stimmübungen, die ich meinen Schülerinnen und Schülern beibringe, und es ist so einfach. Jeder kann es lernen, ganz gleich, welcher Nationalität oder Rasse er angehört und welche Sprache er spricht. Es ist ein wahrhaft heilendes Erlebnis, wenn man zwei, drei oder mehr Töne gleichzeitig erzeugen kann, die manchmal über mehrere Oktaven gehen. Viele Menschen haben beim Obertonsingen den Eindruck, sich in ein Gefäß, ein Werkzeug göttlichen Willens zu verwandeln.

David Hykes vom *Harmonic Choir* schreibt zum Obertonsingen:

> Die Obertonmusik ist in unserer Kultur offenbar weitgehend verloren gegangen. Wenn sie allerdings wieder zum Leben erwachte, könnte sie uns helfen zu hören, wie die Dinge stehen. Vielleicht hat diese Musik – das aktive Verständnis der harmonischen Gesetze des Kosmos – bei den dringend erforderlichen Bemühungen zur globalen Harmonisierung eine Rolle zu spielen. Nicht indem sie die Menschen bekehrt, sondern weil sie nach intensivem Zuhören verlangt. Auf diese Weise hilft sie vielleicht, wichtige Botschaften zu vermitteln, welche die Menschen ansprechen ... in ihrem Inneren.

Wenn wir auf diese Weise zuhörten, würden wir vielleicht anders miteinander umgehen und die größeren Zusammenhänge verstehen: Wir sind eins. Aus dieser Einheit heraus würden wir möglicherweise allmählich Verantwortung für die große Kraft der Klangheilung übernehmen, die jeder von uns in sich trägt, um noch mehr von dem großen Geheimnis zu enthüllen.

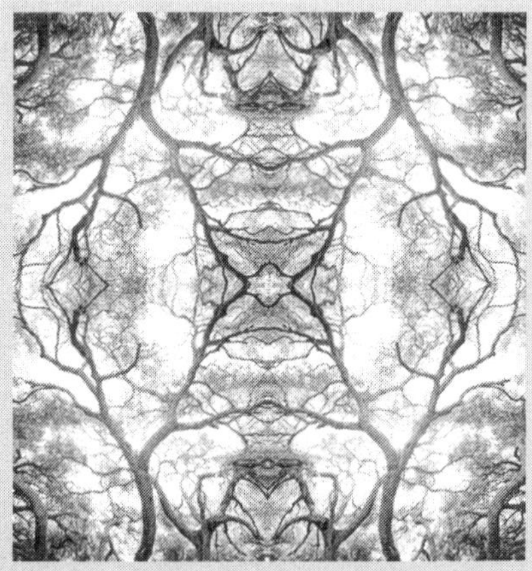

Jeder Mensch hat eine Stimme,
die gehört werden will.
Jeder Mensch hat eine Berufung,
seine ganz eigene Vision
für den Planeten Erde,
die mithilfe der Schwingungsenergie
enthüllt und erinnert werden kann.

Wenn wir gemeinsam, bewusst und mit demselben Ziel Klänge anstimmen, entfaltet sich unsere Kraft immer mehr – wie beim Sonnenlicht, das durch ein Prisma scheint und uns das ganze Spektrum des Regenbogens offenbart.

Je länger wir ganz bewusst und mit einem gemeinsamen Ziel Klänge entstehen lassen, desto größer ist die Wirkung. Je mehr wir die Kontrolle aufgeben, vertrauen und uns hingeben, umso mehr werden die Obertöne wie durch einen Kanal durch uns hindurchströmen.

Klangheilung mit Obertönen

Die Klangheilung mit Obertönen hat eine außerordentlich starke körperliche Wirkung; sie kann Depression und Erschöpfung auflösen. Körper und Energiesystem werden intensiv mit Sauerstoff versorgt. Körperliche Schmerzen und emotionale Blockaden aller Art lösen sich auf. Das Nervensystem und die beiden Gehirnhälften werden in Einklang gebracht. Sogar die Flüssigkeit des Gehirns und des Rückenmarks wird angeregt und kann spezielle Blockaden und Schmerzen in der Wirbelsäule auflösen. Das Gehirn verändert sich und die Kundalini-Energie wird angeregt.

Übung

Sie stehen entspannt, die Füße stehen ungefähr einen halben Meter auseinander, die Knie leicht gebeugt. Lassen Sie Ihre Atmung tiefer werden und atmen Sie mit offenem Mund. Sprechen Sie ein Gebet und bitten Sie Ihre Führung darum, dass Sie mühelos und in reiner Absicht ein Medium für die Obertöne werden. Bitten Sie darum, in Kontakt mit der Erde zu bleiben. Sagen Sie sich, dass diese Technik leicht zu erlernen ist und es Ihnen gelingen wird, sich ganz hinzugeben und Ihre Stimme zu öffnen.

Der erste Schritt besteht darin, den geschlossenen Vokal „O“ zu singen. Konzentrieren Sie sich weiter darauf, tief einzuatmen, um das Zwerchfell zu aktivieren und zu dehnen. Schließen Sie den Mund beinahe soweit, als wollten Sie pfeifen. So verringert sich die Öffnung der Lippen. Singen Sie mit der Kraft Ihres Unterleibs, dem Ursprung Ihrer Resonanz. Wiederholen Sie diesen Schritt mehrmals.

Im zweiten Schritt singen Sie einen Nasallaut. Legen Sie die Zunge an den Gaumen und summen Sie den Konsonanten „N“ in den Nasenrücken hinein. Ob Ihnen das gelingt, merken Sie, wenn Sie die Fingerspitzen an die Seiten der Nase legen. Sie sollten spüren können, wie sie vibrieren. Fahren Sie so lange fort, bis Sie einen guten Kontakt zu diesem Nasallaut hergestellt haben.

Der dritte Schritt ist die Kombination von „O“ und „N“. Beginnen Sie entweder mit dem geschlossenen Vokal „O“ und fügen Sie dann im zweiten Teil der Ausatmung den Nasal hinzu … oder aber Sie beginnen mit dem Nasal und fügen im zweiten Teil der Ausatmung das „O“ hinzu.

Spielen Sie mit beiden Möglichkeiten, um herauszufinden, welche bei Ihnen am besten funktioniert.

Lauschen Sie den herrlichen Obertönen, die Sie erzeugen. Verändern Sie die Position der Zunge, das wirkt sich auf die Schwingung aus.

Üben Sie weiter und haben Sie Geduld und Mut. In einer Viertelstunde (oder weniger) werden Sie Ihre eigenen Obertöne hören.

Sobald Sie die Technik des Obertonsingens beherrschen, können Sie im nächsten Schritt verschiedene Vokale singen. Jeder Vokal hat eine andere Schwingung. Auf Seite 230 finden Sie Hinweise zur Aussprache und zur Bedeutung.

A – E – I – O – U

Diese fünf Vokale können mit weit geöffnetem bis nahezu geschlossenem Mund intoniert werden. Am schwersten lassen sich Obertöne bei weit offenem Mund erzeugen. Beginnen Sie deshalb mit dem „U“ (bei dem der Mund wie beim Wort „du“ fast geschlossen ist und die Lippen geschürzt sind). Singen Sie alle Vokale immer wieder sowohl mit beinah geschlossenem als auch mit weit geöffnetem Mund.

Nachdem Sie diese Übung eine Weile gemacht haben, werden Sie unter Umständen hören, dass auch Vokale aus anderen Kulturen und Sprachen anklingen. Heißen Sie diese Schwingungen willkommen und spielen Sie damit. Wenn Sie die Lippenstellung übertreiben, wird die Resonanz im Mund besser spürbar. Spielen Sie mit der Zunge in Ihrem Mund, um mehr Abwechslung und Resonanz zu erzeugen.

Eine entspannte Einstellung hilft beim Lernen. Machen Sie folgende spielerische Übung, bei der Sie Ihren ganzen Gesichtsausdruck verändern. Dehnen und strecken Sie alle Gesichtsmuskeln, ziehen Sie heftige

Grimassen. Erzeugen Sie Laute, um die Spannung in Gesicht und Kiefer zu lösen. Folgen Sie mit der Stimme den Gesichtsbewegungen und lauschen Sie den „lustigen" Obertönen, wenn Sie die Nasale überzeichnen.

Im nächsten Schritt können Sie mit Ihrem Stimmumfang, seinen Höhen und Tiefen, spielen. Seien Sie stets geduldig und kreativ beim Obertonsingen. Machen Sie eine Sinfonie daraus ... Wenn Sie die Technik beherrschen, können Sie auch Obertöne zum Beispiel des Sanskrit singen.

Beschließen Sie die Übung in Stille. Lauschen Sie dem Nachhall der beeindruckenden Obertonfrequenzen und lassen Sie sie wirken. Von diesen Schwingungen sind Sie umgeben – sie befinden sich im Äther, in Ihrer Aura und in Ihrem Körper. Feiern Sie die Obertöne, um sich ihrer zu erinnern.

Es ist besser, Obertöne mit einem Freund oder in der Gruppe zu singen. Dann vervielfachen sich die Inspiration und die Heilung, die Sie von Ihrem Partner oder den Gruppenmitgliedern erhalten. Wo zwei oder mehr Menschen zur Obertonklangheilung zusammenkommen, entstehen Töne, die nicht von den Beteiligten erzeugt werden, sondern aus der Luft oder „aus heiterem Himmel" kommen ... Töne, die sich begegnen und verschmelzen, um die göttliche Gegenwart zu empfangen. Wenn wir uns dem Willen Gottes unterwerfen und ihn zum Ausdruck bringen, stellen wir fest, dass wir größer sind, als wir meinen.

10

Die Chakras mit Klang, Farbe und Bewegung erwecken

> Das Chakrasystem ist wie der Baum des Lebens.
> Je mehr die Krone wächst und je größer sie wird,
> desto stärker und tiefer müssen die Wurzeln werden,
> damit das Gleichgewicht gewahrt bleibt.

Das Chakrasystem gehört zum uralten Wissen verschiedener Kulturen und war unter anderem den Hindus, Chinesen und Ägyptern bekannt. Bei den Chakras handelt es sich um die sieben Energiewirbel an den Schnittstellen von Körper und Geist. Sie verraten uns wie eine einzigartige Landkarte, wie wir uns selbst kennenlernen können. Sie laden uns ein, zu wachsen und Himmel und Erde in uns zu vereinen. Auf der Suche nach Erleuchtung bezwingen wir Herausforderungen und Hindernisse, unser Energiesystem bleibt ausgeglichen und klar.

Jedes Chakra entspricht einem bestimmten Aspekt der menschlichen Erfahrung. Sie alle ähneln Antennen und Empfängern für Informationen aus dem Kosmos und aus unserer Umgebung. Die Chakras liefern die Energie für die verschiedenen Funktionen des Körpers sowie des Ätherkörpers. Der Ätherkörper befindet sich direkt über der Hautoberfläche und enthält unsere Lebenskraft, auch Prana genannt. Die Chakras liegen ebenfalls im Ätherfeld.

Der weibliche Teil des Chakras nimmt die Energie auf und lenkt sie ins Innere. Der männliche Teil verteilt sie und bringt sie in Umlauf. Jedes davon hat eine einzigartige Frequenz und Schwingungsgeschwindigkeit sowie energetische Eigenschaften, die bestimmten Aspekten unseres Bewusstseins sowie der menschlichen Existenz entsprechen.

Das Wurzelchakra befindet sich am unteren Ende der Wirbelsäule. Es liegt am tiefsten und schwingt am langsamsten. Die höchste Stellung nimmt das Kronenchakra auf der Oberseite des Kopfes ein, das am schnellsten schwingt.

Die Chakras reihen sich entlang der Mittellinie der Körpervorderseite sowie der Wirbelsäule auf. Jedes entspricht einem Körperteil, einer Drüse und einem Organ und ist damit verbunden. Wenn Sie ein Chakra mit Klang heilen, beeinflussen Sie damit auch den entsprechenden Körperbereich und das Organ.

Um im Gleichgewicht zu sein, müssen wir mit allen Chakras arbeiten und jedem von ihnen den gleichen Wert beimessen und die gleiche Aufmerksamkeit schenken. Alle Chakras sind miteinander verbunden.

In unserer modernen Welt leben wir in erster Linie aus dem Mentalkörper heraus und erhöhen oft die Geschwindigkeit der oberen Chakras. So entsteht ein Ungleichgewicht in den unteren Energiewirbeln, das wir im physischen Körper und Emotionalkörper kompensieren. Deshalb kann es für uns problematisch sein, Erdung zu finden und unsere Gedanken und höheren Frequenzen zu manifestieren.

Chakras und Farben

In jeder Farbe steckt ein Ton und in jedem Ton eine Farbe. Jede Farbe hat eine charakteristische Frequenz und eine besondere Heilwirkung. Farben verbessern Ihre Klangsprache, Ihren Ausdruck und Ihre Visualisierungsfähigkeit. Sie stellen einen intensiveren Kontakt zum emotionalen Gehalt eines Chakras her. Sie werden als Überträger von Klängen wahrgenommen. Setzt man Farben und Klänge gemeinsam ein, ergibt das eine intensive Erfahrung.

Farben haben eine einzigartige, nicht messbare Intelligenz. Lassen Sie sie sowohl im Körper als auch im Ätherkörper wirken. Wenn Sie sich auf einen Farbton konzentrieren, müssen Sie ihn nicht unbedingt vor dem inneren Auge sehen. Sie können ihn zum Beispiel auch dadurch spüren, dass Sie an einen Gegenstand in der visualisierten Farbe oder nur an ihre Bezeichnung denken. Vertrauen Sie auf Ihre Art, mit Farben zu arbeiten, und setzen Sie die Farbe so ein, wie es von Ihnen verlangt wird.

Die Bewegungen und Körperpositionen, die Teil der Chakraübungen sind, stärken Ihre Absicht und erhöhen Ihre Flexibilität.

Das Wurzelchakra

Das erste Energiezentrum ist das Wurzelchakra, es befindet sich am Steißbein. Hier hat die Kundalini-Energie – unsere Lebenskraft – ihren Sitz. Sie ist unser kreativer Motor. Sie wartet darauf, erweckt zu werden. Je aktiver unsere Kundalini-Energie ist, desto bewusster, wacher und lebendiger werden wir. Symbolisiert wird sie von einer am unteren Ende der Wirbelsäule zusammengerollten Schlange, die dann bis zum Kronenchakra emporsteigt. Jede kreative, heilende Kraft muss sich über das Wurzelchakra manifestieren. Es ist eine wichtige Durchgangsstation. Das Wurzelchakra ist der körperlichen Existenz zugeordnet: wie wir wohnen, wie wir mit Geld umgehen, wie wir uns um unseren Körper und um unsere körperlichen Bedürfnisse kümmern.

Wenn wir gut für unseren Körper sorgen, unsere Schränke ausmisten und uns von den Sachen trennen, die wir nicht mehr brauchen, bringt uns das einem ausgeglichenen Wurzelchakra näher. Seine wichtigsten Eigenschaften sind Manifestation, Lebenskraft, Sicherheit und Selbstachtung. Ein ausgeglichenes Wurzelchakra gibt uns ein Gefühl von Autorität.

Einige Stadien des Wurzelchakras verlangen von uns, loszulassen und uns in Demut zu üben: zu werden wie die Kinder, damit wir ins Himmelreich kommen; zu lernen, wie man spielt und Spaß hat und sich nicht vom Ernst überwältigen lässt; das reine Sein zu meistern. All das sind Aspekte des Wurzelchakras. Darüber hinaus ist es unsere Verbindung zu Mutter Erde, zu unseren Wurzeln und unseren Vorfahren. Es ist eine kosmische Bibliothek mit einem unbegrenzten Vorrat an Weisheit.

Probleme im Wurzelchakra äußern sich oft darin, dass wir uns um unsere Existenz sorgen, was uns belastet und erschöpft. Wir lassen uns vom Leben mit Beschlag belegen, statt es zu genießen. Irgendwann fühlen wir uns unsicher, so als bräche unser Fundament in sich zusammen. Vielleicht fehlt uns ein Sinn und eine Aufgabe und wir fühlen uns ausgelaugt.

Die Farbe des Wurzelchakras ist Rot. Wenn Sie es mit den Klängen dieser Farbe erfüllen, hat das eine wärmende Wirkung, erleichtert Handeln und Erdung. Es verbindet Sie mit der Erde, ihrem Pulsieren und ihrem Rhythmus. Zudem kann Rot unterdrückte Gefühle wecken.

Das Harachakra

Das zweite Energiezentrum ist das Harachakra, das einige Zentimeter unter dem Nabel liegt. Es steht für den Fluss des Lebens, für unsere Fähigkeit, zu genießen und Spaß zu haben, für unsere Bereitschaft, Lust zu erleben, verletzlich und empfindsam sowie verspielt und spontan zu sein.

Hier herrscht das Element Wasser, dessen Eigenschaften es uns ermöglichen, flexibel zu sein, neuen Herausforderungen zu begegnen. Das Harachakra ist das Tor zur Intuition und zum Unterbewusstsein. So manche östliche Tradition bezeichnet es auch als Zentrum der Seele.

Wenn wir im Harachakra blockiert sind, haben wir das Gefühl, nicht weiterzukommen oder nicht im Fluss zu sein. Womöglich fürchten wir, andere zu verletzen. Oder wir arbeiten zu hart. Vielleicht fühlen wir uns auch unzulänglich und meinen, das Leben ziehe an uns vorüber, ohne dass wir irgendwie daran teilhätten.

Die Farbe des Harachakras ist Orange. Wenn Sie es mit den Klängen dieser Farbe erfüllen, aktiviert das Ihre Vitalität, Ihre Kreativität, Ihren Lebenswillen und Ihre Intensität. Die Schwingung der Farbe Orange beschwört unsere Flexibilität und macht uns hingebungs- und vertrauensvoller.

Das Solarplexuschakra

An dritter Stelle befindet sich das Solarplexuschakra, und zwar in der Bauchmitte über dem Nabel. Es ist das Zentrum emotionalen Wandels, was symbolisch in der Legende vom mythischen Vogel Phönix dargestellt wird, der in Flammen aufgeht und aus der eigenen Asche aufersteht. Im Solarplexuschakra herrscht das Element Feuer, das dem Körper hilft, sich zu reinigen, zu verändern und zu erschaffen.

Ist unser Solarplexuschakra im Gleichgewicht, empfinden wir Begeisterung und Leidenschaft fürs Dasein. Wir sind voller Eifer, haben eine Richtung im Leben und sind motiviert. Wenn wir den Emotionalkörper reinigen, können wir im Hier und Jetzt leben. Wir wagen es, so zu sein, wie wir wirklich sind, selbst über unsere Macht zu verfügen, uns durchzusetzen und klare Grenzen zu ziehen. Wir fühlen uns innerlich stark und handeln entsprechend.

Ein unausgeglichenes Solarplexuschakra kann zu einem aufgeblasenen Ego führen und dazu, dass wir andere mit unserem Willen oder mit intellektuellen Spielchen manipulieren. Ein solches Verhalten findet man bei Menschen, denen es schwerfällt, klare Grenzen zu ziehen, und die weder wissen, wann sie ehrlich Ja zu einer Situation oder einer Entscheidung sagen sollen, noch wie sie Unerwünschtes ablehnen können. Unter dem Einfluss eines unausgeglichenen Solarplexuschakras mangelt es uns vielleicht auch an Lebendigkeit und Selbstwertgefühl und unsere Verdauung ist geschwächt.

Die Farbe des Solarplexuschakras ist Gelb. Sie regt sowohl den Emotional- als auch den Mentalkörper an. Die gelbe Schwingung kann uns helfen, mit alten Überzeugungen aufzuräumen und das Nervensystem zu reinigen. Wenn Sie die gelbe Schwingung in Klang umsetzen, haben Sie vielleicht stärker den Eindruck, mit der eigenen Persönlichkeit verbunden zu sein, und das gibt Ihrer inneren Sonne Raum zum Strahlen.

Das Herzchakra

Das vierte Energiezentrum ist das Herzchakra in der Brustmitte. Es verbindet uns mit allem Lebendigen in einem unaufhörlichen Austausch aus Geben und Nehmen. Wenn wir das Herzchakra öffnen, lernen wir unsere Lektionen in Mitgefühl. Mitgefühl ist eine Tugend, die prüft, ob wir authentisch sind. Wenn wir mit einem anderen fühlen, geben wir ihm nicht immer das, worum er bittet. Vielmehr tun wir, was nötig ist, um ihn auf die nächsthöhere Entwicklungsstufe zu heben, selbst wenn dies unangenehm ist. Das Herzchakra lehrt uns Akzeptanz und Vergebung. Auch Ehrlichkeit, Verbundenheit und bedingungslose Liebe sind kennzeichnend dafür.

Irgendwann sammeln sich in einem blockierten Herzchakra Kummer und Trauer. Nicht immer ist klar, dass wir uns hinter unserem Elend verstecken. Doch wenn wir unmittelbarer mit dem Herzen arbeiten, entdecken wir vielleicht die eine oder andere Schicht, die uns fest umschließt und schützt. Ein unausgeglichenes Herzchakra gibt uns das Gefühl, von anderen und von uns selbst abgekoppelt zu sein. Vielleicht hat es den Anschein, als würden wir eher an der Oberfläche als aus einer inneren Tiefe und Kraft heraus arbeiten. Manchmal meinen wir auch, nicht vergeben oder sanftmütig sein zu können.

Die Farbe des Herzchakras ist Grün. Wenn wir klanglich mit dieser Schattierung arbeiten, bringt uns das Ruhe und Frieden. Die Arbeit kann aber auch Trauer aus tieferen Ebenen zutage fördern. Solange uns der Zugang zur Trauer fehlt, liegen bestimmte Teile unseres Bewusstseins brach. Es ist sehr gesund, seine Trauer zum Ausdruck zu bringen.

Die grüne Schwingung hilft uns, darauf zu vertrauen, dass uns alles zum göttlich richtigen Zeitpunkt offenbart werden wird. Sie verbessert auch den Kontakt zur inneren Stimme und der Natur.

Das Kehlkopfchakra

Das fünfte Chakra sitzt am unteren Ende des Halses und steht für die Fähigkeit, aus dem höheren Selbst heraus zu kommunizieren und sich auszudrücken. Es schlägt eine Brücke zwischen den inneren und äußeren Welten sowie der männlichen und der weiblichen Energie. Betrachtet man die Form des Halses, wird deutlich, dass er im wahrsten Sinne des Wortes eine Brücke ist.

Das Kehlkopfchakra ist auch unsere Brücke zur Quelle, denn hier wohnt der göttliche Wille, die innere Stimme. Mithilfe der Kreativität bringen wir unsere Ideen, Gefühle und Gedanken zum Ausdruck. Das befreit uns und bringt uns letztlich Freude, Wahrheit und Freiheit. Bei einem ausgeglichenen Kehlkopfchakra stellt sich nicht die Frage, was wir im Leben tun müssen, weil wir es bereits leben. Und wenn wir authentisch und echt sind, ruhen wir in einem Gefühl von Frieden und Einheit.

Wenn wir die Verantwortung für die Reinigung des Kehlkopfchakras übernehmen, wird uns das an die wahre Stimme unserer Seele und an unsere hellhörigen Fähigkeiten heranführen.

Mit einem unausgeglichenen Kehlkopfchakra versagen wir uns den Ausdruck, leben in der Verdrängung, können weder unsere Meinung sagen noch für uns selbst einstehen. Das verursacht Langeweile sowie alle möglichen Krankheiten. Darüber hinaus leben wir mit Ablehnung und Kompromissen und fragen uns, was nur mit unserer Kreativität geschehen ist.

Die Farbe des Kehlkopfchakras ist Hellblau. Wenn wir es mit den Klängen dieser Farbe erfüllen, unterstützt das den freien stimmlichen Ausdruck und macht uns aufgeschlossen für die weitere Arbeit mit unseren klangheilerischen Fähigkeiten. Unser inneres Hören wird geschärft und unsere Vision und Kreativität können sich entfalten.

Das Stirnchakra

Das sechste oder Stirnchakra („Drittes Auge") liegt zwischen den Augenbrauen. Wir sind der Mensch, für den wir uns halten, und werden zu dem, woran wir glauben. Unser Bewusstsein kann alles erschaffen. Es ist an uns, an die Macht des Geistes zu glauben und daraufhin zur Manifestation zu schreiten.

Wir bringen den Geist zur Ruhe und treten so aus dem Alltag heraus, der manchmal von rastlosen oder verwirrenden Gedanken erfüllt ist. Das Stirnchakra führt uns zur Quelle allen Denkens zurück und ist der Kanal, über den wir Informationen aus höheren Bewusstseinsbereichen erhalten.

Ein unausgeglichenes Stirnchakra zeigt sich in zerstreutem Denken. Wir sind nicht in der Lage, den Überblick zu behalten und für die Ordnung unserer Angelegenheiten zu sorgen. Wir misstrauen uns und unserer Aufgabe hier auf Erden. Ein urteilendes und zerstörerisches Denken treibt uns in eine negative Einstellung hinein. Es fällt uns schwer, zu meditieren oder einfach nur still zu sein.

Die Farbe des Stirnchakras ist Indigoblau. Wenn wir es mit den Klängen dieser Farbe erfüllen, kann das unsere Kommunikationsfähigkeit und unsere Intuition klären, anregen und verbessern. Darüber hinaus kann es dazu beitragen, unsere geistigen Energien zu befreien, unser höheres Bewusstsein zu entwickeln und alte Programmierungen und Überzeugungen loszulassen.

Das Kronenchakra

Das siebte bzw. Kronenchakra auf der Oberseite des Kopfes ist unsere spirituelle Verbindung zur Quelle, die Pforte zu Hingabe, Glaube und Einheit mit dem Göttlichen und allem, was existiert. Dieses Chakra weist uns den Weg zu unserer spirituellen Essenz und unserer Bestimmung. Das Kronenchakra ist das Juwel unserer Spiritualität, Führungskraft und Inspiration und die höchste Pforte zu unbegrenzten Ressourcen. Wenn wir die Verantwortung für unser Handeln übernehmen, lehrt uns der Große Geist Hingabe und Unterwerfung, die wichtige Eigenschaften dieses Chakras sind.

Wenn wir unseren Erfahrungen keinerlei höhere Bedeutung beimessen, schließt sich das Kronenchakra allmählich. Wir werden starr und können nicht vergeben. Wir projizieren Bitterkeit und Mutlosigkeit in die Welt hinaus und meinen, aus den größeren Zusammenhängen ausgeschlossen und vom Sinn des Lebens abgeschnitten zu sein. Wir zweifeln an der Allgegenwärtigkeit der Quelle.

Die Farbe des Kronenchakras ist ein violettes oder goldenes Licht. Wenn wir es mit violetter Schwingung erfüllen, können wir Blockaden, Hindernisse und Grenzen besser überwinden und sind zugleich geschützt. Die violette Schwingung im Kronenchakra wird uns helfen, uns unserem höheren Selbst und unserem Sein zu öffnen. Diese Farbe hat eine große Heilkraft, wenn es darum geht, Illusionen aller Art zu durchbrechen und zu beseitigen.

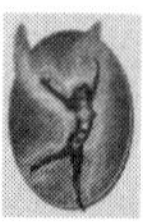

Chakraübungen

Einige grundsätzliche Hinweise, die für alle hier beschriebenen Chakraübungen gelten:

- Ihre Klänge lassen sich nur so weit aktivieren, wie Ihr Unterbewusstsein es erlaubt.
- Je mehr Sie sich hingeben und zum Kanal für die Quelle werden, desto besser kann das betreffende Chakra unmittelbar durch Sie zum Ausdruck kommen.
- Je mehr Sie den Klang mit Ihrer Absicht steuern, umso deutlichere Ergebnisse werden Sie erzielen.
- Arbeiten Sie immer nur mit einem Chakra, um in diesem Bereich zu wachsen und nicht überwältigt zu werden. Sie können gefahrlos mit dem Wurzelchakra beginnen und sich von dort aus der Reihe nach zu den anderen Energiezentren nach oben arbeiten. Sie können aber auch mit dem Chakra beginnen, in dem Sie Ihrer Ansicht nach am stärksten blockiert sind oder zu dem Sie sich intuitiv hingezogen fühlen. Danach machen Sie mit dem Wurzelchakra und in der genannten Reihenfolge weiter.
- Denken Sie daran, dass alle Chakras miteinander verbunden sind. Übertreiben Sie mit keinem davon. Für Ihr Gleichgewicht sind alle gleich wichtig.
- Die den Chakras zugeordneten Vokale verstärken die Wirkung der Übungen noch zusätzlich. Mehr dazu lesen Sie auf Seite 230.

Übung für das Wurzelchakra

Überlegen Sie, auf welche Eigenschaften des Wurzelchakras Sie sich konzentrieren möchten, und denken Sie sich eine Affirmation aus, die Ihre Absicht zusammenfasst, zum Beispiel: „Es ist sicher für mich, meine Wahrheit zu bekunden und zu leben." Wiederholen Sie die Affirmation dreimal laut.

Legen Sie eine Hand auf das Wurzelchakra und beginnen Sie zu summen. Lassen Sie das Summen zu einem offenen „A" werden und öffnen Sie den Mund so weit wie möglich. Singen Sie direkt in das Wurzelchakra hinein. Lautstärke und Tonhöhe dürfen sich verändern. Wenn Sie bereit sind, gehen Sie in die Hocke und singen das „A" so tief wie möglich und wippen Sie mit dem Körper nach vorn und zurück.

Visualisieren Sie nun die rote Schwingung. Lassen Sie alle Gefühle oder Bilder aufsteigen und lassen Sie diese Erfahrung zu einem Ton werden. Falls Sie spüren, dass Sie das „A“ nicht weitertönen sollen, singen Sie, was Ihr Wurzelchakra braucht. Bleiben Sie bei den tieferen Tönen und akzeptieren Sie, dass diese Übung ein Loslassen ist. Lassen Sie sich von Ihrem Körper dabei unterstützen.

Wenn das geschehen ist, stellen Sie sich wieder aufrecht hin und öffnen den Mund zu einem „A“. Gehen Sie ein paar Schritte, konzentrieren Sie sich dabei auf jeden einzelnen Schritt und spüren Sie beim Auftreten die Wucht Ihrer Bewegung. Verkünden Sie laut Ihre Absicht und lassen Sie sie mit Ihrem „A“ verschmelzen. Wiederholen Sie diese Worte so oft wie nötig. Wenn diese Übung für Sie beendet ist, lauschen Sie eine Weile still in sich hinein und vertrauen Ihrer Erfahrung.

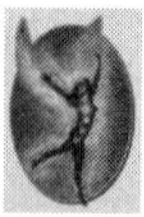

Übung für das Harachakra

Überlegen Sie, auf welche Eigenschaften des Harachakras Sie sich konzentrieren möchten, und denken Sie sich eine Affirmation aus, die Ihre Absicht zusammenfasst, zum Beispiel: „Ich bewältige alle Herausforderungen mit Leichtigkeit und Klarheit. Ich bleibe in meiner ‚Mitte‘, was auch geschieht.“ Wiederholen Sie die Affirmation dreimal laut.

Legen Sie eine Hand auf Ihr Harachakra und singen Sie den Vokal „E“. Spüren Sie, wie das Energiezentrum um Ihre Hand herum vibriert, lassen Sie den Klang allmählich immer sanfter und gleichmäßiger fließen. Atmen Sie noch tiefer ein, damit Sie den Ton lange halten können. Erfüllen Sie das „E“ mit Ihrer Absicht.

Sie liegen nun auf dem Rücken und legen sich einige Kissen unter den oberen Rücken, die Ihren Brustkorb stützen. Lassen Sie den Kopf zu Boden sinken. Lauschen Sie Ihrem Ausdruck und lassen Sie Ihr „E“ über Lautstärke und Tonhöhe entscheiden.

Übertreiben Sie alle Empfindungen und füllen Sie Ihren ganzen Bauch mit den Schwingungen der entsprechenden Töne. Denken Sie nun an die Farbe Orange; sehen Sie sie vor Ihrem inneren Auge. Nehmen Sie ihre Unterstützung an, während Ihre Gefühle, Empfindungen oder Emotionen stärker werden. Lassen Sie die Laute entstehen, die nötig sind, um alle Spannungen zu lösen.

Bringen Sie zum Abschluss die Eigenschaft der Vergebung in Klang zum Ausdruck. Lassen Sie sich dann von den Klängen langsam und sanft zu einem leicht fließenden „E“ zurückführen.

Wenn Sie die Übung beendet haben, bleiben Sie noch eine Weile still liegen und lauschen auf Führung und Einsichten.

Übung für das Solarplexuschakra

Überlegen Sie, auf welche Eigenschaften des Solarplexuschakras Sie sich konzentrieren möchten, und denken Sie sich eine Affirmation aus, die Ihre Absicht zusammenfasst, zum Beispiel: „Ich reinige mein Ego von selbstzerstörerischen Verhaltensweisen, damit mir meine wahre Macht zuteil wird.“ Wiederholen Sie die Affirmation dreimal laut.

Sie stehen, die Knie sind leicht gebeugt, die Füße schulterbreit auseinander. Legen Sie die Hand auf das Solarplexuschakra und singen Sie ein „I“. Stellen Sie sich vor, wie der Ton Ihren Körper durchdringt, bis er an der Wirbelsäule beim hinteren Teil des Chakras angekommen ist. Pendeln Sie zwischen dem vorderen und dem hinteren Teil des Energiezentrums hin und her, um den Kontakt zwischen beiden Teilen zu verbessern. Erfüllen Sie den Vokal „I“ mit Ihrer Affirmation. Wechseln Sie zwischen stillem Zuhören und Tönen.

Wenn Sie dazu bereit sind, füllen Sie das Solarplexuschakra von vorn bis hinten und von hinten bis vorn mit dem Klang der gelben Schwingung. Die Farbe bestimmt die Tonqualität. Verdichten Sie den Klang zu einem Laserstrahl. Reinigen Sie das Chakra damit von allen angestauten Energien und Gefühlen, indem Sie immer weiter den Vokal „I“ singen und mit Lautstärke und Tonhöhe spielen.

Fahren Sie damit so lange fort, bis Sie das Gefühl haben, dass diese Übung nun für Sie beendet ist. Verharren Sie still und lauschen Sie auf Führung und Einsichten.

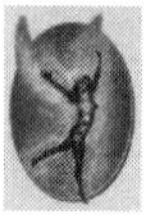

Übung für das Herzchakra

Überlegen Sie, auf welche Eigenschaften des Herzchakras Sie sich konzentrieren möchten, und denken Sie sich eine Affirmation aus, die Ihre Absicht zusammenfasst, zum Beispiel: „Ich vergebe mir für all den Schmerz, den ich mir und anderen zufüge.“ Wiederholen Sie die Affirmation dreimal laut.

Legen Sie nun eine Hand auf Ihr Herzchakra und singen Sie ein offenes „O“, das Sie mit Mitgefühl für sich selbst erfüllen. Lassen Sie es mit dem Klang anschwellen. Stehen Sie mit leicht gebeugten Knien und weit ausgestreckten Armen da. Lehnen Sie den Oberkörper zurück, öffnen Sie Brust und Mund und entspannen Sie den Kiefer.

Visualisieren Sie nun die grüne Schwingung und legen Sie Ihre Absicht in das gesungene offene „O“. Ein einziger Vokal trägt ein ganzes Universum von Frequenzen in sich, sofern Sie sich gestatten, Lautstärke, Tonhöhe, Rhythmus und Atem zu variieren und damit zu spielen.

Wenn Sie das Gefühl haben, dass Sie nun aufhören können, singen Sie die Eigenschaft des Mitgefühls sanft in Ihr Herz hinein. Vielleicht wird sogar ein intuitives Herzlied daraus. Achten Sie auf innere Führung und Einsichten.

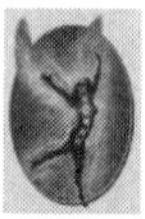

Übung für das Kehlkopfchakra

Überlegen Sie, auf welche Eigenschaften des Kehlkopfchakras Sie sich konzentrieren möchten, und denken Sie sich eine Affirmation aus, die Ihre Absicht zusammenfasst, zum Beispiel: „Ich lasse jetzt meine kreative Kraft und Wahrheit zu.“ Sagen Sie die Affirmation dreimal laut.

Legen Sie die Hand leicht auf das Kehlkopfchakra und singen Sie ein geschlossenes „O“. Verändern Sie Lautstärke und Tonhöhe und gehen Sie immer tiefer in die Affirmation hinein. Lassen Sie das Kehlkopfchakra den Ton angeben und suchen Sie nach Beziehungen in Ihrem Leben, die ungeklärt geblieben sind, in denen die Kommunikation abgebrochen ist. Singen Sie nun die Laute, die aus Ihnen herauswollen. Entspannen Sie sich und experimentieren Sie ein wenig.

Wenn Sie bereit sind, stellen Sie sich hin und beugen sich nach vorn zum Boden hin. Richten Sie sich anschließend ganz langsam wieder auf und strecken Sie die Arme zum Himmel empor. Setzen Sie diese wellenförmige Bewegung fort, indem Sie sich immer wieder nach unten beugen und zum Himmel strecken, dann wieder nach unten beugen – und so weiter.

Erkunden Sie im Laufe dieser Dehnübung intuitiv die Bandbreite dieses Tons – singen Sie, so gut Sie können, von den tiefsten zu den höchsten Tönen. Unterscheiden Sie dabei nicht zwischen solchen, die auf der Tonleiter liegen, und anderen Klängen. Singen Sie einfach eine lange, ununterbrochene Tonfolge. Atmen Sie ein, bevor Sie die Arme sinken lassen.

Fahren Sie so lange fort, bis Sie das Gefühl haben, leer zu sein. Lauschen Sie nun still und stellen Sie sich die Farbe Hellblau oder Türkis vor. Vertrauen Sie darauf, dass das, was Sie empfangen, die Wahrheit ist.

Übung für das Stirnchakra

Überlegen Sie, auf welche Eigenschaften des Stirnchakras Sie sich konzentrieren möchten, und denken Sie sich eine Affirmation aus, die Ihre Absicht zusammenfasst, zum Beispiel: „Ich erkenne, wer ich wirklich bin, und glaube an mich." Wiederholen Sie die Affirmation dreimal laut und lassen Sie los.

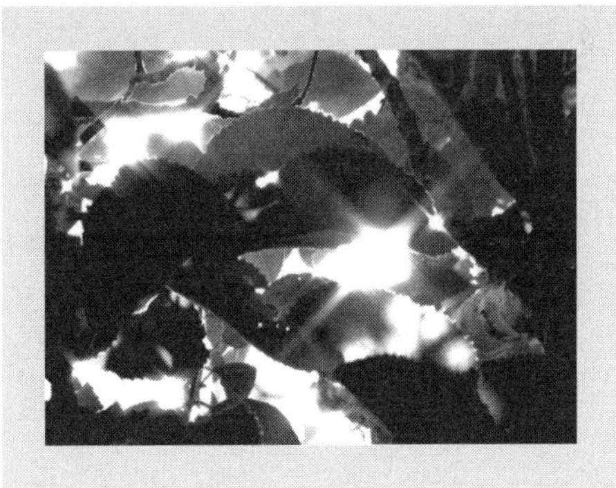

Legen Sie die Hand sanft auf das Stirnchakra und singen Sie ein „U" (den am stärksten geschlossenen Vokal). Wählen Sie einen höheren, gedehnten Ton. Atmen Sie tief ein, so können Sie länger ausatmen und tönen. Legen Sie Ihre ganze Absicht in den Klang hinein.

Sie stehen, die Füße sind etwas auseinander, die Knie leicht gebeugt und die Arme zum Himmel gestreckt. Singen Sie weiterhin ein relativ hohes „U“.

Wenn Sie bereit sind, singen Sie direkt in Ihr Stirnchakra hinein. Spüren Sie seine Energie, während Sie dem Klang lauschen. Verändern Sie Tonhöhe und Lautstärke so, wie es nötig ist.

Das „Dritte Auge“ wird ganz von der Farbe Indigo durchdrungen. Das trägt zur weiteren Reinigung dieses Chakras bei. Sie werden wissen, wann diese Übung für Sie beendet ist, denn dann versiegt der Ton von ganz allein. Entspannen Sie sich still und empfangen Sie die Einsichten.

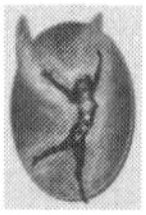

Übung für das Kronenchakra

Überlegen Sie, auf welche Eigenschaften des Kronenchakras Sie sich konzentrieren möchten, und denken Sie sich eine Affirmation aus, die Ihre Absicht zusammenfasst, zum Beispiel: „Demütig und dankbar stelle ich mich zum höchsten Wohle aller in den Dienst des Großen Geistes.“ Wiederholen Sie die Affirmation dreimal laut und lassen Sie los.

Legen Sie die Hand aufs Kronenchakra und singen Sie erneut ein „U“ (denselben Vokal wie beim Stirnchakra). Gehen Sie so hoch, wie Sie können, aber erzwingen Sie nichts. Singen Sie lange, gedehnte Töne und atmen Sie tief ein. Lassen Sie Ihre Absicht durch Ihren Gesang zum Ausdruck kommen, indem Sie sie intensiv visualisieren, und lassen Sie anschließend los.

Setzen Sie sich in Meditationshaltung auf den Boden. Die Handflächen zeigen nach oben, Hals und Schultern sind entspannt. Stellen Sie sich vor, wie violettes oder goldenes Licht in das Kronenchakra hineinströmt. Singen Sie immer noch ein von Hingabe erfülltes „U“. Fahren Sie so lange fort, bis Sie ganz loslassen können und eine klare Verbindung zum Kronenchakra spüren.

Wenn diese Übung für Sie beendet ist, verharren Sie so lange wie möglich in Stille und Dankbarkeit. Vertrauen Sie darauf und glauben Sie daran, dass Ihre Bitte erhört wird.

11

Die Erde mit Klang heilen

Alte Mutter, ich höre deinen Ruf.
Alte Mutter, ich höre deine Klänge.
Alte Mutter, ich höre dein Lachen.
Alte Mutter, ich schmecke deine Tränen.
Ich bin ein Kreis. Ich heile dich.
Du bist ein Kreis, du heilst mich.
Vereine uns, sei eins: Vereine uns, sei wie eins.

Mit einer Schülergruppe betrete ich eine Höhle. Die Wände sind feucht, die Decken niedrig und eng. Wir können kaum aufrecht stehen und wollen so tief wie möglich in die Höhle hineingehen, wo es stockdunkel ist. Das Dröhnen und Grollen der Erde lässt sich mit nichts vergleichen. Es ist unglaublich sanft und nimmt denjenigen die Angst, die nur widerstrebend mit in die Höhle gekommen sind. Es erwachen Erinnerungen an Erfahrungen im Mutterleib und daran, unerwünscht, allein und verloren gewesen zu sein. Aber es regt sich auch die Angst vor dem Tod oder einem Verlust. Wir fangen alle gleichzeitig an zu tönen, als hätte die Quelle den Anstoß gegeben. Unsere Klangfrequenzen weiten die Höhle

> und füllen sie mit bunten Farben und spiralförmigen Gebilden. Unsere Laute werden misstönender, während wir unsere Lasten abwerfen und uns befreien. Eine höhere Führung ist anwesend und jeder nimmt den einzigartigen Ausdruck des anderen wahr.
> Nach einer Weile wird es ganz still. Einsichten steigen aus den Tiefen der Dunkelheit empor und die Energie in der Höhle wird leichter. Das Licht leuchtet hell in uns. Alle Teilnehmer sind von einer kollektiven Gruppenschwingung erfüllt, die erstaunliche Empfindungen und Erfahrungen mit sich bringt.
> Auf die Stille folgen harmonische Klänge, als die Wände uns ihr Echo schicken, Geschichten erzählen und Erinnerungen offenbaren, die wir demütig und dankbar annehmen.

Die Natur ist ein großer Heiler – furchtlos, bedingungslos und überfließend. Sie bewegt sich in Kreisen und Spiralen, genau wie wir. Haben Sie je die Natur betrachtet und erkannt, dass sie ein Spiegel Ihres Lebens ist? Die Natur setzt den ewigen Kreislauf des Lebens in Gang und hält ihn aufrecht. Hell scheint das Licht des Tages und verschmilzt bei Sonnenuntergang auf magische Weise mit der Dunkelheit der Nacht, um am nächsten Morgen einer neuen Helligkeit Platz zu machen. Das leuchtende Grün des Sommers verwandelt sich in den farbenprächtigen Übergang des Herbstes und die Stille des Winters, die einen neuen Frühling bringt. Kühn öffnet sich der Same einer Blume und kämpft sich durch die Erde, wo er sanft zur Blüte reift, ehe er welkt und zu Kompost wird, damit die nächste Blume wachsen und blühen kann. Der Mond durchläuft seine Zyklen, die Gezeiten des Meeres wechseln zwischen Ebbe und Flut, die Jahreszeiten kommunizieren mit Tieren, Pflanzen und Bäumen und geben ihnen das Signal, zu erwachen, zu wachsen und sich auf diesem Planeten zu verwirklichen, ihren Kreislauf zu vollenden und zu vergehen – die Natur ist in der Tat ständig im Wandel.

Auch das Wesen des Menschen ist zyklisch. Ist ein Kreislauf vollendet, vollzieht er sich erneut auf einer höheren Ebene, damit wir wachsen. Das Leben ist ein unendlicher, spiralförmiger Tanz aus Fortschritt und Weiterentwicklung zu immer höheren und klareren Frequenzen. Wenn wir wissen wollen, wer wir sind, müssen wir auf die Zyklen und Rhythmen der Natur achten und uns mit ihnen austauschen. Nur allzu leicht bleiben wir im Stadtleben mit seinen Plätzen und Türmen, seinen Hochhäusern und scharfen Kanten gefangen. Die moderne Technik räumt sanften Kurven und spiralförmigen Konstruktionen kaum Platz ein. Schnell verlieren wir die ganzheitliche Sicht und unsere Fähigkeit, mit den Kräften und dem Bewusstsein der Natur zu kommunizieren. Am Ende werden wir die Umwelt so lange weiter zerstören, bis wir aufwachen oder uns die zyklische Macht der Natur selbst zum Zuhören zwingt!

Die heftigen Orkane, Erdbeben und Tsunamis der letzten Jahre lassen sich als klare Aufforderungen von Mutter Natur an alle Erdbewohner verstehen, dass wir erwachen und in ihren Schöpfungsrhythmus sowie in ihre Weisheit einstimmen sollen, statt in Zerstörung und Angst zu leben. Die Erde spiegelt ganz deutlich, wie es um das menschliche Bewusstsein bestellt ist und wie wir sie behandeln. Sie wird entsprechende Maßnahmen ergreifen, um den Planeten im Gleichgewicht zu halten.

Wenn er gewaltig aus den Fugen gerät, muss Mutter Erde reagieren. So lautet das Gesetz der Natur. Sie wütet und sie schüttelt uns, damit wir erkennen, dass wir in der Tat von ihrem göttlichen Willen beherrscht und gelenkt werden – nicht von der menschlichen Gier oder unserem Mangel an Integrität und Respekt.

Das größte Erdbeben und der größte Tsunami seit Jahrhunderten ereigneten sich am 26. Dezember 2004 in Südostasien. Fünf Kontinente waren betroffen und es gab Abertausende von Opfern aus über fünfzig Ländern. Der Lauf der Erde war erschüttert. Es war eine massive, deutliche Aufforderung und ein Weckruf, der die Menschheit dazu veranlasste, aus ihrem neu entdeckten Mitgefühl und gutem Willen sowie der Erkenntnis heraus zu handeln, dass wir alle Brüder und Schwestern sind.

Mögen wir erwachen, damit der Ruf der Natur das nächste Mal ein wenig sanfter ausfällt. Mögen wir uns hingeben, auf die göttliche Macht der Natur hören und klare Botschaften erhalten, damit wir überleben können. Mögen der Einzelne wie auch die gesamte Menschheit ihre Energie reinigen, um dem Planeten Erde Harmonie zu bringen.

> Oft ist eine große Tragödie nötig, damit wir zum Kern dessen vordringen, wer wir als Kaitiaki [Hüter, Bewahrer] auf diesem Planeten eigentlich sind. Die Erde ist ein intelligentes Wesen, und wenn wir uns nicht um sie kümmern, muss sie selbst zusehen, wie sie wieder zu Kräften kommt.
>
> *Makuini Ruth Tai*

Das Medizinrad des Lebens

Überall dort, wo Menschen sich einfach im Kreis aufstellen und an den Händen fassen, wird eine große Kraft frei. Sie spiegelt die zyklischen Rhythmen des Lebens und bringt uns automatisch in Einklang mit den Kräften der Natur. Die erste beeindruckende Erfahrung mit einer Gruppe von Menschen, die sich an den Händen hielten, machte ich bei einem Theaterseminar vor Jahrzehnten. Tränen stiegen mir in die Augen, denn ich hatte die Vision, dass der ganze Planet ein Kreis war und wir einander an den Händen hielten, unsere Unterschiede respektierten und uns in gemeinsamem schöpferischem Frieden und in Liebe verbanden.

Wir können die Zyklen und Rhythmen der Natur unter anderem dadurch ehren und respektieren, dass wir einen heiligen Bewusstseinskreis bilden: ein Medizinrad. Es hat seinen Ursprung in der Tradition der amerikanischen Ureinwohner. Dabei handelt es sich um einen Kraftkreis, der den vier Himmelsrichtungen Süden, Westen, Norden und Osten huldigt. Er lässt sich drinnen wie draußen mit einer beliebigen Anzahl von Menschen bilden. Ein solcher Kreis kann mit Steinen, Blättern oder Menschen gezogen werden.

Der Kreis selbst verkörpert Ganzheit und eine intensivierte, gebändigte Energie. Er ist so endlos wie das Leben selbst – ein archetypisches Symbol der Einheit und der Vollendung, des ganzheitlichen Bewusstseins sowie das weibliche Gefäß des Überflusses, der weichen Rundheit, der Fülle, der Sicherheit und der bedingungslosen Liebe.

Das Medizinrad kann der Initiation dienen. Es ist ein Ritual, bei dem man sich stärker mit dem heiligen Aspekt der Mutter Erde verbindet, und kann zu einer Reise der Selbsterkenntnis werden. Es gibt viele verschiedene Versionen des Medizinrads und der Beziehung zwischen den Elementen und Himmelsrichtungen. Jede Tradition hat ihr ganz eigenes, einzigartiges Verständnis. Finden Sie heraus, was für Sie funktioniert, und respektieren Sie die Vollkommenheit des Kreises.

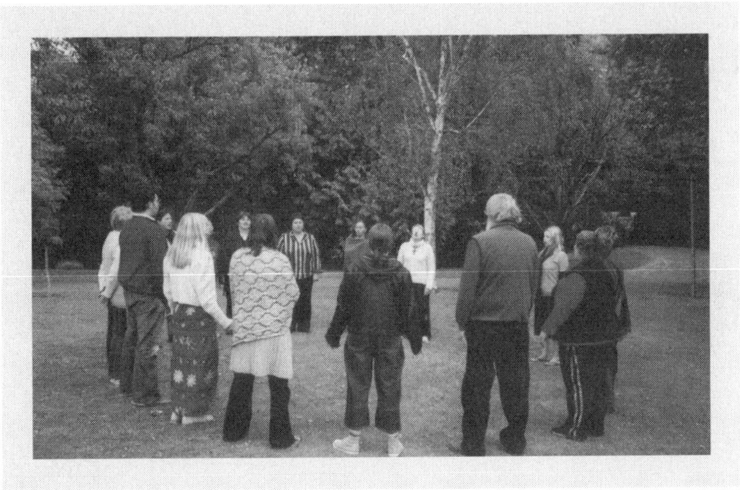

Die Macht der Anrufungen

Neben den vier Himmelsrichtungen sind auch die vier Jahreszeiten sowie die vier Elemente Bestandteil des Medizinrads. Es folgt ein Beispiel dafür, wie Sie die Himmelsrichtungen in einem Bittgebet ehren können. Sie wollen sie vielleicht auch dazu verwenden, Ihre innere

Stärke zu finden, und sie als Führer oder Wegweiser auf Ihrem Pfad nutzen.

Stellen Sie sich in die Mitte des Kreises und verkünden Sie:

Sich nach Süden wenden

„Ich rufe den Geist des Südens, beschwöre die Wassergeister und den Geist des Sommers. Ich bitte den Fluss des Lebens, mir Kraft zu geben, damit ich zuhören, ins Unbekannte, Unterbewusste und in die Gefühle des inneren Kindes eintauchen kann – trotz meiner Zweifel, dass es ungefährlich ist, verletzlich zu sein. Ich lasse alle Bedenken und Ängste los. Ich erbitte die Gegenwart der Delfine und Wale: Mögen sie mich ihre Lieder lehren, damit ich wahre Freude und Weisheit erlange. Möge ich mich daran erinnern, wer ich wirklich bin und woher ich komme. Möge ich im Fluss des Lebens ruhen und mich voll Vertrauen, Hoffnung und Glauben dem Unbekannten stellen."

Sich nach Westen wenden

„Ich rufe den Geist des Westens, beschwöre die Erdgeister und den Geist des Herbstes. Ich bitte Mutter Erde um Schutz und Fürsorge, um ihre bedingungslose Liebe und Fülle. Ich bete darum, ihren Ruf und ihre Botschaften zu hören. Möge ich meinen Körper als Teil des ihren respektieren und achten. Ich bitte die Krafttiere, mir mein ursprüngliches, instinktives Wesen zu zeigen. Möge ich meinen Schatten ehren, wenn ich mein Inneres betrachte und auf mein nach innen gewandtes Selbst höre. Lehrt mich zu hören, wie Mutter Erde zu mir spricht, damit ihre Lieder durch mich erklingen."

Sich nach Norden wenden

„Ich rufe den Geist des Nordens, beschwöre die Luftgeister und den Geist des Winters. Ich bitte darum, allen lebenden Wesen die Hand zu reichen, um mich durch Atem und Äther mit der Weisheit und dem Wissen meiner Ahnen zu verbinden. Geist des Nordens, lehre mich, mein Herz zu öffnen, um das wahre Ausmaß meiner Fähigkeiten im Zuhören und Empfangen zu erkennen. Möge ich mit den geflügelten Wesen atmen und ihre Botschaften hören. Möge ich lernen, mich mit dem Wind in die Lüfte zu schwingen und zu fliegen und mich Nacht für Nacht der Macht der Traumzeit hinzugeben."

Sich nach Osten wenden

„Ich rufe den Geist des Ostens, beschwöre die Feuergeister und den Geist des Frühlings. Ich bitte das Feuer, alle Widerstände auf meinem Weg zu verwandeln, die mich davon abhalten, meine Vision zu finden und ihr zu folgen. Ich erbitte eine klare Richtung im Leben, damit ich meine Kraft zurückerlange und wieder mit der männlichen Energie der Konzentration und der Klarheit in Einklang komme, um den nächsten Quantensprung in meinem Leben zu wagen. Ich bete dafür, dass meine Intuition erleuchtet und erneuert werde und ich dem Planeten Erde zum höchsten Wohle aller dienen kann."

Mit den Elementen kommunizieren

Erde

Die Erde ruft uns. Sie ist unsere Mutter. Sie hat uns geboren. Sie nährt und erhält uns mit ihrer Fülle, nimmt uns in all unserer Angst und Verzweiflung an. Sie verströmt ihre Weisheit und ihr uraltes Wissen an die Menschen. Sie ist das feminine Prinzip von Mysterium, Schöpfung und Zerstörung.

Je deutlicher wir unseren Körper spüren und je ehrlicher wir uns austauschen, desto stärker schwingt die Erdenergie in uns. Je mehr wir leben, schöpfen und manifestieren, um dem höchsten Wohle aller zu dienen, desto mehr spricht sie zu uns in Dankbarkeit. Selbst wenn wir einen guten Freund oder vielleicht den Arbeitsplatz verloren haben, sollten wir nicht vergessen, dass Mutter Erde stets bei uns ist, uns sanft im Arm hält und uns auffordert, uns stärker auf ihre Stimme zu konzentrieren, auf die Schwingung unseres wahren Wesens, um wieder zur Einheit zu finden. Unsere Beziehung zu ihr reicht weit zurück. Sie zieht sich durch alle Generationen, die vor uns kamen – unsere Großeltern, deren Eltern, Großeltern und Urgroßeltern.

Sie schenkt uns ihre Unterstützung, wenn wir unsere Ahnen anrufen, wenn wir den Mut haben, die Brust herauszudrücken, und voller Stolz darum bitten, gehört zu werden, während wir ausatmen und unsere ursprünglichen Laute erklingen lassen. Falls Sie sich nicht mit Mutter Erde verbunden fühlen, kann Ihre Stimme dafür sorgen, wenn Sie Klänge entstehen lassen. Wenn Sie beharrlich bleiben, wird Ihre Kraft über Ihren Widerstand gegen die erneute Verbundenheit siegen.

Fehlt es uns an Erdverbundenheit, so sind wir nicht geerdet und bringen nichts zu Ende; wir können unsere Zeit nicht richtig einteilen, es mangelt uns an Schwung und wir sind unfähig, zu handeln und unsere Körperlichkeit zu achten. Indem wir die Erdenergie in unserem Inneren ins Gleichgewicht bringen, können wir Ja zu dem sagen, was zu tun oder zu sein wir auf die Welt gekommen sind.

Nach dem zu Beginn dieses Kapitels beschriebenen Erlebnis in der Höhle schrieb einer meiner Schüler folgende Gedanken auf, die ein herrlicher Ausdruck unserer tiefen Verbundenheit mit der Erde sind:

> Ich trat durch die Öffnungen der Erde in die völlige Dunkelheit, um mich mit dem kosmischen Plan zu verbinden. Beim unterirdischen Tönen sank ich immer tiefer in die Schichten dieses Lebens und dieser Identität hinein, ich streifte eine Haut nach der anderen ab. Die Klänge räumten die Oberflächlichkeiten hinfort und befreiten die Kraft des ursprünglichen Weges, die sicher in der göttlichen Matrix meines innersten, heiligen Seins bewahrt war. Nebenhöhlen und Ohren wurden frei, als ich weit zu meinen Anfängen

hinabstieg und mit der Einheit verschmolz. Zwischen Pyramiden und Tempeln, Bergen und Meeren betrat ich das Allerheiligste. Ich zerfloss, wurde weit wie alles und nichts und tropfte in die Freude der Einheit. Ich war alles und in dieser Gestalt begegnete ich dem Blick der göttlichen Mutter, mit dem sie uns liebevoll und führend umfängt. Ein Nicken von ihr enthüllte mir die Klarheit meiner Gaben und mein Weg tat sich vor mir auf, als sei er auf einen besonders stark konzentrierten Mikrofilm gebannt.
Als ich die Drachen und Strudel hinter mir ließ, wurde jede Zelle meines Körpers von Klängen durchdrungen. Schwingungen dehnten sich aus und lösten die ganze Materie zu Frequenzen auf. Langsam, aber sicher kroch ich weiter, Stück für Stück, voller Ehrfurcht vor jeder Bewegung und jedem Atemzug der Lebenskraft. Bei jedem Schritt durchströmte mich mehr Licht und mehr Gefühl. Der Chor der Erde und meiner klangheilenden Freunde hieß mich in der Manifestation, im Leben und in der materiellen Welt willkommen.
Als ich aus der Höhle ins Licht trat, schwieg ich noch lange, um diese intensive Wiedergeburtserfahrung zu einem Teil von mir zu machen.

Jeffrey Williams

Im Dialog mit der Erde

Dies ist eine Übung in tiefer Hingabe, damit Sie die Schwingungen von Mutter Erde hören können. Sie hat eine stark erdende Wirkung und wird einen sehr viel besseren Zuhörer aus Ihnen machen. Die Übung ist höchst vitalisierend.

Übung

Der Herzschlag der Erde ist ein Teil jenes Rhythmus, der in unseren eigenen Herzen widerhallt. Legen Sie sich draußen in der Natur bäuchlings auf die Erde. Es spielt keine Rolle, ob Sie das im Wald oder am Strand, in den Bergen oder in Ihrem Garten tun. Wählen Sie einen Ort, der für Sie ein Kraftplatz ist – eine Stelle, mit der Sie sich energetisch verbunden fühlen und die ein starkes strudelartiges Energiefeld hat.

Lassen Sie sich von der Erde willkommen heißen und heißen auch Sie sie willkommen. Beten Sie und geben Sie sich ihr hin. Nachdem Sie eine Weile still zugehört haben, bringen Sie die Töne zum Ausdruck, die in Ihnen aufsteigen. Sie können mit einem Summen beginnen und anschließend in die ursprünglichen Klänge der Erde einfallen. Lassen Sie sich von der Kraft und der Nahrung, welche die Erde Ihnen gibt, in die Traumzeit, in Staunen und Ehrfurcht versetzen. Hören Sie nicht auf, Ihre Erfahrung zu vertonen.

Wenn Sie diese Übung abschließen möchten, sollten Sie mindestens ebenso lange schweigen, wie Sie getönt haben. So lassen Sie die Übung wirken und erweisen ihr Respekt. Wenn Sie häufig auf diese Weise mit der Erde in einen Dialog eintreten, können Sie vielleicht irgendwann im wahrsten Sinne des Wortes ihren Herzschlag hören.

Im Dialog mit den Bäumen

Bäume sind wundervolle, aufrechte Wesen, vor denen wir große Achtung und viel Respekt haben sollten. Jeder von ihnen klingt anders. Auf den Menschen haben sie eine beruhigende und stabilisierende Wirkung. Wenn Sie sich ihrer Schwingung annähern, können sie sehr mitteilsam sein.

Das folgende Ritual eignet sich hervorragend zur Stärkung Ihrer Mitte, zur Zentrierung und Erdung. Im Dialog mit den Bäumen finden Sie Hoffnung und Stabilität, wenn Sie emotional angeschlagen sind oder das Gefühl haben, den Kontakt zur Erde zu verlieren. Bäume sind lebende Wesen voll bedingungsloser Weisheit und Liebe.

Übung

Suchen Sie sich einen Baum aus und lehnen Sie sich mit dem Rücken an ihn. Stellen Sie sich vor, wie sich die Festigkeit seines Stamms auf Ihre Wirbelsäule überträgt, und sehen Sie seine Wurzeln vor sich. Visualisieren Sie, dass Ihre Arme Äste sind, die in den Himmel hineinragen. Stellen Sie sich nun vor, wie Sie mit einem langen, tiefen Atemzug bewusst Energie von der Baumkrone in den Kopf, über die Wirbelsäule nach unten und schließlich durch Beine und Füße in die Wurzeln des Baumes ziehen.

Und ziehen Sie die Energie beim Ausatmen aus den Baumwurzeln durch Füße und Beine wieder nach oben und über die Vorderseite Ihres Körpers an den Chakras entlang in die Krone. Wiederholen Sie diesen Zyklus, sooft Sie möchten, und atmen Sie dabei immer tiefer ein und aus.

Wenn Sie die Übung beendet haben, wenden Sie sich dem Baum zu und umarmen ihn oder Sie lassen im Dialog mit diesem heiligen, auserwählten Baum ein neues Atemmuster beginnen. Atmen Sie mit dem Herzen und stellen Sie sich vor, dass Sie beim Ausatmen Ihr Bewusstsein und Ihre Herzenergie auf den Baum übertragen. Folgen Sie Ihrer Aufmerksamkeit, während Sie durch seinen Stamm immer weiter nach unten sinken, bis in seine Wurzeln.

Nehmen Sie einen tiefen Atemzug und atmen Sie von den Baumwurzeln über die Fußsohlen durch die Beine bis in Ihr Herz hinein. Atmen Sie anschließend wieder vom Herzen in den Baum und setzen Sie den Zyklus wie beschrieben fort.

Wenn Sie bereit sind, verleihen Sie der Erfahrung mit Ihrer Stimme Ausdruck und lassen Sie das Atemmuster los. Erforschen Sie Ihren Klang neugierig und kreativ. Verschmelzen Sie mit der klanglichen Erkundung dieses heiligen Baumes. Achten Sie auf Führung, empfangen Sie Antworten, Ausdauer und Kraft. Vertrauen Sie den Mitteilungen des Baumes.

Hinweise für die Gruppenarbeit mit den Elementen

Wenn sich eine Gruppe zur gemeinsamen Klangheilung mit den Elementen versammelt, schenkt diese Erfahrung sehr viel Kraft.

„Denn wo zwei oder drei versammelt sind in meinem Namen, da bin ich mitten unter ihnen." (Matthäus 18,19)

Je mehr Menschen zusammenkommen, desto größer ist die Wirkung. Arbeiten Sie bewusst zusammen. Wählen Sie den Ort für das Ritual sorgfältig aus. Sie sollten sich für einen heiligen Kraftplatz entscheiden und die vier Himmelsrichtungen, die Wetterverhältnisse in der Gegend sowie den Mond berücksichtigen. Vertrauen Sie bei der Suche auf die Energie.

Stellen Sie sich im Kreis auf und beten Sie zu den Elementen und den vier Himmelsrichtungen. Diese Aufgabe kann von einem oder mehreren Gruppenmitgliedern übernommen werden. Richten Sie ein besonderes Gebet an das Element, mit dem Sie arbeiten möchten. Legen Sie heilige Gegenstände in die Mitte des Kreises, etwa Früchte und Blumen. Seien Sie bei den Opfergaben für Mutter Erde kreativ. Was würden Sie ihr gern als Segen und Geschenk zurückgeben? Mutter Erde liebt heilige Gaben.

Wenn Sie bereit sind, fassen Sie sich an den Händen und stellen Sie sich auf die Herzenergie Ihrer Nachbarn oder der ganzen Gruppe ein. Lassen Sie die Energie durch die Hände fließen und malen Sie sich den Fluss aus Geben und Nehmen aus. Achten Sie auf Ihren Atem und verbinden Sie sich bewusst über die Atmung mit allen Gruppenmitgliedern. Singen Sie schließlich ein verbindendes „Aum" (siehe Seite 199).

Wenn die Teilnehmer nach der Übung von ihren Erfahrungen berichten, lassen Sie jeden zu Wort kommen oder beten, ohne ihn zu unterbrechen. Sie könnten auch einen Redestab benutzen. Wer diesen hält, der besitzt die Macht des gesprochenen Wortes.

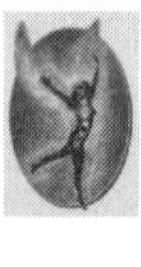

Kollektive Erdklangheilung

Die gemeinsame Erdklangheilung stärkt Ihre Essenz und löst Depression, Einsamkeit und Angst auf. Sie verbessert die Kommunikation und den Umgang mit anderen und kann sogar Krankheiten und Blockaden beseitigen, sofern sie auf mangelnde Erdung zurückgehen.

Übung

Bilden Sie mit den Versammelten einen Kreis. Stehen Sie mit leicht gebeugten Knien. Der Kopf ist nach vorn geneigt, die Hände zeigen zur Erde. Stellen Sie sich vor, wie die Erde vor Leben sprüht, wie ihr üppiger, fruchtbarer Boden pulsiert und Bäume, Pflanzen und Tiere nährt, damit sie ganz und gar lebendig und gesund sind. Verstärken Sie dieses eindrucksvolle Bild bewusst mit all Ihren Sinnen.

Lassen Sie es in Mutter Erde hineinsinken. Visualisieren Sie nun, dass Ihre Fußsohlen tief in die Erde hineinwachsen wie die Wurzeln eines riesigen, kräftigen Baumes.

Bringen Sie die Energie, die Sie spüren, gemeinsam stimmlich zum Ausdruck. Wenn die Gruppenenergie stark geworden ist, gehen Sie weiter. Stellen Sie sich vor, dass die von Ihnen angestimmten Töne gemeinsam in die verseuchte Erdmasse eindringen; in Länder wandern, in denen Krieg herrscht; in zerstörte Gebiete; ausgebeutete Landstriche und abgeholzte Bäume und Regenwälder.

Während die Gruppe lauter wird, ziehen Sie die verseuchte negative Energie aus der Erde heraus, als nähmen Sie eine Operation vor. Entfernen Sie alle Schadstoffe und schicken Sie sie gereinigt in den Äther hinaus. Stellen Sie sich vor, dass sie mit dieser Klangheilung die gesamte negative Energie der Erde umwandeln. Vertrauen Sie auf den Prozess und glauben Sie daran. Setzen Sie die Übung so lange fort, wie es nötig ist. Lassen Sie sich führen und seien Sie dankbar.

Wenn Sie auf die Gruppe achten, wird die Übung einen natürlichen Abschluss finden. Stellen Sie sich eine gereinigte, lebendige und genährte Erde vor, die wächst und im Gleichgewicht ist. Spüren Sie Ihre Füße und Ihre Verbindung zur Erde. Vielleicht wollen Sie den Kreis schließen, indem Sie Ihre Gebete und Erfahrungen austauschen oder hinaussingen.

Wasser

Es folgen mächtige Gedanken der Maori, der indigenen Kultur Aotearoas/Neuseelands, über das Element Wasser von Makuini Ruth Tai:

> Ohne Wasser können wir nicht leben. Der menschliche Körper besteht zum größten Teil aus Wasser, genau wie unsere Mutter, der Planet Erde. Als ich darüber nachdachte, erinnerte ich mich an die vielen Maori-Ausdrücke, die das Wörtchen wai – „Wasser" – enthalten. Ich schlug es im Wörterbuch nach und entdeckte überrascht, dass wai nicht nur „Wasser", sondern auch „Gedenken" und „Erinnerungen" heißt. Wai ist der geschmeidige Fluss, den wir als „Wasser" bezeichnen; wai sind aber auch die unsichtbaren Energiewellen, die in uns hinein-, aus uns heraus- und um uns herum fließen und sich sammeln, um uns Gestalt zu verleihen und uns mit allem zu verbinden, was ist. Wai trägt die Erinnerungen in die Welt hinaus, zu allem, was ist, damit nichts je verlorengeht. Stellen Sie sich das einmal vor.
>
> Wenn wir aus den Zellen dieses Planeten gemacht sind, müssen wir auch aus den Zellen des Universums gemacht sein. Die alten Maori lehrten, dass alles seinen Ursprung in Io Matua Nui hat, der Großen Energiequelle. Wenn dem so ist, tragen wir alle Erinnerungen des Großen Geistes in uns. Stellen Sie sich das einmal vor.

Weil der menschliche Körper zu ungefähr siebzig Prozent aus Wasser besteht und wir im Mutterleib neun Monate lang in Flüssigkeit schwimmen, ehe wir in die Luft hineingeboren werden, ist dieses Element sehr wichtig für uns. Aus der Perspektive der Evolution allen Lebens auf diesem Planeten gesehen, waren wir im Meer zu Hause, ehe wir uns zu Erdbewohnern weiterentwickelt haben.

Ohne Wasser ginge alles Leben zugrunde. Psychologisch symbolisiert das Wasser unsere Gefühle und das Unterbewusstsein. Es spiegelt das

Unbekannte und die Tiefen. Wasser reinigt und erneuert. Es verleiht uns Beweglichkeit, wenn wir störrisch sind, oder fordert uns auf, eine neue Richtung im Leben einzuschlagen.

Wasser gibt es in Form von Bächen, Quellen, Brunnen, Flüssen, Wasserfällen, Seen und Meeren. Winzige Tröpfchen werden aus dem Meer in die Wolken gesogen, um als Regen oder Schnee auf Berggipfel zu fallen und als Bäche und Flüsse ins Meer zurückzufließen. Ebenso steigen auch wir – jeder für sich und doch alle miteinander – im Fluss des Lebens auf, um schließlich unser kleineres Selbst, das Ego, loszulassen und Größeres zu erreichen.

Manchmal kämpfen wir gegen den Strom an und versuchen, uns flussaufwärts zu quälen. Aber am Ende bringt uns das Wasser immer irgendwann dazu, loszulassen und uns von der stärkeren Strömung flussabwärts treiben zu lassen. Wenn wir zerfließen, verwandeln wir uns in reine Flüssigkeit, drehen uns im Kreis, wirbeln herum und überlassen uns der Führung der Quelle.

Es ist offensichtlich, dass die Menschheit einen stärkeren Kontakt zum Fließen und zur Beweglichkeit wünscht und auch braucht. Das Element Wasser nährt unsere schöpferischen Impulse und das innere Kind. Es lenkt die menschliche Stimme und hat einen starken Einfluss darauf.

Wenn wir uns erlauben, unbefangen zu fließen, fühlen wir uns unwiderstehlich und sexy, kreativ und anziehend, verspielt und leidenschaftlich. Dann wollen wir unsere Freude ganz natürlich heraussingen und -tönen. Dann können wir mit unseren ständig wechselnden Gefühlen etwas erschaffen, auf unsere Intuition hören und uns im Laufe des Tages regelmäßig der immer neuen körperlichen Empfindungen bewusst werden. Wenn wir den Fluss unserer Gefühle zulassen, werden die emotionalen Gezeiten des Wassers uns führen.

Fehlt in unserem Leben das Element Wasser, dann arbeiten oder essen wir zu viel, trinken Alkohol oder nehmen Drogen, um den verlorengegangenen Kontakt so wieder wettzumachen. Manchmal werden wir auch von Beziehungen abhängig, die weder funktionieren noch Zufriedenheit schenken. Wir suchen einen Ausgleich, weil die Verbindung zum Fluss des Lebens fehlt. In diesem Fall kann es vorkommen, dass sich die Stimme vom Körper löst. Dann gehört sie nicht mehr zu uns und ist von ihrer seelischen Essenz abgeschnitten.

Wasser kann Menschen verwandeln. Dies sollten Sie würdigen, indem Sie das Wasser segnen, das Sie trinken. Übertragen Sie die heilende Wirkung Ihrer Klänge darauf. Singen Sie unter der Dusche. Rühmen Sie den Regen, die Flüsse, die Meere. Segnen Sie das Meer vor dem Schwimmen mit Klangfrequenzen.

Die berühmten Aufnahmen des japanischen Wissenschaftlers Masaru Emoto von Wassermolekülen zeigen: Wenn wir das Wasser mit einer positiven Absicht erfüllen, verwandeln sich seine Moleküle in wunderschöne Kristallstrukturen. Dies ist ein faszinierendes Beispiel dafür, welchen enormen Einfluss ein Vorsatz hat. Dementsprechend können Sie sich vorstellen, wie stark bewusste Klangfrequenzen auf den Körper wirken!

Auf Maui, Hawaii, hatte ich am Meer ein einschneidendes Erlebnis mit Wasser. Zusammen mit einem Freund besuchte ich die heiligen Wasserbecken, in denen die Hawaiianerinnen früher ihre Kinder zur Welt brachten. Wir saßen auf einem Felsen hoch über dem Meeresspiegel und sahen, dass von Zeit zu Zeit hohe Wellen aus dem Meer in die Becken schwappten.

Plötzlich und ohne Warnung spülte eine gewaltige Welle über uns hinweg, hüllte uns ein und warf uns über die Klippe in eines der Becken. Ich weiß noch, dass ich im Fallen völlig gelassen war. Ich streckte die Hände aus wie Antennen, um mich nicht an den Felsen zu verletzen. Sekunden später umfingen uns die heiligen Wasser. Wir bekamen natürlich einen ziemlichen Schreck, waren aber beide unverletzt. Dankbar „krabbelten“ wir nach Hause.

Dem Meer ist mit äußerstem Respekt zu begegnen. Nach diesem dramatischen Erlebnis habe ich mir das folgende Wasserritual ausgedacht. Meine Seele wusste, wie dringend ich das innere Hören mit dem Meer üben musste.

Im Dialog mit dem Wasser

Der Klang des Meeres birgt ein Geheimnis, das es zu enthüllen gilt. Dieses Mysterium ermöglicht es Ihnen, intensiv zuzuhören, Ihre Seele zu reinigen, das Durcheinander in Ihrem Kopf zu beseitigen und klare Führung zu finden.

Übung

Wenn Sie die Gelegenheit dazu haben, sammeln Sie Erfahrungen bei unterschiedlichem Wetter am Meeresufer, zum Beispiel an einem windigen oder stürmischen Tag, an einem Regentag, bei klarem, blauem Himmel oder bei einer ruhigen, sanften Brise. Nennen Sie Ihre Absicht im Dialog mit dem Wasser und lassen Sie los.

Setzen Sie sich bequem hin und blicken Sie aufs Meer hinaus, während Sie seinem reinen Klang lauschen. Beginnen Sie zu meditieren und beobachten Sie einfach, was geschieht. Falls Ihnen Gedanken in den Sinn kommen, lassen Sie sie los und fahren Sie fort, bis nur noch das Rauschen des Meeres übrig ist.

Wenn Sie sich erfüllt fühlen, legen Sie sich hin und ruhen sich aus. Jetzt versuchen Sie nicht mehr, dem Meer zu lauschen. Sie sind einfach bei dem, was ist.

Machen Sie einen kurzen Strandspaziergang und wiederholen Sie diese Hörübung. Sie können sie dreimal hintereinander ausführen. Anschließend danken Sie dem Wasser. Führen Sie in den folgenden Nächten ein Traumtagebuch, denn Rituale mit den Elementen regen die Traumzeit an.

Sie werden wissen, wenn das Meer Sie geheilt oder Ihnen die Einsichten und Antworten gebracht hat, um die Sie gebeten hatten.

Kollektive Wasserklangheilung

Die folgende Übung reinigt den inneren Fluss sowie die gegenseitige Verbundenheit aller Körperteile. Sie beseitigt Blockaden, Schmerzen und emotionale Probleme.

Übung

Lassen Sie eine Schale mit gesegnetem, reinem, heiligem Wasser aus einer Quelle, einem Brunnen oder aus den Bergen kreisen. Die Teilnehmer besprengen damit die Stellen ihres Körpers, um deren Reinigung sie bitten. Falls Sie möchten, können Sie laut ein persönliches Gebet sprechen, wenn Sie an der Reihe sind.

Lassen Sie sich im Kopf ein eindrucksvolles Bild von den Gewässern, Bächen, Flüssen und Meeren entstehen, die wieder vollständig gereinigt, voller Kraft und Leben sind. Stellen Sie sich vor, wie das Wasser über Ihren Körper fließt, alle Schmerzen und Unreinheiten mit sich fort nimmt und Sie mit neuer Lebenskraft und Lebenslust erfüllt, damit Sie Ihren Weg voller Glauben und in Vertrauen weitergehen können.

Erzeugen Sie ein noch stärkeres Bild von den kraftvollen, gesäuberten und geheilten Gewässern. Erfüllen Sie die kollektive Energie dieser Visualisierung und dieser starken Absicht nun mit einem mächtigen Klang. Geben Sie mit jedem Ton, den Sie singen, mehr Ausdruck. Wenn das Tönen den Höhepunkt erreicht hat, stellen Sie sich vor, wie sich die Frequenzen der Gruppe auf den Weg zu den Gewässern, Meeren, Korallenriffen, Flüssen, Wasserfällen und Bächen machen, die mit Chemikalien und Müll verseucht sind. Spüren Sie die große Trauer, die von dieser überwältigenden Verschmutzung ausgeht. Und malen Sie sich aus, dass Sie gemeinsam das Wasser heilen und Ihre Töne Katalysatoren für die Reinigung und die Genesung sind. Fahren Sie so lange fort, wie es nötig ist.

Kehren Sie dann langsam in Ihren Körper zurück und füllen Sie Ihr Herz mit den beruhigenden Klangfrequenzen. Tauschen Sie im Kreis der Anwesenden Ihre Gebete und Einsichten aus.

Feuer

Feuer ist das Element des Wandels. Die Sonne ist Feuer in seiner reinsten Form und schenkt uns unbegrenzt Wärme, Licht und Erleuchtung. Ohne sie gäbe es kein Leben auf der Erde. Jeder Mensch trägt einen feurigen Funken, ein strahlendes Licht in sich. Dieses Feuer verlöscht niemals und lässt uns nicht allein – es wird in dem Maße aktiv, in dem wir sein Potenzial nutzen und ihm gestatten, sich auf unterschiedliche Weise zu entfalten. Es sorgt dafür, dass wir den Kontakt zu unserer Leidenschaft und unseren wahren Herzenswünschen nicht verlieren.

Im menschlichen Körper ist das Feuerelement ein stetes inneres Erwachen – unvorhersehbar und ständig im Wandel. Das Feuer ist unser dramatisches Selbst. Jener Teil, der sich danach sehnt, voll Leidenschaft und Mitgefühl immer weiter zu wachsen. Jener Teil, der mit der ewigen Flamme verbunden ist, die uns alle Hindernisse überwinden hilft, ganz gleich, worum es sich handelt. Unsere Solarplexusenergie sehnt sich danach, von der Sonne, von der Quelle selbst erleuchtet zu werden. Wenn unser Solarplexuschakra über eine direkte Verbindung zur Quelle verfügt, erstrahlt das verkörperte Christusbewusstsein hell in uns.

Das innere Feuer lässt die Dinge schneller geschehen, da wir dann von einem brennenden Wunsch und von lodernder Begeisterung getrieben sind. Mit seiner Hilfe können wir uns in einen anderen Menschen hineinversetzen, weil wir neugierig auf ihn sind und mit ihm fühlen. Es ist das lodernde innere Feuer, das einen Sänger oder Klangheiler zu etwas Besonderem macht: Weil er immer weiter strebt, weil seine Leidenschaft so groß ist, dass er in Ausübung seiner Rolle immer noch mehr von sich gibt.

Die Stimme der Feuergöttin Pele, der Herrin der hawaiianischen Inseln, spricht zu uns:

> Jeder trägt ein brennendes Feuer in seinem Inneren, ein Feuer, das – wenn es richtig gelenkt wird – Leidenschaft und Zielbe-

wusstsein in uns entfacht. Wenn wir unsere Sehnsüchte und Wünsche verleugnen, kann es passieren, dass wir irgendwann in einen Vulkan des Zorns und der Frustration ausbrechen. Doch selbst dann können wir unseren Zorn noch in kreative Formen der Schönheit verwandeln, so wie sich mein Lavafluss erhärtet, in Stein verwandelt und damit ermöglicht, dass sich neuer Erdboden bilden kann und meine Inseln größer werden.

Doreen Virtue[6]

Gerät das Feuer außer Kontrolle, kann es gefährlich werden. Es kann in Form von Wut, Gewalt oder Krieg hervorbrechen. Ein Mangel an innerem Feuer dagegen macht uns träge und wir verlieren unseren Lebenssinn aus den Augen. Wir bringen nichts zu Ende und geben unsere Macht an falsche Autoritäten ab. Unsere Stimme wird flach und monoton und wir verlieren den Glauben in unsere Lebensaufgabe. Wir verschweigen das, was wir nur schwer mitteilen und aussprechen können. Wir verstecken uns ängstlich und das Feuer erlischt.

Wenn wir uns aber die Kraft der Sonne zu eigen machen, bekommen wir neuen Schwung, fühlen uns leicht und kraftvoll. Wir empfinden Leidenschaft. Der Krieger in uns erwacht, um zu tun, was nötig ist. Die innere Sonne bringt uns dazu, zu schmunzeln und zu lachen, zu singen und uns auszudrücken.

Ich habe eine sehr enge Verbindung zum Element Feuer. Es hat mir schon so manches Mal geholfen, den letzten Rest eines Musters oder einer Beziehung loszulassen, von der ich wusste, dass sie vorüber war, von der ich mich aber nicht vollständig lösen konnte. Ich saß auf den heiligen Lavafelsen von Big Island, Hawaii. Gleich würde die Sonne untergehen. Ich sah zu, wie das Feuer (die Lava) der Vulkangöttin Pele ins Meer floss. Plötzlich ertönte laut meine Stimme.

Jedes Mal, wenn ich Pele besuche, vermittelt sie mir ganz klare Botschaften. Ich weiß, dass ich sie am besten mit dem Klang meiner Stimme erreiche. Meine Stimme schrie und ich nahm die Energie der Flammen noch stärker wahr. Obwohl ich etwas Abstand zu ihren Ausbrüchen halten musste, war sie mir ganz nah. Sie sprach und sagte mir, wie ich weitermachen konnte. Ich war gekommen, um mir ihre Bestätigung zu holen, dass es richtig war, mich aus einer engen, intimen Beziehung zu lösen. Nachdem ich meine Trauer zum Ausdruck gebracht hatte, stieg aus dem Nichts Wut in mir auf. Ich glaubte, allein auf den Felsen zu sein, und ließ meinem ungezähmten Ausdruck freien Lauf.

Mit einem Mal fühlte ich mich leer. Ein klarer Lichthauch erfüllte mein Herz mit unendlichem Mitgefühl und Liebe zu mir selbst. Ich fühlte mich vollständig gereinigt und geläutert – nicht nur von meiner Beziehung, sondern vom Leben selbst. Pele sprach zu mir: „Mit deinen feurigen, emotionalen Ausbrüchen hast du brennende Lava in fruchtbare Erde verwandelt. Gehe weiterhin in Frieden und sprich mit mir, wann immer du Sicherheit brauchst."

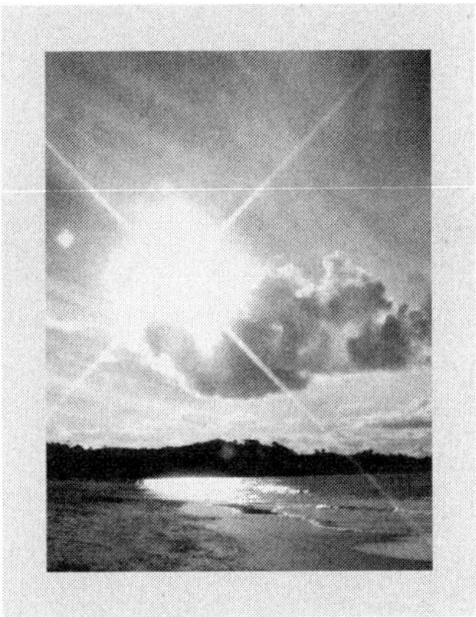

Ihre Stimme war klar und deutlich. Es war eine solche Bestätigung, sie durch mich sprechen zu hören. Ich blieb noch ein paar Stunden in ihrer Gegenwart, ehe ich nach Hause zurückkehrte.

Im Dialog mit dem Feuer

Planen Sie für dieses Ritual nach Möglichkeit eine ganze Nacht ein oder lassen Sie sich mindestens einige Stunden dafür Zeit. Wenn Sie entweder draußen in der Natur oder im Haus in ein Feuer sehen können, kann das den Widerstand gegenüber Veränderungen verringern und alte Muster aufbrechen. In der Nacht ist das Unterbewusstsein am aktivsten, deshalb eignet sie sich hervorragend, um alte Gewohnheiten oder negative Muster „zu verbrennen“ oder sich aus einer Beziehung zu lösen, die Ihnen nicht mehr dient.

Übung

Lauschen Sie dem Geräusch der Flammen und des brennenden Holzes. Lassen Sie sich davon in einen meditativen Zustand versetzen. Hören Sie den unterschiedlichen Phasen des Feuers zu. Feuer kann unterdrückte Gefühle, geistiges Geplapper und Aktivität verstärken. Tönen Sie ... und spüren Sie, wie Sie leer werden!

Dann werden Sie wieder still. Lauschen Sie den Liedern des Feuers aufmerksam und singen Sie intuitiv Ihre eigenen Töne. Geben Sie die Kontrolle auf, lassen Sie los und verbinden Sie Ihren Gesang mit der Feuerenergie und Ihrem Wunsch nach Veränderung. Akzeptieren Sie es, wenn Ihr Ausdruck emotional wird.

Legen Sie in Ihrem Duett mit dem Feuer Pausen ein, wo es angemessen ist. Erfreuen Sie sich einfach an allem, was das Feuer Ihnen bringt. Fahren Sie so lange damit fort, bis Sie das Gefühl haben, dass diese Übung für Sie beendet ist.

Schreiben Sie in den folgenden Nächten Ihre Träume auf.

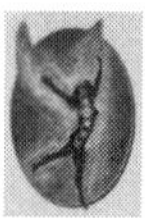

Kollektive Feuerklangheilung

Die kollektive Läuterung mit dem Element Feuer stärkt Ihre innere Flamme, Ihr Immunsystem und Ihr allgemeines Wohlbefinden. Sie verleiht Ihnen große Kraft, Lebensdrang, Selbstwertgefühl und Hoffnung. Sie beseitigt emotionale Blockaden und verhindert, dass Sie in einer Situation stecken bleiben.

Übung

Zünden Sie eine Kerze an und geben Sie sie im Kreis herum. Sprechen Sie im Geiste oder auch laut ein persönliches Gebet, wenn Sie an der

Reihe sind. Stellen Sie sich nun ganz intensiv vor, wie die Strahlen der Sonne alle Menschen durchdringen, ihnen neue Kraft geben und alle Erdbewohner wärmen. Erfreuen Sie sich an diesem ekstatischen Gefühl und feiern Sie, dass die Sonne alles Leben auf Erden mit ihren Strahlen erfüllt.

Bringen Sie das gemeinsam als Klang zum Ausdruck und lassen Sie Ihren Gesang anschwellen, bis ein Höhepunkt erreicht ist. Stellen Sie sich nun vor, dass Sie die Klangheilfrequenzen der Gruppe in allerbester Absicht in einer Kristallschale sammeln. Schicken Sie diese Energie in alle militärischen Waffen auf dieser Erde, in umweltverschmutzende Feuer und schädliche Brände, in die Ozonschicht und das Ozonloch darin. Stellen Sie sich vor, Ihre gemeinsamen Klangfrequenzen wären die stärksten Laserstrahlen der Welt und würden die zerstörerischen Brände auf der Erde mit chirurgischer Präzision löschen. Legen Sie uneingeschränktes Mitgefühl und völlige Entschlossenheit in Ihre Stimme.

Setzen Sie die Klangheilung so lange fort, bis die ganze Gruppe das Gefühl hat, dass die Übung abgeschlossen ist. Kommen Sie langsam wieder zu sich und lauschen Sie Ihrem eigenen Herzen still. Sprechen Sie in der Gruppe über Ihre Gebete und Einsichten. Zeigen Sie der Sonne Ihre ewige Dankbarkeit.

Luft

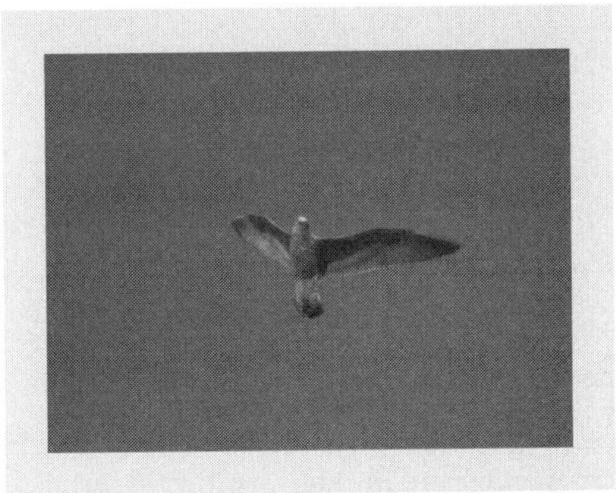

Luft und Wind kennen keine Grenzen. Der Wind kann uns tragen, wohin wir wollen. Wenn wir ein- und ausatmen, erhält die Luft uns am Leben. Ohne sie würden wir sterben. Je sauberer die Luft, desto mehr Prana und Lebenskraft wird uns zuteil. Sie macht es uns möglich, zu singen und zu tönen, denn sie füllt unsere Lungen und dient unserem stimmlichen Ausdruck als Grundlage. Je mehr Atemluft wir aufnehmen können, desto klangvoller wird unsere Stimme. Die Luft ist wie die Welle, auf der die Töne reiten.

Fehlt es am Element Luft, entsteht das Gefühl, dass wir nirgendwo hingehen können, dass es keinen Ausweg gibt. Wir setzen uns und andere ins Unrecht und bleiben in diesem Verhalten stecken. Wir können weder frei atmen noch vertrauen oder vergeben. Wir fürchten den Überfluss des Gebens und Nehmens.

Das Windelement kräftigt unsere Flügel und lässt neue Ideen wachsen. Es verleiht uns den Mut, uns in unserer Sehnsucht nach Freiheit zu neuen Höhen aufzuschwingen. Es verschafft uns einen besseren Überblick über die gesamte Landschaft unseres Lebens.

Die geflügelten Wesen – die Vögel – geben Zeichen, bringen Botschaften und erinnern uns daran, dass auch wir fliegen können. Wir können unsere Flügel, unsere Arme, ausbreiten. Wir können die Liebe berühren und empfangen, wir können mit unseren Visionen und Ideen fliegen und so werden, wie wir uns das wünschen. Nur unsere Vorstellung setzt uns Grenzen. Wir können unsere Stimme in den Himmel emporsteigen und uns vom Großen Geist zum Großen Mysterium führen lassen.

Ich mache meinen täglichen Spaziergang in der Wildnis hinter meinem Heilzentrum und die Naturgeister sind mir recht vertraut. Aber an jenem verheißungsvollen Tag überraschten sie mich. Eine fremdartige Stimme sprach mit dem Wind zu mir: „Du wirst dein Heimatland verlassen, um dich weltweit für den Frieden einzusetzen."

Im selben Augenblick umkreiste mich eine Eule. Die Stimme war mir real genug, um ihr zu folgen. Es dauerte zwar noch einige Monate, bis ich ihre Botschaft vollständig verinnerlicht hatte, aber ich wusste, dass dies die Wahrheit war.

Seither begleiten mich jene Worte. Ohne Unterlass schenken sie mir den Mut und den Glauben, meine Klangheilmethode auf der ganzen Welt zu verbreiten.

Im Dialog mit Luft und Wind

Diese Übung wird Ihnen helfen, besser zu visualisieren und zuzuhören, und sie wird Ihre intuitive Vorstellungskraft fördern. Zudem stärkt Sie Ihre innere Führung. Sie unterstützt Sie darin, weitreichendere Visionen zu finden und den Überblick zu behalten. Festgefahrene Situationen können in Bewegung geraten und Sie hören auf, sich unrecht zu geben oder schlechtzumachen.

Übung

Lassen Sie sich von Wind und Luft zeigen, was ihr Wesen ausmacht. Legen Sie sich an einem von Ihnen gewählten Kraftplatz auf den Boden, an dem Sie einen freien Blick und uneingeschränkten Zugang zum Himmel haben. Lauschen Sie einfach den unterschiedlichen Geräuschen des Windes und lassen Sie sich davon einhüllen. Konzentrieren Sie sich darauf, sich in den Klang des Windes hineinzuversetzen, und lassen Sie seinen Boten zu sich sprechen. Vielleicht hören Sie Stimmen – Vorfahren oder Engel aus anderen Dimensionen. Manchmal macht sich auch die innere Stimme auf eine ganz neue Weise bemerkbar. Unter Umständen ziehen Sie Vögel an, die Ihnen Botschaften bringen. Oder Sie empfangen Bilder, die Ihnen Führung geben und Einsicht in Ihre gegenwärtige Situation vermitteln.

Ganz gleich, auf welchem Wege Sie etwas empfangen: Vertrauen Sie darauf und seien Sie dankbar dafür. Drücken Sie die Erfahrung mit Ihrer Stimme aus, um das Gefühl körperlich nachzuempfinden und die Erkenntnisse zu vertiefen. Schreiben Sie in den folgenden Nächten Ihre Träume auf.

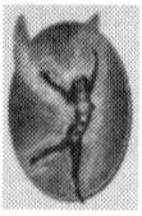

Kollektive Luftklangheilung

Das folgende Ritual fördert und erweitert Ihre transformativen Klangheilfähigkeiten. Es beseitigt einschränkende Überzeugungen und schenkt Ihnen zugleich Glauben und Hoffnung. Irgendwann verschafft es Ihnen Zugang zu anderen Dimensionen.

Übung

Stellen Sie den Energiekreislauf her. Konzentrieren Sie sich auf Ihren Atem und bemühen Sie sich, ihn tief, bewusst und gleichmäßig fließen zu lassen. Verbinden Sie sich über den Atem mit allen Gruppenmitgliedern und sehen Sie einander dabei in die Augen. Gehen Sie erst dann zum nächsten Gruppenmitglied über, wenn eine tiefe Verbindung zu dem Menschen entstanden ist, den Sie gerade ansehen.

Überlegen Sie gemeinsam, mit welchen Tugenden und Eigenschaften Sie die Luft erfüllen möchten. Lassen Sie jeden Teilnehmer eine Eigenschaft oder Tugend nennen, auf die er sich bei der gemeinsamen Luftklangheilung konzentrieren wird. Nehmen Sie sich genug Zeit dafür, damit die Gruppe über jede Eigenschaft nachdenken kann. Strecken Sie die Arme erst zum Himmel und dann zur Seite aus. Bitten Sie Engel und Geistführer, zu Ihnen zu kommen, Sie als stimmlichen Kanal zu benutzen und die kollektive Klangheilung des Planeten zu unterstützen.

Stellen Sie sich vor, wie sich die mit allen genannten Eigenschaften und Tugenden angereicherte Brise in der Luft und dem Äther hinein ausbreitet. Wie sie die Zellen aller Menschen, Pflanzen, Bäume, Tiere und der anderen, für das menschliche Auge unsichtbaren Reiche mit neuer Kraft erfüllt. Führen Sie die Erfahrung zum Höhepunkt. Lassen Sie sich vom Klang überwältigen und erlauben Sie ihm, dass er Ihre tiefsten Empfindungen stärkt.

Visualisieren Sie nun, wie die in der Mitte Ihres Kreises gesammelten Klangfrequenzen über die Luft und den Äther überall dorthin strömen, wo sie gebraucht werden – in Städte, Industriegebiete sowie an Orte mit chemischer und toxischer Verschmutzung aller Art.

Malen Sie sich aus, mit der Gruppenenergie die schwere, vergiftete Luft operativ von allen Molekülen und Teilchen zu reinigen, jegliche Negativität und Missstimmung in der Luft zu beseitigen.

Setzen Sie die Klangheilung so lange wie nötig fort. Seien Sie mutig und tapfer. Seien Sie ein Fels in der Brandung der Gruppenenergie. Wenn die Übung abgeschlossen ist, konzentrieren Sie sich wieder auf Ihren eigenen Energiefluss und nehmen Sie Verbindung mit Ihrem Körper auf. Danken Sie Ihrer Stimme und allen Gruppenmitgliedern. Lauschen Sie still auf Führung.

Tauschen Sie zum Abschluss Gebete und Botschaften aus.

Die Natur ist ein außergewöhnlich guter Ort zum Tönen, da sie uns bedingungslos akzeptiert – die Natur wird Sie hören. In ihr zeigt sich Gott besonders deutlich. Falls Sie in der Stadt leben und einen weiten Weg hinaus in die Natur haben, können Sie sich einen heiligen Ort im nächsten Park suchen, um dort einige der in diesem Kapitel beschriebenen Rituale nachzuvollziehen.

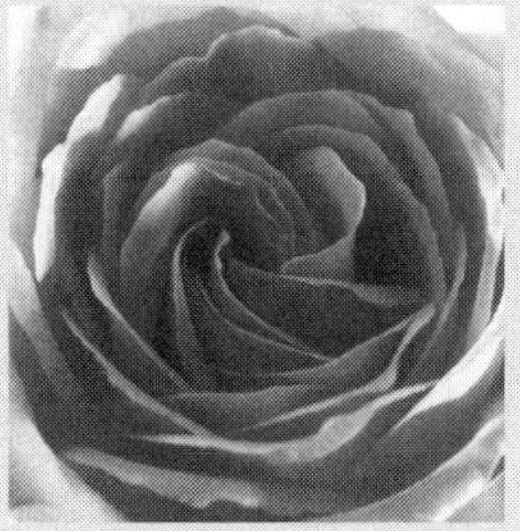

Die Sterne tanzen und ziehen weiter,
und die Bäume und die Vögel und die Meere,
die Sonne und der Mond …
die ganze Natur voll Glückseligkeit, ekstatisch.

Osho

12

Spirituelle Krafttiere

Meine erste praktische Erfahrung mit spirituellen Krafttieren machte ich vor ein paar Jahrzehnten auf der Bühne. Ich trug eine neutrale weiße Maske – eine Möglichkeit, wie man im Theater den Identifikationsprozess verstärken kann. Die neutrale Maske erlaubt es dem Schauspieler, die Impulse aus dem Bauch, nicht aus dem Kopf kommen zu lassen. Ich sollte mich aus dem Stegreif mit einer Schlange identifizieren. Als ich mich über den Boden wand und die Geräusche des Reptils nachmachte, fuhr mit einem Mal ein Schlangengeist in mich und verwandelte mich in etwas, was sich wie eine echte Schlange in einem menschlichen Körper anfühlte. Es war eine außerordentliche Erfahrung.

Da waren so viel Feuer und Erregung, dass meine Bewegungen und Geräusche außer Kontrolle gerieten und wild und ungezähmt wurden. Ich verfiel in Trance. Plötzlich weinte ich. Ich empfand völlige Erleichterung, fühlte mich leer. Mein Körper hatte sich von etwas Schwerem, Altem befreit. Schnell begann ich zu singen, was die Trauer vertrieb. Zurück blieben tiefer Respekt und Dankbarkeit für die Schlangenmedizin, dass sie mir diese fantastische

Erfahrung beschert hatte. Begeistert fing ich an, mich auch mit den anderen spirituellen Krafttieren zu beschäftigen, denen ich mich verbunden fühlte.

Jahre später besuchte ich ein schamanisches Seminar, bei dem wir Geistreisen in die untere Welt unternahmen, um Kontakt zu unseren Krafttieren aufzunehmen. Ich weiß noch, dass ich mich so sehr mit meinen spirituellen Krafttieren identifizierte, dass ich meinte, sie würden in der Erde selbst leben. Noch Wochen nach dem Kurs war die Erde für mich ganz lebendig und voller Schwingung. Danach konnte ich jederzeit das spirituelle Krafttier anrufen, dessen Unterstützung und Weisheit ich gerade benötigte.

Wenn wir ein Krafttier zu einem bestimmten Zweck anrufen oder es beschwören und bitten, uns mit seiner Weisheit und seiner Medizin zur Hilfe zu kommen, beschwören wir im Grunde alle Tiere seiner Art. Nehmen wir an, wir rufen den Büffel. In diesem Fall beschwören wir alle Büffel, die auf der Erde leben, die jemals hier gelebt haben und sich nun in der Geistwelt befinden.

Auf diese Weise beschwören wir den kollektiven Geist. Die Arbeit mit Krafttieren ist starke Medizin und man sollte sie nicht auf die leichte Schulter nehmen. Die Krafttiere sind dazu da, unsere Heilung zu unterstützen – und zwar in dem Maße, in dem wir bereit und willens sind, ihre Hilfe anzunehmen. Indem wir das Krafttier anrufen, mit dem wir arbeiten möchten, zeigen wir, dass wir es ehrlich zu schätzen wissen und uns eine Beziehung zu ihm wünschen, die seine Existenz und seine Weisheit respektiert.

Wir nehmen die Geistführer aus dem Tierreich kaum noch wahr. Dennoch sind sie immer bei uns und warten darauf, dass wir neue Aspekte an uns entdecken und alle lebenden Wesen respektieren. Jedes Krafttier verfügt über eine ganz besondere Weisheit. Sie sind Teil eines Ganzen und jedes von ihnen weist eine einmalige Kombination verschiedener Eigenschaften auf: die reine Medizin der Weisheit.

Die in diesem Kapitel beschriebenen spirituellen Krafttiere haben mir sehr viel Unterstützung und Einsicht geschenkt, als ich sie brauchte. Ich habe mich ihrer Weisheit geöffnet und die folgenden einfachen, aber wirkungsvollen Übungen zusammengestellt. Sie sollen Ihnen als Ausgangspunkt dienen, damit Sie selbst eine Verbindung zur Kraft und Weisheit des Tierreichs herstellen und seinen einzigartigen Botschaften mit einem intuitiven Herzen lauschen können.

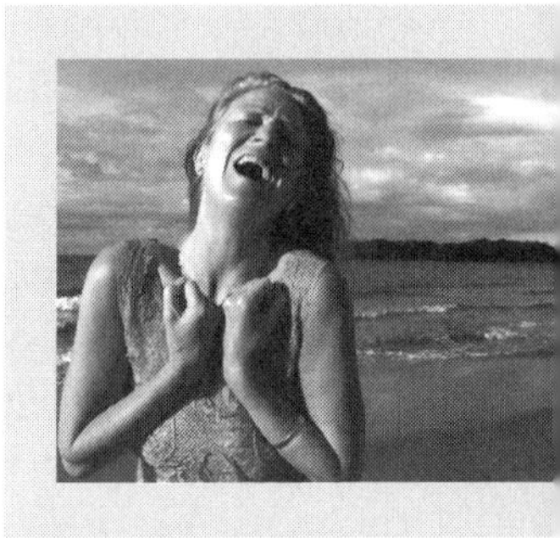

Wählen Sie bei der spirituellen Arbeit ein Tier aus, das genau das verkörpert, was Sie im Augenblick brauchen. Nur so können Sie den vollen Nutzen aus allem ziehen, was es Ihnen zu bieten hat.

Wenn Sie die Kraft eines bestimmten Tieres beschwören, erbitten Sie im Grunde Kontakt und Zugang zu seiner Essenz. Achten Sie darauf, sich ihm demütig und dankbar zu nähern. Jede Kreatur hält eine Lektion, eine Lehre für Sie bereit. Manchmal ähnelt sie den folgenden Beispielen, manchmal weicht sie davon ab. Wichtig ist nur, dass Sie wissen, was Sie zum gegebenen Zeitpunkt brauchen, um sich noch weiter mit dem Großen Geist vereinigen zu können.

Schildkrötenmedizin

Schildkrötenmedizin hilft uns, Kontakt zur Heiligkeit der Erde und der emotionalen Essenz unseres Zuhauses herzustellen. Die Schildkröte ist von einem Schutzpanzer umgeben; wenn wir uns mit ihr identifizieren, schützt uns dieser vor der Negativität oder den Projektionen anderer. Schildkrötenmedizin

- hilft uns, uns tief in uns selbst zu versenken, und ehrt unsere einmalige Verbindung zu Mutter Erde und ihren Rhythmen;

- fordert uns auf, den Fuß vom Gas zu nehmen, wenn wir allzu beschäftigt sind;
- bereitet uns auf die Hinwendung zu neuen Ideen und Visionen vor, die auf uns warten;
- tröstet uns, wenn wir von der Außenwelt enttäuscht wurden und uns heilen und erden müssen;
- erinnert uns stets an die Fülle, die Mutter Erde uns schenkt. Sie führt uns wieder nach Hause, wenn wir zu schnell waren oder uns nicht um unseren Körper gekümmert haben, der ihr Körper ist, der Körper der Erde.

Übung

Knien Sie auf dem Boden, zwischen den Knien ist ein wenig Platz. Beugen Sie sich nach vorn, dehnen Sie den Oberkörper und strecken Sie die Arme vor dem Kopf auf dem Boden aus. Schließen Sie die Augen, legen Sie die Stirn auf den Boden und atmen Sie tief durch. Rufen Sie die Schildkrötenmedizin.

Wiederholen Sie folgende Affirmation zweimal laut: „Ich bin sicher und geschützt. Ich ruhe in der Umarmung des heiligen Schildkrötenpanzers. Ich atme im Takt mit Mutter Erde."

Denken Sie nun an eine Angelegenheit, in der es um Kommunikation und Nähe geht und die schon seit einiger Zeit schwierig für Sie ist. Vielleicht werden Sie missachtet, vernachlässigt oder Sie sind das Opfer einer Projektion. Spüren Sie, wie sich das anfühlt, und spielen Sie mit Klängen, die diese Erfahrung zum Ausdruck bringen. Stellen Sie sich vor, Sie würden die gesamte in diesem Problem enthaltene Negativität an Mutter Erde abgeben. Visualisieren Sie, dass Sie von einem schützenden Schildkrötenpanzer umgeben sind. Das wird Ihnen helfen, sich von Ihrer emotionalen Last zu befreien. Lassen Sie sich sehr viel Zeit und Raum für diese Übung.

Öffnen Sie die Augen, bewegen Sie vorsichtig den Kopf und heben Sie ihn beim Einatmen etwa einen halben Meter vom Boden weg. Lassen Sie beim Ausatmen ein tiefes „A“ erklingen und lassen Sie den Kopf wieder zum Boden sinken. Wiederholen Sie diese Bewegung einige Male und verharren Sie anschließend still auf dem Boden.

Überlegen Sie, was „Überfluss“ in diesem Augenblick für Sie bedeutet. Seien Sie dankbar für das, was Sie bereits haben, denn nur so kann es sich vermehren. Meditieren Sie und lauschen Sie der Führung der Schildkrötenmedizin.

Atmen Sie zum Abschluss tief in den Rhythmus der Erde hinein. Umarmen Sie sich selbst und halten Sie sich so, wie es Ihnen am angenehmsten ist. Danken Sie für das, was Sie bekommen haben.

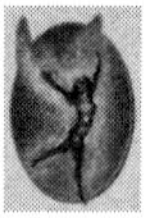

Froschmedizin

Ein Frosch kann in sauberem, klarem Wasser schwimmen oder sich im Schlamm vergraben. Froschmedizin gibt uns den Anstoß, unsere Seele mit Trauer und Tränen zu läutern. Spüren Sie in Ihren Körper hinein und finden Sie heraus, wo Sie der Reinigung bedürfen. Sind Sie gestresst, überlastet, frustriert, ängstlich oder traurig? Wie fühlen Sie sich? Froschmedizin fordert Sie auf, sich mithilfe Ihrer Tränen von allem zu lösen, was nicht höchste Schwingung ist, was Ihnen keine Freude bereitet.

Tränen sind eine wunderbare Medizin und zu manchen Schichten des Unterbewusstseins kann uns nur die Trauer Zugang verschaffen. In tiefem Kummer kann uns unvergleichliche Weisheit zuteil werden. Darum freuen Sie sich über Ihre Tränen – sie machen Platz für neues Leben. Feiern Sie Ihre Wiedergeburt, indem Sie loslassen. Lassen Sie sich von den Klängen der Trauer läutern. Sie wissen ja: Was wir verlieren, kehrt in höherer Form zu uns zurück, wenn wir den Verlust bewusst verarbeiten und verwandeln.

Übung

Gehen Sie in die Hocke, zwischen Ihren Knien ist ein wenig Abstand, beugen Sie sich nach vorn und stützen Sie die Hände auf den Boden.

Beginnen Sie zu quaken ... verändern Sie den Rhythmus und erzeugen Sie lang gezogene, gedehnte Töne. Bewegen Sie den Rücken im Takt.

Rollen Sie sich nun wie ein Kind zusammen und stellen Sie sich vor, dass Sie ein Schlammbad nähmen. Tauchen Sie vollkommen unter. Nun bringen Sie all die Trauer oder Traurigkeit zum Ausdruck, die Sie empfinden. Möglicherweise ist es sinnvoll, den ganzen Körper durchzugehen, um den Bereich zu finden, an dem sich das Problem am stärksten bemerkbar macht, und dann aus dieser Stelle heraus zu Klang entstehen zu lassen. Wenn Sie nur schwer Zugang zu Ihrer Trauer finden, erinnern Sie sich daran, wie Kinder weinen. Experimentieren Sie mit weinerlichen Geräuschen und übertreiben Sie die Laute. Folgen Sie dem Klang. Vertrauen Sie dem, was geschieht, denn Sie sollten wissen, dass Ihnen bestimmte Bereiche Ihres Bewusstseins nur im Zustand der Trauer zugänglich sind.

Wenn Sie das Gefühl haben, dass die Übung bald zu Ende ist, visualisieren Sie einen heftigen Regenguss, der Ihren ganzen Körper reinwäscht.

Nehmen Sie eine bequeme Haltung ein, meditieren Sie und verarbeiten Sie die Erfahrung. Seien Sie dankbar für das, was Sie erfahren haben.

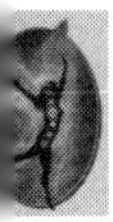

Dachsmedizin

Der Dachs ist ein wilder, furchtloser Kämpfer. Dachsmedizin versetzt uns in die Lage, Ersehntes aggressiv und durchsetzungsstark zu erkämpfen. Sie bringt uns dazu, unsere Gefühle zu zeigen – ganz gleich, was wir dafür tun müssen oder welche Konsequenzen das haben kann. Dachsmedizin hilft, beharrlich zu sein, nicht aufzugeben und eine Arbeit zu Ende zu bringen. Rufen Sie den Dachs, wenn Sie ein wenig von seinem unbezwingbaren Mut, seinem Kampfgeist und seiner unerschütterlichen Hartnäckigkeit brauchen. Hören Sie auf, untätig herumzusitzen und so zu tun, als sei alles in Ordnung, wenn dem nicht so ist. Räumen Sie alles aus dem Weg, was Sie im Augenblick nicht weiterbringt, damit Ihre wahre Schöpfung zum Vorschein kommen kann.

Reißen Sie es mit Stumpf und Stiel heraus und machen Sie sich daran, Ihre Aufgabe hier auf Erden zu erfüllen. Warten Sie nicht, zögern Sie nicht, handeln Sie *jetzt*! Rufen Sie den Dachs.

Übung

Beschwören Sie die Dachsmedizin. Stellen Sie sich hin, die Füße sind einen halben Meter voneinander entfernt, die Knie leicht gebeugt. Heben Sie die Arme über den Kopf und legen Sie die Handflächen aneinander oder verschränken Sie die Finger. Lassen Sie die Hände nun kräftig und aggressiv nach unten zum Boden hin schwingen und verkünden Sie laut: „Ich zerschneide meine Illusionen."

Wiederholen Sie die Bewegung und die Worte, verändern Sie den Tonfall und damit auch die Intensität Ihrer Absicht. Lauschen Sie anschließend in sich hinein.

Bleiben Sie still stehen. Drücken Sie das, was die folgenden Fragen in Ihnen auslösen, klanglich aus: „Was in meinem Leben ist Illusion? Wo bin ich gefangen? Was dient mir nicht mehr? Wo fehlt es mir an Tatkraft und Glauben? Wo belüge ich mich selbst?"

Stellen Sie sich vor, all dies mitsamt der Wurzel auszureißen und zu verbrennen. Tönen Sie mit Leidenschaft und sehen Sie das Geschehen vor sich. Gehen Sie ganz in die Übung hinein.

Wenn Sie sie beendet haben, gehen Sie mit forschem Schritt im Wald spazieren. Seien Sie fest entschlossen und konzentriert und gehen Sie davon aus, dass Sie schon erfahren werden, wie Sie mit der aktuellen Situation umgehen und was Sie als Nächstes tun sollen.

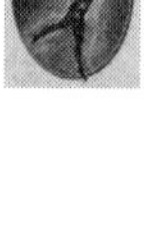

Schlangenmedizin

Bei der Schlangenmedizin geht es um Wandel: Sie berührt unser gesamtes Wesen, damit wir die giftigen Schlangenbisse, die wir im Laufe des Lebens erlitten haben, beseitigen und auf allen Ebenen neues Leben zum Vorschein bringen können. Die Schlangenmedizin zeigt uns, wie man alte Gewohnheiten und Einstellungen ablegt, die nicht mehr dienlich sind. Sie hilft uns, mehr im Körper gegenwärtig zu sein und das wahre Ich unter der Oberfläche zu enthüllen. Die Schlangenmedizin beschwört die Kraft der Weisheit und das Feuer der Schöpfung. Sie ist die Einheit aus Yin und Yang und lässt die Kundalini-Energie, die am unteren Ende unserer Wirbelsäule liegt, aufsteigen. Wenn wir das Feuer des Wandels meistern, kann sich die schöpferische Kraft auf eine höhere Ebene begeben und uns zu schöpferischem Erschaffen, Herrschaft und einem gemeinsamen Gestalten mit dem Großen Geist hinführen.

Übung

Nehmen Sie die aufrechte Haltung einer „stehenden" Schlange ein und legen Sie die Hände über dem Kopf zusammen. Bewegen Sie die Hüften, als wären Sie eine sich windende Schlange, und spüren Sie ihre geschmeidige Haut. Beschwören Sie die Schlangenmedizin und geben Sie Schlangenlaute von sich.

Tasten Sie Ihren Körper mithilfe des Klangs ab, um festzustellen, wo Sie sich an alte Gewohnheiten oder ungesunde Einstellungen klammern. Stellen Sie über die Töne einen intensiveren Kontakt zu dem Gift in Ihrem Körper her und versuchen Sie, die Frequenzen so gut wie möglich zu treffen. Stellen Sie sich nun vor, wie Sie das Gift aus Ihrem Körper herausziehen. Lassen Sie die Veränderung zu. Versuchen Sie nicht, den Vorgang zu verstehen oder zu analysieren. Überlassen Sie dem Klang die Führung, hören Sie zu und lassen Sie los.

Schmecken Sie die negative Energie, von der Sie sich gerade befreien, auf der Zunge. Stellen Sie sich vor, dass Sie sie bereits verdaut haben. Nehmen Sie ihren Geschmack im Mund und auf der Zunge übertrieben stark wahr. Strecken Sie die Zunge weit heraus und konzentrieren Sie sich darauf, wie das Gift aus der Zungenspitze herausfließt. Streifen Sie Ihre „alte Haut" ganz ab.

Wenn Sie das Gefühl haben, dass Sie die Übung beenden wollen, werden Sie still und meditieren Sie über den Wandel. Bedanken Sie sich.

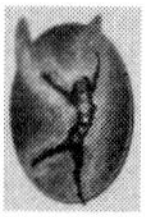

Büffelmedizin

Die Büffelmedizin steht für unsere Fähigkeit, beten zu können und erhört zu werden, damit wir mit dem ganzen Sein Gottes Gegenwart in uns erkennen und auch alle anderen Menschen im Überfluss leben können. Nur wenn wir demütig sind und für das dankbar sind, was wir haben, können wir uns aufschwingen. Nur wenn wir auf ausnahmslos allen Ebenen unseres Lebens loslassen, was wir nicht unbedingt brauchen, werden wir wissen, worum wir wirklich bitten sollen. Büffelmedizin lehrt uns, für das höchste Wohl aller Menschen zu beten, unser Ego zu überlisten und die Fülle des Lebens sowie die allumfassenden Gaben anzunehmen und zu empfangen, die der Große Geist für uns bereithält.

Übung

Nehmen Sie eine Meditationshaltung ein: Setzen Sie sich in den Schneidersitz, die Handflächen zeigen nach oben, die Schultern sind entspannt, die Wirbelsäule ist aufrecht und gerade. Rufen Sie die Büffelmedizin.

Stellen Sie sich Fragen, die um das Thema „Dankbarkeit“ kreisen, zum Beispiel: „Wofür bin ich in meinem Leben dankbar? Wem bin ich dankbar? Was macht mich in diesem Augenblick dankbar?“ Singen und tönen Sie Ihre Dankbarkeit hinaus, geben Sie ihr stimmlich Ausdruck. Entspannen Sie sich und feiern Sie. Vergewissern Sie sich, dass Ihre Dankbarkeit jede einzelne Zelle Ihres Körpers sowie alle Bereiche Ihres Lebens einschließt.

Fragen Sie Ihr Herz: „In welcher Angelegenheit möchte ich den Großen Geist um Hilfe bitten? Was wünsche ich mir wirklich?“ Nehmen Sie Kontakt zu allen Aspekten Ihres Seins auf und lassen Sie auch die mit Angst behafteten Bereiche nicht außen vor.

Wenn Sie sich persönlich erfüllt fühlen, dehnen Sie Ihre Gebete auf einzelne Menschen aus, mit denen Sie verbunden sind und die Ihnen am Herzen liegen. Sie können auch für bestimmte Landstriche auf der Erde beten, die der Heilung und des Friedens bedürfen. Beten Sie für Staaten und für alle Wesen. Wenn Sie Ihre Gebete laut singen, kommen Sie dem Großen Geist nahe – obwohl Gott natürlich allgegenwärtig ist und Ihre Gebete bereits kennt, ehe sie gesprochen werden. Es ist eine herrliche Erfahrung, die eigenen Gebete zu singen. Es lässt Sie das, wofür Sie beten, noch tiefer empfinden (siehe Seite 218).

Vertrauen Sie darauf, dass all Ihre Gebete den Empfänger erreichen und erhört werden. Verbrennen Sie Weihrauch oder Salbei, damit der Rauch die heiligen Wünsche Ihres offenen Herzens durchdringen kann, und schicken Sie Ihre Gebete mit ihm in den Äther hinaus. Bitten Sie demütig und ohne Erwartungen.

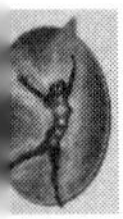

Ottermedizin

Der Otter ist ein geschmeidiges, anmutiges Krafttier, das sowohl im Wasser als auch auf dem Land zu Hause ist. Er ist wirklich sehr abenteuerlustig, verspielt, lustig, neugierig, entspannt und unschuldig. Der Otter ist ein großartiger Lehrer und hilft uns, so verspielt zu werden wie ein Kind und uns nicht vom Ernst des Lebens einfangen zu lassen. Die Ottermedizin verkörpert das weibliche Prinzip, ohne Vorbehalte oder Eifersucht Liebe zu geben und zu empfangen. Sie fordert uns auf, einen genaueren Blick auf das zu werfen, was wir unter bedingungsloser Liebe verstehen und in welchen Bereichen unseres Lebens wir uns darin üben können. Ottermedizin hilft uns, praktische Angelegenheiten schnell und effizient zu erledigen. Haben Sie Vertrauen und verkörpern Sie den fließenden Strom des Lebens.

Übung

Beschwören Sie die Ottermedizin. Knien Sie sich nach Osten gewandt auf den Boden und bewegen Sie langsam und bedächtig den Kopf hin und her. Lächeln Sie dabei. Wenden Sie sich nun nach Westen und wiederholen Sie die Bewegungen. Erfüllen Sie Ihr Herz mit dem offenen „O" und der Farbe Grün.

Stellen Sie sich vor, wie Sie anmutig ins Wasser tauchen und ungehindert, ungebremst und mühelos darin dahingleiten. Spüren Sie, wie sich das anfühlt, und genießen Sie es. Lassen Sie zu, dass die Ottermedizin Ihr verspieltes, unschuldiges inneres Kind zum Vorschein kommen lässt, und machen Sie ulkige Geräusche, die Sie zum Lachen bringen. Spüren Sie Ihre Verspieltheit und Ihre Unschuld. Wie weit wollen Sie gehen?

Wenn Sie bereit sind, ans Ufer zurückzukehren, konzentrieren Sie sich wieder auf Ihren Körper, der immer noch auf dem Boden kniet. Überlegen Sie, was Sie gern tun würden, während Sie sich in bedingungsloser Liebe üben. Seien Sie so kreativ wie möglich. Überraschen Sie Ihre Freunde und sich selbst. Setzen Sie das Vorhaben mühelos und spielerisch um.

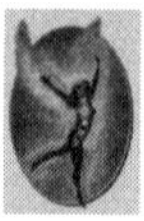

Delfinmedizin

Delfine sind hoch entwickelte, fühlende Wesen. Sie kommunizieren mit einer reinen Freude und Freiheit, auf die wir Menschen nur von Zeit zu Zeit einen Blick erhaschen. Sie fordern uns zum Spielen und zum Lachen auf. Die Menschenfreundlichkeit der Delfine ist legendär und in der Begegnung mit ihnen können wir große Einsichten, tiefe Heilung und wahre Kommunikation erfahren.

Der Delfin hat eine beruhigende, liebevolle Ausstrahlung; er akzeptiert bedingungslos. Delfinmedizin ruft uns in jede Zelle unseres Körpers. Sie zeigt uns, wie wir uns an unsere ganz persönliche und einmalige Klangsprache erinnern und erkennen können, dass wir mit dem Großen Geist verbunden sind und Zugang zu wahrer Freude haben. Sie schenkt uns den Mut, uns zusammenzutun und unseren Egoismus aufzugeben. Delfine sind Gemeinschaftswesen und fordern uns auf, uns unseren Artgenossen anzuschließen.

Übung

Rufen Sie die Delfinmedizin. Sie stehen an Land oder (noch besser) im Wasser aufrecht und stellen sich vor, ein Delfin zu sein. Gehen Sie leicht in die Knie und machen Sie eine Wellenbewegung, die in den Füßen beginnt und durch die Beine in die Wirbelsäule, die Hüften und den Oberkörper bis zum Kopf fließt. Wenn die Bewegung zu Ende ist, lassen Sie den Kopf leicht in den Nacken fallen. Setzen Sie die Bewegungen Ihres Körpers mit den Armen fort.

Die Bewegung ist geschmeidig und fließend. Üben Sie immer weiter und ahmen Sie nun auch Delfinlaute nach. (Zur Inspiration können Sie eine CD mit Delfingesängen einlegen.) Gehen Sie mit der Stimme so hoch, wie Sie können, und lassen Sie Ihre Laute dann in Gelächter übergehen. Werden Sie ekstatisch, während Sie sich immer weniger ernst nehmen und sich gestatten, ganz zu sein.

Stellen Sie sich nun vor, mit den Delfinen zu schwimmen, die mit Ihnen spielen und sich mit Ihnen austauschen. Versuchen Sie, bis Sie Ihre ganz persönliche Klangsprache finden. Analysieren Sie nicht und versuchen Sie nicht zu verstehen, was gerade geschieht. Entspannen Sie sich, spielen Sie und haben Sie Spaß.

Wenn diese Übung für Sie beendet ist, lauschen Sie still den Botschaften der Delfine. Glauben Sie das, was Sie hören, und setzen Sie es in die Tat um. Bedanken Sie sich voller Achtung und Respekt dafür, dass es diese intelligenten Meeresgeschöpfe gibt – sie sind hier, um der Menschheit wichtige Lektionen zu vermitteln.

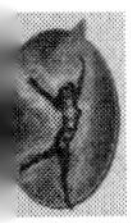

Walmedizin

Wal ... Von den gewaltigen Ozeanen,
Du hast alles gesehen.
In deinem Rufe schwingen
Geheimnisse alter Jahrhunderte.
Lehre mich, deine Worte zu hören

Und die Spuren der Geschichte zu verstehen
Vom Beginn unserer Welt.

Jamie Sams und David Carson[7]

Der Wal hat von allen Arten das größte Gehirn. Sein Gesang ist komplex, enthält einzigartige Frequenzen und hilft uns, Zugang zum eigenen Zellgedächtnis zu finden und uns an Klänge zu erinnern, die uns zu unseren Wurzeln und Ursprüngen zurückführen. Zudem trägt die Walmedizin dazu bei, wichtige Zellerinnerungen zu wecken und loszulassen, damit wir wieder zur Essenz unserer DNS zurückfinden. Diese geben uns das Gefühl, „zu Hause" zu sein.

Die Walmedizin ist bei jeder Art von Klangarbeit ein guter Führer. Sie lehrt uns, unsere ganz eigenen Lieder und Töne zu finden, in unserem Rufen und Weinen gehört zu werden, ehrlich zu kommunizieren und den Planeten Erde mit Klangfrequenzen zu heilen. Die Arbeit mit der Walmedizin kann Sie auch dabei unterstützen, sich erfolgreich an vermeintlich schwierige Situationen anzupassen. Sie bewirkt in der Tat eine tiefe Heilung.

Übung

Beschwören Sie die Walmedizin. Stellen Sie sich vor, ein Wal zu sein – das größte Geschöpf auf Erden, lang und schwer.

Ahmen Sie die Laute der Wale nach – ein uraltes, tiefes Stöhnen, das so ganz anders ist als alles, was Sie je gehört haben. (Hören Sie sich Aufnahmen von Walen an, wenn Sie mit ihren Gesängen nicht vertraut sind.) Fahren Sie so lange fort, bis Sie spüren, dass Sie den Geist der Wale geweckt haben. Bitten Sie die Walmedizin, Ihnen Zugang zu tieferen Schichten des Loslassens und der Verbundenheit zu ermöglichen. Vielleicht stellen Sie fest, dass Sie Laute von sich geben, die Sie noch niemals zuvor vernommen haben. Lassen Sie sich von der Walmedizin leiten und seien Sie dankbar für alles, was Sie bekommen.

Tönen Sie weiter und lassen Sie die von Ihnen erzeugten Laute allmählich in Walgesänge übergehen.

Denken Sie still über die Einsichten nach, die Ihnen die Walmedizin zuteil werden ließ. Vertrauen Sie auf das, was Sie hören. Erweisen Sie diesen intelligenten, mächtigen Geschöpfen auch in Zukunft Ehre und Respekt und nehmen Sie häufig mit ihrer Medizin Kontakt auf. Danken Sie aus den Tiefen Ihres Seins.

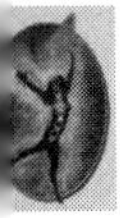

Schmetterlingsmedizin

Der Schmetterling schenkt uns die Essenz eines Wandels, der von der Kraft eines konzentrierten Geistes herbeigeführt wird. Er fliegt mit seinen bunten Flügeln durch die Luft und zeigt uns, was Schönheit ist. So hilft er uns, unsere Visionen und Vorstellungen zu verwirklichen, und geleitet uns sicher durch alle Etappen. Die Idee oder das Projekt werden vom Embryonal- über das Raupen- zum Puppenstadium weiterentwickelt, bis sie mit Flügeln in die Welt hineingeboren werden und fliegen können.

Der Schmetterling gibt uns den Mut, an unsere Ideen und Inspirationen zu glauben und sie in die Welt hinauszutragen. Mit seinen zarten Flügeln und seinem tänzelnden Flug lehrt er uns auch, leicht und beweglich zu bleiben und blitzschnell die Richtung zu wechseln, falls die Situation es erfordert. Wer flöge nicht gern wie ein Schmetterling? Schätzen Sie all die Stadien und Veränderungen, die Sie durchlaufen, während Sie eine neue Idee, eine Vision oder ein Projekt verwirklichen, und beschwören Sie die Schmetterlingsmedizin, damit Ihnen Erfolg beschieden ist.

Übung

Knien Sie mit leicht gespreizten Beinen auf dem Boden, zwischen den Beinen ist etwas Abstand, beugen Sie sich nach vorn und lassen Sie Ihren Kopf zum Boden sinken. Legen Sie die Hände oben auf den Kopf. Beschwören Sie die heilige Energie der Schmetterlingsmedizin. Stellen Sie sich vor, dass Ihr Körper nacheinander von den Farben des Regenbogens (Rot, Orange, Gelb, Grün, Blau, Indigo und Violett) gesegnet wird und Sie danach gereinigt sind.

Geben Sie den Klängen der einzelnen Farben intuitiv Ausdruck und lassen Sie die Klänge in Ihren Körper hineinfließen, während Sie folgende Bewegung machen: Rollen Sie sich langsam und anmutig auf, bis Sie aufrecht sitzen. Der Brustkorb ist offen, der Kopf aufrecht und die Arme sind seitlich ausgestreckt.

Spüren Sie diese Offenheit ganz deutlich und achten Sie auf weitere körperliche Empfindungen. Stellen Sie sich nun langsam auf Ihre beiden Füße, zwischen denen ein wenig Platz ist, die Arme sind waagerecht ausgestreckt, die Handflächen zeigen nach oben. Spüren Sie, was in Ihrem Körper vorgeht. Kehren Sie nun langsam zuerst in die sitzende Position zurück und legen Sie anschließend den Kopf wieder auf dem Boden ab. Wiederholen Sie diesen Bewegungsablauf vom verschlossenen zum offenen Körper und umgekehrt insgesamt siebenmal mit den sieben Farben und ihren Klängen.

Bleiben Sie zusammengerollt und beschäftigen Sie sich meditativ mit einer Idee, über die Sie nachdenken und die Sie voranbringen möchten. Prüfen Sie, in welcher Phase Sie sich befinden. Haben Sie das Ei-, das Raupen-, das Puppen- oder das Stadium des Schlüpfens erreicht? Respektieren Sie die Phase, in der Sie sich befinden, und fragen Sie: „Was muss ich tun, um zum nächsten Stadium überzugehen?"

Lassen Sie sich von Ihren Klängen und Ihrer Absicht in die nächste Phase geleiten und bei dieser gewaltigen Veränderung unterstützen. Der vollkommene Ton wird Sie umso besser führen, je mehr Sie loslassen. Lassen Sie sich Zeit und geben Sie sich Raum. Lauschen Sie auf Einsichten und Führung und hören Sie nicht auf, den Vorgang klanglich zu begleiten. Wenn das Stadium des Schlüpfens erreicht ist, lassen Sie sich von den Klängen zeigen, wie es ist, zu fliegen, willkommen geheißen und für das Projekt oder die Idee belohnt zu werden, an der Sie gerade arbeiten. Lassen Sie sich vom Klang den Weg in diese neuen Höhen weisen und fliegen Sie mit ihm.

Erden Sie sich zum Abschluss schweigend. Hören Sie zu und nehmen Sie auf. Danken Sie.

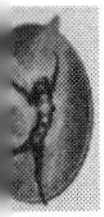

Rabenmedizin

Der Rabe bringt uns die Medizin der Magie – geheimnisvoll wie der Mond. Er schenkt uns den Mut, uns ins Ungewisse, in die große Leerheit vor der Geburt aller Dinge hineinzuwagen. Die Farbe des Raben ist Schwarz und sie trägt das Geheimnis aller anderen Schattierungen in sich.

Glauben Sie an die Magie und an die Wunder, die gleich um die Ecke auf Sie warten. Versuchen Sie, weder zu analysieren noch zu verstehen. Durchschreiten Sie die offene Leerheit der Schöpfung. Beschwören Sie die Rabenmedizin und damit die heroischen Kräfte des Mysteriums, der Magie und des Wandels. Rufen Sie sie und Sie werden den Schatten und das Rätselhafte der Schöpfung erfahren.

Übung

Begeben Sie sich an einen Kraftplatz draußen in der Natur, an dem Sie sich wohl fühlen. Lauschen Sie den Elementen und verschmelzen Sie mit ihnen. Rufen Sie die Rabenmedizin und geben Sie die Laute von sich, die Ihnen dabei in den Sinn kommen. Entscheiden Sie, wo Ihrem Leben ein wenig Zauber guttun könnte. Formulieren Sie Ihre Bitte klar und deutlich. Vertiefen Sie die Meditation, indem Sie der Rabenmedizin weiter klanglich Ausdruck verleihen.

Halten Sie nach einer Weile inne und betreten Sie den leeren Raum. Ruhen Sie in der Dunkelheit, die alles umfasst, in der aber noch nichts geboren ist. Verweilen Sie so lange darin, wie Ihre Intuition es Ihnen signalisiert. Je mehr Sie bereit sind, sich dem göttlichen Willen hinzugeben, desto mehr werden Sie von der Rabenmedizin erfahren, was Sie nicht wissen können, woran Sie aber glauben müssen.

Wenn Sie das Gefühl haben, dass diese Übung für Sie beendet ist, machen Sie schweigend einen Spaziergang und besinnen Sie sich dabei auf Ihren Seelenfrieden. Vertrauen Sie darauf, dass sich das Gewünschte einstellen wird, so wie es dem göttlichen Zeitplan entspricht. Danken Sie.

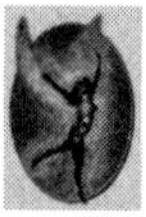

Adlermedizin

Der Adler kennt wahre Freiheit. Er gibt uns einen umfassenderen Überblick als alle anderen Tiere und ermöglicht es uns, uns durch die Wolken und den Nebel emporzuschwingen und die gesamte Landschaft unseres Lebens aus einer göttlich erhöhten Perspektive zu sehen. Mühelos überwindet er alle Grenzen. Er hat den Mut, in den höchsten Höhen eines veränderten Bewusstseins zu schweben, von denen andere nur zu träumen wagen.

Heilen Sie Ihre gebrochenen Flügel, indem Sie alle Ängste hinter sich lassen, sich lieben und die Chance nutzen, wie ein Adler fliegen zu lernen. Die Adlermedizin hilft stets den Überblick zu behalten und jede Situation zu durchschauen, egal wie düster, chaotisch oder festgefahren sie auch sein mag. Seien Sie wild und majestätisch und beanspruchen Sie Ihr Recht, den Adler zu rufen, wenn Sie bereit dazu sind.

Übung

Stehen Sie aufrecht, zwischen den Füßen ist etwas Abstand, die Arme und Hände sind zur Decke gestreckt, zwischen den Händen ist ungefähr ein Meter Platz. Singen Sie ein schrilles, hohes „I“, um die Adlermedizin zu beschwören. Nehmen Sie nun Kontakt zu Ihrem Kehlkopfchakra auf und versenken Sie sich tief in die ungeklärte Beziehung, die Ihnen dabei in den Sinn kommt. Lösen Sie sich durch das Tönen davon. Werden Sie ruhig emotional, falls das nötig ist. Lassen Sie die Energie bewusst aus Ihren Armen und Händen strömen.

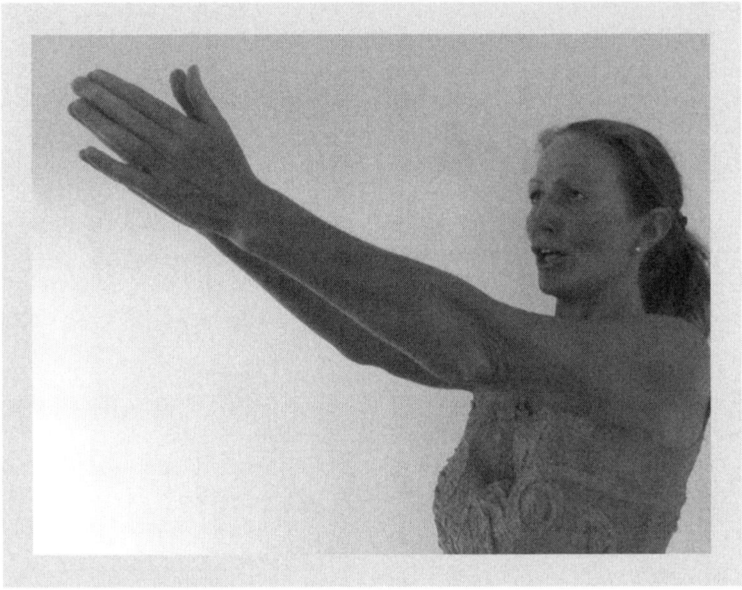

Wenn Sie damit fertig sind, legen Sie die Hände aneinander, zeigen Sie zur Sonne und schweben Sie mit Ihrem klanglichen Ausdruck von Wahrheit und Freiheit durch die Lüfte. Senden Sie die Energie mit Ihren Händen dem Großen Geist, aber auch besonderen Menschen und Landstrichen auf diesem Planeten. Arbeiten Sie konzentriert und entschlossen. Stellen Sie sich vor, dass Ihre Töne wie Laserstrahlen sind, und singen Sie ein geschlossenes „U", das aus Ihrem Stirnchakra kommt. Erheben Sie sich über alle körperlichen, emotionalen oder geistigen Grenzen und Einschränkungen. Üben Sie sich in telepathischer Klangheilung (siehe Seite 240) und machen Sie sich die Kraft des Großen Geistes zu eigen, die Sie durchströmt. Danken Sie der Adlermedizin.

Lauschen Sie schweigend. Überlegen Sie, wo und wie Sie das neu gewonnene Bewusstsein, die Macht und die Freiheit nutzen können.

13

Rituale und Ausdrucksmöglichkeiten

Klänge sind ein wichtiger Bestandteil der meisten Schwitzhüttenzeremonien. Traditionell werden sie in Form von Gesängen und Gebeten eingesetzt. Wenn ich bei einem solchen Ritual mit Klängen und einigen von Karina Scheldes Übungen arbeite, sind die Veränderungen besonders groß.

Es folgt der Bericht einer sehr kraftvollen Schwitzhüttenzeremonie, die ich geleitet habe:

Eines Abends versammelte sich eine Gruppe von Frauen aus vielen Traditionen und drei Generationen bei mir zu Hause in der Sierra Nevada, um eine Regenbogenhütte in der Tradition der Diné (Navajo) zu bauen. Wir krümmten die Äste in der Form sich kreuzender Regenbogen und bereiteten den Boden mit frisch gesammelten Kräutern vor. In dieser Gegend tummelten sich häufig Bären, Pumas, Rotwild und Truthähne – besonders während und nach einer Schwitzhüttenzeremonie. Dieses Ritual sollte für alle etwas Besonderes werden.

In der ersten Runde stellten sich die Frauen vor, nannten ihr Anliegen und sprachen entweder im Stillen mit dem Großen Geist oder ließen die Gruppe an ihren Gedanken teilhaben. In der zweiten Runde ehrten wir unsere Brüder, die Tiere. Gemeinsam ahmten die Frauen Tierlaute nach. Das half, die Geister verschiedener Arten herbeizurufen, sodass es sich anfühlte, als seien sie tatsächlich bei uns. Von draußen drangen die Rufe anderer Tiere in die Hütte, die hier in der Gegend lebten und sich zu uns gesellten. In der dritten Runde waren wir bereit, die innersten Klänge unserer Seele, unsere Gefühle, unsere Wünsche, unsere Trauer, unsere Enttäuschungen und unsere Dankbarkeit zu offenbaren. Alle Frauen gaben Laute von sich, die zu einem Crescendo anschwollen, das uns verwandelte und die ganze Gruppe reinigte und erneuerte.

Eine Frau und ihre Tochter hatten vor Kurzem einen geliebten Menschen verloren. Die Gruppenmitglieder wurden Zeuginnen ihres Prozesses der Trauer und der Lösung und begleiteten sie dabei. In der vierten und letzten Runde schenkten wir uns liebevolle und beruhigende Klänge, die unser Sein heilten und erfrischten. Wir beschlossen die letzte Runde damit, dass jede Frau von ihren Erfahrungen in der Hütte berichtete und Mutter Erde ein Dankeslied sang. Wir hatten uns mittags zum Bau der Schwitzhütte versammelt und sie um 19.00 Uhr betreten. Wir dachten, es würde zwei oder drei Stunden dauern. Doch wir waren so in die Klänge und den Austausch vertieft, dass sich die Zeremonie bis 1.00 Uhr nachts hinzog. Wir hatten keine Ahnung davon, dass inzwischen sechs Stunden vergangen waren. Zu dieser späten Stunde waren wir von der Schwitzhüttenzeremonie so erfrischt, dass wir noch zusammenblieben, uns an der Gesellschaft freuten und gemeinsam aßen, was wir mitgebracht hatten. Es war für alle ein unvergessliches Erlebnis.

Cathrine Stovall

Jeder Mensch hat die tiefe Sehnsucht, Teil von etwas zu sein, was größer ist als er selbst. Indem wir Rituale erschaffen, können wir diese Sehnsucht stillen. Eine Zeremonie ist ein heiliger Raum, in dem sich die Energien verschiedener Teile konzentrieren. Sie kann in einen Übergangsritus, eine bewusste Veränderungsentscheidung münden. Sie stärkt den Kontakt zum Großen Geist sowie die Verbundenheit aller Anwesenden. Ein Ritual ist ein sicherer Ort, an dem man sein kann, wie man ist, und das beschwört, was größer ist als der eigene banale Alltag und das eigene Tun. Ein Ritual ist

- eine erhebende Erfahrung, die ein heiliges Umfeld erzeugt und so das Gewahrsein erhöht;
- stets ein Sprung ins Ungewisse, ins Unterbewusste – ganz gleich, wie viele Male es bereits vollzogen wurde –, es führt uns über den linearen Zeitrahmen hinaus und in die natürliche Zeit zwischen den Dimensionen hinein;
- ein Konzentrieren und ehrfurchtsvolles Freisetzen von Energien in einem sicheren, geschützten Raum;
- ein Weckruf, der uns auffordert, unsere Alltagsgewohnheiten abzulegen und einen geweihten, heiligen Raum zu betreten;
- ein von der Quelle gelenkter Ausdruck.

Das Ritual als Lebensform

Viele indigene Kulturen nutzen regelmäßig Rituale, wozu auch der Klang zählt, um immer wieder neue Abschnitte im Leben einzuläuten und es zu verändern. Sie tun dies seit Anbeginn der Zeit. Ich fahre oft auf die wunderschöne Insel Bali, wo eine ganze Kultur auf täglichen Zeremonien und Ritualen basiert. Es hat den Anschein, als sei Stress bei den Menschen dort unbekannt. In ihren Herzen ist stets Zeit und Raum für rituelle Gesänge und Tänze und dafür, dass sie ihre Verbindung zur Quelle stärken.

Rituale und Zeremonien verhindern, dass sich die Herzen der Balinesen verschließen, stattdessen fließen sie von Liebe und Hingabe über. Diese Energie lässt sich nur schwer beschreiben und ist mir in diesem Maße in keiner anderen Kultur begegnet. Für die Balinesen ist der Klang ein heiliges Werkzeug, mit dem sie die verschiedenen Welten verknüpfen und sich eine starke Bindung an ihre Familie, ihre Vorfahren und die Quelle bewahren. Jede Familie singt täglich Gebete und vollzieht Rituale, bei denen den Vorfahren wunderschöne Naturalienopfer wie Blumen oder Lebensmittel dargebracht werden. Wir können so viel von der balinesischen Kultur und ihrer einmaligen, heiligen, ritualistischen Lebensart lernen.

Wir im Westen sind aufgefordert, die Rituale wiederzuentdecken, um unseren Kontakt zur Quelle und den heiligen Aspekten des Alltags – des ganzen Lebens – zu stärken. Vor langer Zeit, als wir noch nicht so sehr unter Zeitdruck und Stress standen wie heute, bestand unser Leben aus Ritualen. Wir lebten in Stammesverbänden und setzten die Kräfte der Gemeinschaft, der Natur und des Geistes dazu ein, unsere Existenzgrundlage zu schützen und zu stärken.

Heute wird unser Leben in erster Linie von unseren Gewohnheiten geformt. Schnell wird alles automatisch und zur Routine und wir vergessen, statt uns zu erinnern. Der moderne Lebensrhythmus hat das Ziel, alles schnell und effizient zu erledigen. Wenn wir unserem alltäglichen Tun mehr Beachtung schenken, indem wir ihm Bedeutung und Sinn verleihen und uns unsere Gewohnheiten und Routinen bewusst machen, ist bereits der erste Schritt zu einem Ritual getan. Diese bewusste Entscheidung kann einen Wandel unserer Lebensgewohnheiten herbeiführen.

Ein Beispiel für ein Alltagsritual kann es sein, das Essen zu genießen. Eine Mahlzeit kann dadurch zum Ritual werden, dass wir sie mit heiligen Klängen eröffnen und unsere Nahrung segnen, um ihr und ihrem Ursprung Respekt zu erweisen. Das kann uns helfen, dem Essen, das wir in den Mund stecken, ebenso viel Beachtung zu schenken wie der Unterhaltung am Tisch.

Wahrhaft heilig wird ein Mahl mit einem Partner oder einem guten Freund, wenn man einander im Rahmen einer heiligen Zeremonie füttert. Dabei lernt man seine Nahrung auf eine völlig neue Art und Weise schätzen. Man erkennt, dass man gewöhnlich zu viel und zu schnell isst, nimmt ganz automatisch alle Bewegungen und Geräusche bewusst wahr, was es zu einer ganz besonderen Erfahrung macht. Sie sollten sie mindestens einmal im Leben machen.

Ein Ritual muss weder kompliziert sein noch lange dauern. Auch eine einfache, kurze Zeremonie kann sofort Ihre Frequenz verändern:

- Betrachten Sie den Sonnenuntergang und schreiben Sie ein Gedicht.
- Umarmen Sie einen Baum und bringen Sie singend Ihre Erfurcht und Ihre Dankbarkeit dafür zum Ausdruck, dass es ihn gibt.
- Schreiben Sie Ihrer/Ihrem Geliebten einen Brief und zählen Sie darin alles auf, was Sie an Ihrer Beziehung schätzen. Lesen Sie ihn laut vor, ehe Sie ihn Ihrem Partner übergeben.
- Laden Sie einen Freund zum Essen ein, singen und tönen Sie und machen Sie die Mahlzeit so zu etwas ganz Besonderem.
- Entzünden Sie zu Beginn des Tages eine Kerze und singen Sie der Flamme ein Gebet vor. Bitten Sie das Licht, Sie den ganzen Tag über zu begleiten.
- Legen Sie eine Ihrer Lieblings-CDs auf, singen Sie laut mit, tanzen und lockern Sie sich.
- Gehen Sie in die Natur hinaus und lassen Sie sich vom Kosmos zum Tanz auffordern; lassen Sie sich einfach mitreißen. Tanzen Sie

mit den Bäumen, tönen Sie mit den Wolken, singen Sie mit den Vögeln und berühren Sie Mutter Erde.

- Suchen Sie sich in Ihrer Nähe einen Ort mit einer guten Akustik. Sie können etwa in eine Kirche gehen, um Ihre Stimme zu erforschen und sich von den Klängen entzücken zu lassen.
- Singen Sie ein Gebet, stellen Sie sich vor, die ganze Welt würde es hören.

Es ist offensichtlich, dass es in unserem hektischen Leben an ritualistischem Ausdruck, an dem Bewusstsein für und der Ehrfurcht vor der Heiligkeit des Augenblicks fehlt. Für uns ist das Leben selbstverständlich. Wir nehmen auch einander als selbstverständlich hin – sogar die Menschen, die uns teuer sind. Indem wir den Alltag bewusst mit Ritualen füllen, können wir überall dort, wo wir sind, einen heiligen Raum erschaffen. Ein Ritual bringt Ordnung ins Chaos. Es vermittelt Hochachtung und Sinn. Stellen Sie sich vor, Sie würden das Leben etwas langsamer angehen und den täglichen 24-Stunden-Zyklus als Ritual betrachten. Stellen Sie sich vor, das Leben so sehr zu schätzen!

Das Leben ist heilig. Wenn wir im Alltag unsere Gegenwart auf dem Planeten Erde würdigen, erwacht ein tieferes Gefühl der Zugehörigkeit und des Seins in uns. Wir öffnen uns unserer Magie und lösen uns von jenem Selbst, das von Routine und Gewohnheit bestimmt ist. Wir treten aus dem Banalen heraus und wachsen in etwas hinein, das größer ist als unsere dreidimensionale materielle Welt.

Heilige Räume

Wenn Sie zu Hause Ihren ganz eigenen heiligen Raum erschaffen, wird Ihnen das zu einer gewissen Regelmäßigkeit bei der Stimm- und Klangarbeit verhelfen. Dabei kann es sich um eine bestimmte Ecke oder Stelle

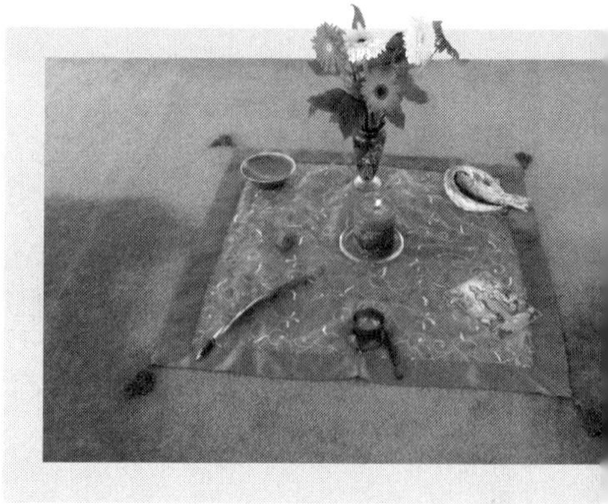

handeln – einen Ort, an dem Sie heilige und alltägliche Gegenstände sammeln, die für Sie einen Sinn und einen Wert haben und den heiligen Raum ausmachen ... den man durchaus auch als Ihren Altar bezeichnen könnte.

Auf Reisen schaffe ich mir immer zuerst einen solchen Raum. Selbst wenn ich nur eine Nacht bleibe, muss ich meinen einfachen, persönlichen Altar aufbauen, um mich heimisch zu fühlen.

Der Altar, den Sie sich zu Hause bauen, kann zum Beispiel aus folgenden Gegenständen bestehen: einer Kerze, einer Schale mit Wasser als Symbol für dieses heilige Element, Weihrauch oder einem so genannten „Smudge Stick", einem Kräuterbündel zum Verbrennen, Blumen, Kristallen, Federn, einer Klangschale oder einem anderen Instrument, den Bildern aufgestiegener Meister oder enger Verwandter und vielleicht sogar einem Bild von Ihnen selbst. Legen Sie Ihre Kraftgegenstände auf ein spezielles Tuch. Es ist wichtig, dass Sie entscheiden, wie Ihr Altar aussehen soll. Er kann aber auch ganz schlicht aus einer Kerze, einem Kraftgegenstand und Räucherwerk bestehen. Wofür Sie sich auch entscheiden, Sie sollten wissen, dass er vollkommen ist. Segnen Sie ihn so, wie er ist.

Seien Sie kreativ bei der Gestaltung Ihres Altars, unabhängig davon, wo Sie sind oder wie Sie wohnen. Sie müssen keinem bestimmten Glauben und keiner Religion angehören, um einen heiligen Raum zu schaffen. Jeder kann das tun. Ein heiliger Raum dient lediglich dazu, die höhere Kraft der Quelle in einer Art Brennpunkt zu sammeln und zu konzentrieren, und verwebt die Fäden unseres Zugehörigkeits- und Sinnempfindens.

Jedes Ritual kann man mit einem besonderen Einstieg beginnen, sofern das angemessen ist. Sie können zum Beispiel den Körper reinigen und anschließend die Silbe „Aum“ singen, um in die eigene Mitte zu kommen, ehe Sie in einem Gebet Ihre Absicht verkünden.

Es gibt mehrere einfache Möglichkeiten, den Körper zu reinigen: Sie können eine Dusche nehmen oder schwimmen gehen, sich mit Wasser besprengen und ein Gebet für bestimmte Körperteile oder Organe sprechen, Ihren Körper und Ihre Aura mit einer Feder und Salbeirauch ausstreichen. Vergessen Sie nicht, auch das Zimmer, in dem Sie üben, in Ihr Ritual einzubeziehen.

Ritual und Gesang

Wenn Sie die universelle Sanskritsilbe „Om“ oder „Aum“ singen, wird Sie das noch weiter zentrieren und Ihnen helfen, den Zauber eines Rituals zu entfachen.

Lassen Sie mich ein paar Worte zur Silbe „Om“ bzw. „Aum“ sagen. Sie ist der heilige Klang des Schöpfers und stellt die harmonische Verbindung von männlich und weiblich, Himmel und Erde dar. Die Silbe „Aum“ löst die Angst und beschwört die kreative Kraft. Sie ist reine Liebe und reines Bewusstsein. Wenn wir sie singen, bekommen wir „drei Kräfte in einer“: „A“ (ausgesprochen „Ah“), „U“ (ausgesprochen „Uh“) und schließlich „M“ (ausgesprochen wie ein gesummtes „Mm“). Singen Sie den Vokal „A“ in Ihr Wurzelchakra, folgen Sie der Mittellinie Ihres Körpers nach oben (stellen Sie sich vor, mitten in Ihrem Körper befände sich ein hohles Bambusrohr, durch das der Klang aufsteigen kann) und lassen Sie das „A“ im Herz- und Kehlkopfchakra in ein „U“ übergehen. Setzen Sie den Weg zu Stirn- und Kronenchakra fort, wo sich der Ton in ein gesummtes „M“ verwandelt. Atmen Sie langsam und in einem Zug vom Wurzel- bis zum Kronenchakra aus. Atmen Sie tief ein und fangen Sie wieder beim Wurzelchakra an. Singen Sie so lange, wie Sie es für nötig halten.

Nennen Sie nun Ihre Absicht für das Ritual in einem lauten oder stummen Gebet, das auch Ihre ganz persönlichen Bitten einschließt. Danken Sie für das, was Sie tun und bekommen werden. Beschwören Sie die vier Himmelsrichtungen (siehe Seite 151), sofern dies angemessen ist.

Um traditionellen Ritualen eine noch größere Bedeutung zu verleihen, empfehle ich Ihnen, sich eigene Zeremonien auszudenken. Wie können Sie den nächsten Geburtstag, die nächste Hochzeit, Beerdigung oder Geburt bzw. Taufe, zu der Sie eingeladen sind, noch bedeutungsvoller machen?

Hier sind einige Vorschläge für einfache Rituale, die Sie vielleicht zu einem Teil Ihres Alltags machen möchten. Beginnen Sie noch heute mit der Veränderung. Spielen Sie und haben Sie Spaß. Sie können sich einen ganzen Monat lang mit einem Ritual beschäftigen oder zu einer anderen Zeremonie übergehen, wenn es sich richtig für Sie anfühlt.

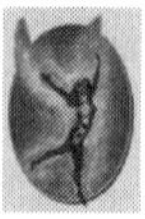

Rituale für die frühen Morgenstunden

- Führen Sie ein Traumtagebuch und lesen Sie Ihre Träume laut vor.
- Kuscheln Sie mit Ihrem Partner und singen Sie zusammen die Silbe „Aum". Falls Sie gerade keine Beziehung haben, umarmen Sie sich selbst. Dies ist ein herrlicher Ausdruck von Selbstliebe.
- Lauschen Sie den Vögeln, die vor Ihrem Fenster singen.
- Sehen Sie zu, wie es bei Sonnenaufgang immer heller wird, und begleiten Sie die Veränderung mit Ihrer Stimme.
- Recken Sie sich und gähnen Sie übertrieben. Lassen Sie die Gähngeräusche in Laute übergehen und bringen Sie damit zum Ausdruck, wie es sich anfühlt, an einem neuen Tag zu erwachen.
- Begrüßen Sie die Sonne dieses neuen Tages. Verkörpern Sie ihre Energie und geben Sie ihr stimmlich Ausdruck.
- Stellen Sie sich vor, Sie wachten in einer anderen zeitlichen und räumlichen Dimension mit unbegrenzten Möglichkeiten auf. Was würden Sie tun? Drücken Sie es aus.

Rituale für den Beginn des Tages

- Nehmen Sie eine Dusche und singen Sie Ihre Wildheit oder Ihre Stille hinaus.
- Erweisen Sie Ihrem Körper die Ehre einer Massage mit Ihrer Lieblingskörperlotion. Lauschen Sie dabei seinen inneren Klängen.
- Bereiten Sie ein besonderes Getränk zu. Segnen Sie es vor dem Trinken mehrmals mit dem Klang der Silbe „Aum".
- Frühstücken Sie im Freien, auch wenn es kühl ist. Preisen Sie anschließend die Luft, auch wenn sie dort, wo Sie wohnen, verschmutzt ist.

Rituale für den Tag

- Schreiben Sie einen Brief an sich selbst. Notieren Sie alles, was am kommenden Tag oder in der nächsten Woche Ihre Aufmerksamkeit verlangt.
- Schreiben Sie noch einen Brief und führen Sie darin alles auf, was Sie an Ihrem Leben schätzen und wofür Sie dankbar sind.
- Nutzen Sie das automatische Schreiben. Setzen Sie den Stift nicht ab, sondern schreiben Sie so lange weiter, bis Sie sich leer fühlen. Das automatische Schreiben ist eine wunderbare Methode, um Zugang zu Spontaneität und Intuition zu bekommen. Lesen Sie die Briefe laut vor und seien Sie stolz darauf.
- Singen oder tönen Sie, während Sie einem Hobby nachgehen – seien Sie kreativ. Es gibt so viele Möglichkeiten, Zugang zu Ihrem freien stimmlichen Ausdruck zu finden.

Bedenken Sie stets: Letzten Endes schenkt das Tönen Freude, erhebt den Geist und steigert das Gewahrsein.

Rituale für den Abschluss des Tages

- Betrachten Sie den Sonnenuntergang. Beten und singen Sie zum Dank für die Leben spendende Energie, die die Sonne an diesem Tag verströmt hat. Einige indigene Kulturen glauben: Wenn wir aufhören, der Sonne zu danken, geht sie am nächsten Tag nicht mehr auf – eine Vorstellung, über die man nachdenken sollte.
- Leiten Sie Ihre Klänge in ein Glas Wasser und trinken Sie es. Spüren Sie den Unterschied.
- Senden Sie Ihren Eltern und Geschwistern eine Meditation voll positiver Heilenergie.
- Lesen Sie einem der Kraftgegenstände auf Ihrem Altar einen Absatz aus einem Buch vor.
- Gehen Sie Ihren Tag in Gedanken noch einmal durch – vom Aufstehen bis zum Schlafengehen. Betrachten Sie ihn wie einen Film. Lassen Sie die Bilder nun rückwärts laufen und denken Sie über die Erfahrungen nach, die Sie vom Schlafengehen bis zum Aufstehen gemacht haben.
- Vertonen Sie Ihren „Film“ nun mit sinnlosem Geplapper: Beginnen Sie mit Silben wie „Ga-ga-ga“, „Bi-bi-bi“, „Ka-ka-ka“, „La-la-la“ und so weiter und verbinden Sie die unterschiedlichsten Lautkombinationen dann in Ihrem eigenen Rhythmus. Der Ursprung dieser Klänge ist jener Teil des Gehirns, den wir als Kinder benutzten, ehe wir die lineare Sprache erlernt hatten. Stürzen Sie sich hinein in die Kindersprache und haben Sie Spaß. Dieses letzte Ritual des Tages wird Ihnen eine ruhige Nacht bescheren.

Im Einklang mit den Rhythmen der Natur

Falls wir den Kontakt zu den Rhythmen der Natur und unsere Verbindung zur Quelle stärken wollen, können Rituale bei Voll- und Neumond sowie an Sonnwenden und Tagundnachtgleichen unsere Beziehung zu allem Leben auf Erden erheblich verbessern. Diese Zeitpunkte eignen sich dazu, einen tieferen Blick auf unsere Visionen zu werfen, unsere Einzigartigkeit und die Gemeinschaft, der wir angehören, zu nähren und zu ehren. Mit Gemeinschaft meine ich unsere biologische oder unsere spirituelle Familie oder unseren Stamm.

Die wichtigste Zeit des Monats haben wir dann, wenn der Mond am vollsten ist. In der Tat bedeutet dies einen biologischen Höhepunkt für alle Geschöpfe. Es ist die Zeit, in der wir all unsere positiven Visualisierungen und Träume in die Welt hinaussenden, damit sie für den Einzelnen, seine nähere Umgebung und die ganze Welt in Erfüllung gehen. Es ist die Zeit, um den Mond anzuheulen und nachhaltig unser eigener Lehrer zu werden, Überfluss, Romantik, Fruchtbarkeit und neue Freundschaften zu erschaffen – und das Leben zu feiern. Der Vollmond, die Fülle unseres Geistes, ist auch eine Zeit, in der wir alles loslassen, was uns belastet, einschließlich der Gedanken- und Glaubensmuster, die verhindern, dass wir unser volles Potenzial verwirklichen.

Der Neumond ist eine Zeit der Selbsterkundung. Wir ziehen uns in die „Höhle des Mutterleibs“ zurück, machen uns vom ständigen Geschwätz unseres Verstandes frei, verweilen in der Leerheit und denken über neue Projekte nach. Pflanzen Sie diese jetzt in Ihr Unterbewusstsein ein. Sie sind ruhig, voller Hoffnung und positiv gestimmt. Neumond ist in der Tat die Zeit, um göttliche Samen zu säen und den Funken neuer Möglichkeiten zu entzünden. Es ist die Zeit, um Neues zu beschwören. Wir senden die Flamme unserer Absicht ins Universum hinaus und

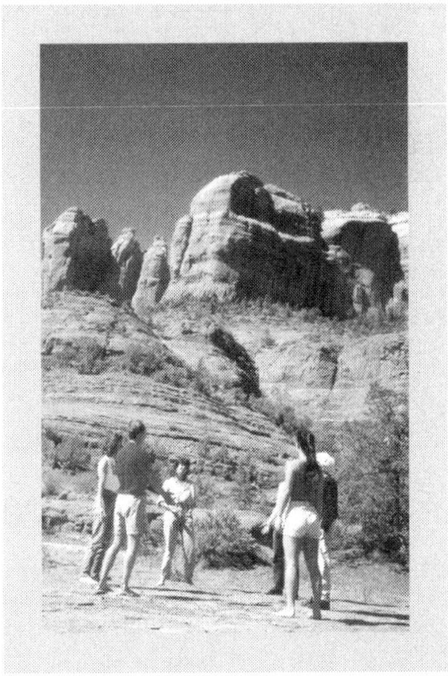

können gewiss sein, dass sie mit dem Wechsel der Gezeiten in materieller Form in unser Leben zurückkehren wird.

Indem wir dem Mond Respekt zollen, ehren wir auch den Zyklus der Sonne, der aus Sonnwenden und Tagundnachtgleichen besteht.

Wintersonnenwende

Nordhalbkugel 20. bis 23. Dezember, Südhalbkugel 20. bis 23. Juni

Es ist die längste Nacht und der kürzeste Tag. Von nun an werden die Tage wieder länger. Meditieren Sie im Dunkeln mit einer unangezündeten Kerze oder einem noch nicht entzündeten Feuer und stellen Sie sich vor, Sie wären in der „Höhle des Mutterleibs".

Spüren Sie die Kälte des Winters. Begeben Sie sich in die dunkelste Ecke Ihre Seele und vertrauen Sie darauf, dass Sie von einem sicheren Mutterleib geschützt sind. Sehen Sie Ihren größten Hoffnungen und Ängsten ins Auge. Lassen Sie sie ineinanderfließen, da Sie wissen, dass Sie Ihre Träume und Wünsche nur verwirklichen können, wenn Sie sich Ihren Ängsten stellen. Entzünden Sie nun die Kerze oder das Feuer und singen Sie Ihre Ängste hinaus, um sie so mit Ihren Hoffnungen und Träumen zu verbinden. Lauschen Sie der Verwandlung, die gerade vor sich geht.

Danken Sie der zurückkehrenden Sonne und stellen Sie sich vor, dass Sie von ihr beschienen werden. Beschließen Sie das Ritual damit, dass Sie lange schweigend in die Kerzenflamme oder das Feuer blicken.

Frühjahrs-Tagundnachtgleiche

Nordhalbkugel 20. bis 23. März, Südhalbkugel 20. bis 23. September

Dies ist eine Zeit, in der sich Dunkelheit und Licht im Gleichgewicht befinden. Konzentrieren Sie sich deshalb auf die unausgeglichenen Bereiche Ihres Lebens. Beschäftigen Sie sich mit Ihren femininen und maskulinen Energien und fragen Sie Ihr magisches inneres Kind, wie Sie die Verständigung und die Harmonie zwischen diesen beiden Aspekten verbessern können. Lassen Sie den Austausch zwischen den männlichen und den weiblichen Anteilen in Ihrem Inneren sowie die Geburt des inneren Kindes durch intuitiven Gesang zu. Erwecken Sie die Samen, die Sie zur Wintersonnwende gesät haben, und überlegen Sie, was in diesem Augenblick Ihrer Unterstützung bedarf. Vergessen Sie nicht, um den „richtigen Boden" für größtmögliches Wachstum zu bitten. Wenn Sie diese Übung beendet haben, nehmen Sie sich Zeit, still zu lauschen. Singen und tönen Sie zum Abschluss voll Dankbarkeit.

Sommersonnenwende

Nordhalbkugel 20. bis 23. Juni, Südhalbkugel 20. bis 23. Dezember

Dies ist der längste Tag und die kürzeste Nacht des Jahres. Lassen Sie Ihr Licht erstrahlen. Feiern Sie Ihre Errungenschaften und die Projekte, die Sie zum Abschluss gebracht haben. Denken Sie sich dazu ein Ritual mit den vier Elementen aus. Senden Sie telepathische Klangheilung zu den Menschen, die Sie lieben, oder zu jemandem, der Ihrer Heilung oder Hilfe bedarf (siehe Seite 240). Feiern Sie mit Freunden oder Kollegen und bringen Sie der Sonne ein Opfer dar, indem Sie ein Feuer entzünden, dem Sie aus ganzem Herzen Ihre Gaben überantworten, während Sie für größtmöglichen Wandel beten. Bringen Sie dem Schöpfer dankbar Ihr Opfer dar und feiern Sie. Tönen Sie während des gesamten Rituals, um Ihrer Absicht Ausdruck zu verleihen.

Beschließen Sie die Zeremonie mit Gesang oder indem Sie reihum Dankgebete sprechen.

Herbst-Tagundnachtgleiche

Nordhalbkugel 20. bis 23. September, Südhalbkugel 20. bis 23. März

Auch im Herbst gibt es eine Zeit, in der Tag und Nacht erneut im Gleichgewicht sind. Wir danken für die Ernte und lassen alles los, was wir im nächsten Jahr nicht mehr benötigen, da die Herbst-Tagundnachtgleiche sowohl in der Natur als auch im Menschen die Zeit des Todes und der Wiedergeburt einläutet. Darüber hinaus eignet sich diese Zeit ganz wunderbar, um einige Fastentage einzulegen.

Geben Sie dem, was Sie geerntet haben, einen festen Platz im Zentrum Ihres Seins. Übergeben Sie alles, was Sie nicht mehr mit sich herumtragen und woran Sie nicht mehr festhalten müssen, Mutter Erde zur „Kompostierung". Lassen Sie die Klänge aus sich herausfließen. Vertrauen Sie es der Erde an und seien Sie dankbar für die Lektionen, die Sie gelernt haben. Feiern Sie die Ernte nun mit einer rituellen Mahlzeit. Beschließen Sie die Zeremonie in stiller Meditation.

Ein Ritual der Maori

In der indigenen Kultur der Maori gibt es viele Rituale, um das Heilige zu beschwören. Am bekanntesten sind ihre Willkommens- und Abschiedszeremonien. Dabei können wir sowohl Stille als auch Klang schätzen lernen.

> Als ich ein junges Mädchen war, bestand mein ganzes Leben aus Ritualen. Zu jedem besonderen Anlass, zu dem wir uns versammelt hatten, gehörte ein Ritual. Diese Zeremonien sind auch heute noch Bestandteil der Maori-Kultur. Das tangihanga oder Begräbnisritual ist dazu da, die Aufgabe unserer Seele zu verstehen und zu vertiefen. Wir sind mit dem Tod groß geworden und haben ihn deshalb nie gefürchtet. Für mich war er stets eine Zeit des Übergangs. Nur der Körper stirbt, der Geist lebt weiter. Wenn jemand stirbt, ist gewöhnlich der tangi (Klageschrei) zu hören. Wir können ihn von allen anderen Rufen unterscheiden. Ich habe noch ganz deutlich den Klageruf meines Vaters im Ohr, als er vom Telefon zurückkehrte und wusste, dass sein Vater gestorben war. Ich war damals ungefähr neun und sein Schrei durchbohrte mir das Herz. In unserer Jugend war es für uns normal, Männer weinen zu sehen. Wenn jemand stirbt, ist tangi sehr wich-

tig. Jeder ist willkommen, um Tränen zu vergießen, hupe (Schleim) zu lösen und seinen Schmerz zum Ausdruck zu bringen. Es werden Gesänge und Sprechchöre angestimmt, die diesen Vorgang unterstützen.

1990 erfuhr ich, dass ein Neffe bei einem Autounfall ums Leben gekommen war. Er war ein Neffe meines Mannes. Mein Vater holte mich ab, um mich zum tangi, der Begräbnisstätte, zu bringen. Auf dem Weg dorthin befand ich mich in einem Zustand erweiterten Bewusstseins. Ich wusste, dass etwas Besonderes geschehen würde.

Tangi ist das Signal für die whanau, die weitläufige Verwandtschaft, zu handeln und sich zum marae zu begeben, dem Versammlungsort der Gemeinschaft. Die Verwandten des Verstorbenen bereiten die Räume für Essen, Schlaf und Trauer vor. Wie das geht, haben sie sich von der älteren Generation abgeschaut. Die Schlaf- und Trauerräume werden mit besonderen Matten ausgelegt. Heute richtet man Matratzen, Laken und Kissen für Familie und Gäste her. Für den Verstorbenen wird ein besonderer Platz vorbereitet. Eine Matte oder Matratze kennzeichnet die Stelle, an der später der Sarg stehen wird. Diese Gegenstände dürfen nicht wiederverwendet werden, denn sie gelten als tapu (heilig) und werden mit dem Verstorbenen beerdigt.

Die alten Frauen und die engste Verwandtschaft tragen Trauer – heute ist das Schwarz, die Farbe der Nacht. Die Nacht gehört Hine Nui Te Po, der Göttin des Todes. Manche Frauen binden auch heute noch Blätterkränze, die sie während der Trauer auf dem Kopf tragen. Sie heißen te rau aroha und sind Symbole der Liebe. Vor dem Gebäude, vor dem die Stammesältesten die Gäste begrüßen, werden sorgfältig Sitzgelegenheiten hergerichtet. Auch für die Besucher werden Sitzplätze vorbereitet. Wenn Gäste ankommen, lassen die ältesten Frauen den karanga (den rituellen Ruf) erklingen, um die Besucher zu begrüßen, sowie den Ruf zur Verabschiedung des Verstorbenen. Die älteren Männer singen und verweben die Reden, die Verbundenheit zwischen den Gästen und der Familie des Verstorbenen herstellen. Auch in der Gruppe der am Tor versammelten Gäste gibt es Älteste, die auf die rituellen Rufe antworten.

Als mein Vater und ich an dem Ort ankamen, an dem mein Neffe aufgebahrt war, wandte er sich mir zu und sagte: „Du kannst den karanga für uns übernehmen." Ich war überrascht. Normalerweise war dies die Aufgabe einer älteren Frau. Ich war damals 42. Aber es gab keine ältere Frau – da waren nur ich, mein Vater und ein paar andere. Ich war erstaunt, aber auch bereit. Als der karanga der Gastgeber erklang, antwortete ich und mir wurde klar, dass meine Stimme nicht mehr mir gehörte. Der Laut, der aus meiner Kehle drang, überstieg meine damaligen stimmlichen Fähigkeiten. Hier wurde eine sehr viel größere Kraft freigesetzt. Dies war meine Initiation in die Kunst des karanga und sie machte mir bewusst, welche Aufgabe die Ruferin hat. Sie hilft dem Verstorbenen beim Übergang und den Versammelten, ihren Schmerz loszulassen und ihr Wohlbefinden wiederzufinden. Sie ist die Stimme von Hine Nui Te Po, der Göttin des Todes, der Großen Herrin der Nacht, die ihre Nachkommen in der Geistwelt willkommen heißt.

Makuini Ruth Tai

14

Gebete und Frieden

Im letzten Jahr bat mich eine liebe Freundin und Mentorin, für ihren Mann zu beten. Er sollte sich am nächsten Tag einer Prostataoperation unterziehen. Die Prognosen waren nicht gut. Ihm war gesagt worden, dass es vielleicht nicht gelingen würde, alle Krebszellen zu beseitigen, dass vielleicht sogar Nerven entfernt werden müssten und er vermutlich ein Jahr lang inkontinent wäre. Bei einem Mann, der den Haleakala-Vulkan hinaufläuft, war das schwer zu glauben. Die Diagnose wollte ich einfach nicht glauben. Also stand ich um vier Uhr morgens vom Feuer meiner Überzeugungen getrieben auf und begann mit einem Ritual, das ich noch nie zuvor vollzogen hatte. Energiegeladen und in tiefer Verbindung mit dem Großen Geist lief ich im Zimmer auf und ab. Ich rief Statuen, Steine, Federn und Bilder für meinen Freund zu mir und baute ihm einen herrlichen Altar. Ich zündete Lotuskerzen an, holte meine Rasseln, meine Trommel und den Salbei heraus und fing an zu beten.

Zuerst sang ich zu Ganesha und bat, dass er alle Hindernisse aus dem Weg räumen möge. Dann beschwor ich die vier Himmelsrichtungen, die heiligen Wesen, die himmlischen Mächte, die

Vorfahren und alle, die diesen Mann liebten, ihm zur Hilfe zu kommen. Ich sang wie verrückt, um sein Leben zu retten! Ich betete, als betete ich für mich selbst.
An den Chirurgen richtete ich die folgenden gesungenen Worte: „Dies wird die Operation Ihres Lebens. Der Mann ist heilig. Entfernen Sie nicht einen Nerv, wenn es nicht nötig ist, und Sie werden seinen Körper vollständig vom Krebs befreien."
Ich sang und betete stundenlang. Irgendwann im Laufe des Gebets verwandelte ich mich dann in ihn. Ich verstand, wie es war, Krebs zu haben, und ich weinte aus ganzem Herzen. Es rührte mich zu erfahren, wie es ist, in unserer Zeit ein Mann zu sein. In diesem Gebet bat ich um die Heilung aller Herzen auf dem Planeten. Zum Abschluss bringe ich stets meine Dankbarkeit dafür zum Ausdruck, dass meine Gebete erhört wurden. Ich weiß, dass ich die Entwicklung in allen Dimensionen, in Zeit und Raum in Bewegung gesetzt habe.
Einen Tag später kam der Anruf, dass der Krebs vollständig entfernt werden konnte, dass keine Nerven durchtrennt wurden und er nicht inkontinent war. Wenige Tage später war er schon wieder auf den Beinen. Die Begegnung mit dem Tod hatte ihm mehr Tiefe verliehen. Und ich hatte meine Lebensaufgabe gefunden.

Kendra Huntress

Ganz gleich, wie sehr wir uns bemühen, unsere magische innere Stimme zu ignorieren – Gott erhört unsere Gebete. Wenn wir anklopfen und vertrauen, erhalten wir stets eine Antwort. Über das Gebet kommunizieren wir mit der Quelle. Im Gebet entzünden wir unseren Glauben, unsere Demut und unsere Hoffnung. Gebete können den Kontakt zu unserer innersten Wahrheit und unseren Instinkten herstellen. Wenn wir von ganzem Herzen beten, warten am anderen Ende stets ein Empfänger und eine Antwort. Die Quelle lässt uns nie allein:

Gottes Schöpfung spiegelt sich im Schweigen,
und wenn wir ehrlich bereit sind zuzuhören,
kristallisiert sie sich heraus.

Unser Verlangen zu beten erwächst aus dem noch größeren Wunsch Gottes nach dem Gespräch mit uns. Gott will immer nur unser Bestes und kennt unsere Wünsche, ehe wir uns ihrer bewusst sind. Mit dem Gebet reagieren wir auf den Ruf unseres Schöpfers. Ignorieren wir dagegen die innere Stimme, die durch uns zum Ausdruck kommen will, verfallen wir in Verzweiflung oder Depression und werden schließlich krank.

Gebete sind eine Möglichkeit, den Kontakt zur Quelle wiederzufinden – unabhängig davon, ob wir uns verloren oder gut fühlen oder dankbar sind. Wenn wir die Kraft, die Kühnheit und das Vertrauen besitzen zu glauben, dass uns alles zuteil werden wird, geben wir weder unsere Macht noch die Verantwortung an äußere Kräfte ab. Wir gestehen uns ein, dass Gott in uns tatsächlich die höchste Quelle ist, und lösen uns von der Selbstgerechtigkeit unseres Ego. Unsere Gebete tragen zur Neuprogrammierung unseres Bewusstseins bei und stellen eine Möglichkeit dar, uns dem Willen Gottes zu fügen.

Im Grunde beten und kommunizieren wir ständig mit Gott und dem Universum. Wir wissen es nur nicht. Unser Anteil an der Unterhaltung setzt sich aus unseren Gedanken und Gefühlen zusammen und das Universum spiegelt uns unsere Absicht in der äußeren Wirklichkeit.

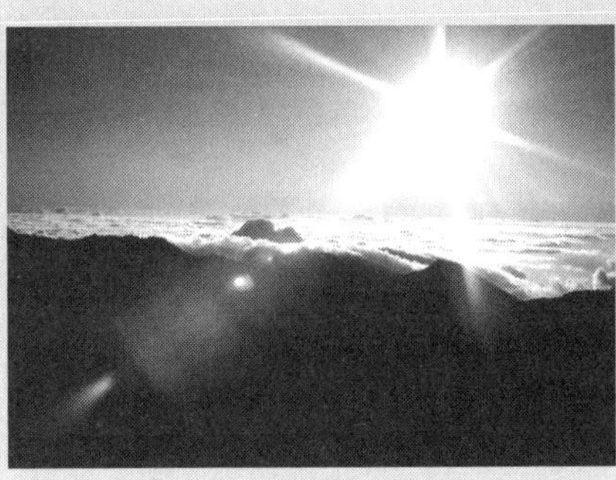

Gottes Schöpfung spiegelt sich im Schweigen,
und wenn wir ehrlich bereit sind zuzuhören,
kristallisiert sie sich heraus.

Jedes Mal, wenn wir stumm oder laut, aber mit ganzem Herzen beten, verbessert sich der Kontakt zum Unterbewusstsein. Das Gebet ist eine Möglichkeit, unsere Energie und unsere Absichten zu bündeln. Der Unterschied zwischen dem normalen Denken und Fühlen und dem Gebet entspricht in etwa dem zwischen dem gleichmäßigen Leuchten einer Glühbirne und einem Laserstrahl.

Gott kennt unsere Gebete, ehe wir sie äußern. Je mehr wir sie verkörpern, desto besser wird unser Unterbewusstsein zuhören. Wir können sogar in Stille und ohne Worte beten. In der Stille zwischen den Worten oder Sätzen fühlen wir uns der Quelle vielleicht sogar noch näher.

Gebete singen

Wenn wir unsere Gebete hinaussingen, gibt ihnen das Gefühl und Tiefe. Auch das bloße Singen in Klangsprache und ohne Worte kann sehr viel bewirken. Es ist die Absicht hinter unseren Gebeten, die uns zum gewünschten Ergebnis führt.

Singen wir Gebete, so werden unsere intuitiven Fähigkeiten zum Singen gefördert und unsere einzigartige Schwingung kann noch besser zum Ausdruck kommen. Die Energie, die beim Singen von Gebeten frei wird, versetzt die Moleküle in Schwingung und bringt sie dazu, sich neu anzuordnen.

Mutter Teresa sagte:

> Je mehr du betest, desto besser wirst du beten. Wir müssen es beharrlich und mit großer Liebe tun. Wenn wir nicht beten, fehlt es uns an Kraft. Wir brauchen das Gebet, um Gottes Arbeit besser tun zu können, damit wir jeden Augenblick wissen, wie wir uns ihm ganz hingeben können. Kindern fällt es nicht schwer, sich in ein-

fachen Worten auszudrücken, die doch so viel sagen. Jesus sagte zu Nikodemus: „Werde wie ein Kind." So betet liebevoll wie die Kinder, mit dem ehrlichen Wunsch, reichlich Liebe zu schenken und dem Ungeliebten das Gefühl zu geben, geliebt zu werden.

Wenn Kinder beten wollen, tun sie es einfach. Sie sind Gott nahe. Ein Kind verzichtet auf die klugen Berechnungen, Prognosen und Erwägungen, wie man beten oder was man sagen oder worum man bitten sollte, die wir Erwachsene anstellen. Kinder sind sich ihrer Empfindungen sowie des Gefühls, klein zu sein, sehr viel deutlicher bewusst. Deshalb beten sie ganz automatisch um Schutz und Liebe, wenn sie sich einsam oder verloren fühlen.

Die Kraft der Dankbarkeit

Nichts stößt das Tor der Möglichkeiten und der Schöpfung so weit auf wie echte Dankbarkeit. Das Dankgebet ist eine der besten und wirksamsten Gebetsformen. Wenn wir das, was wir haben, zu schätzen wissen und dafür danken (und uns zudem schon im Voraus für das Gewünschte dankbar zeigen), wird es sich vermehren. Wenn wir unsere Herzen mit der Dankbarkeit für das Ersehnte füllen, erzeugen wir eine innere Schwingung, die es wie ein Magnet zu uns hinzieht und umgekehrt. Singen Sie also, lassen Sie das Lied Ihrer Dankbarkeit laut erklingen.

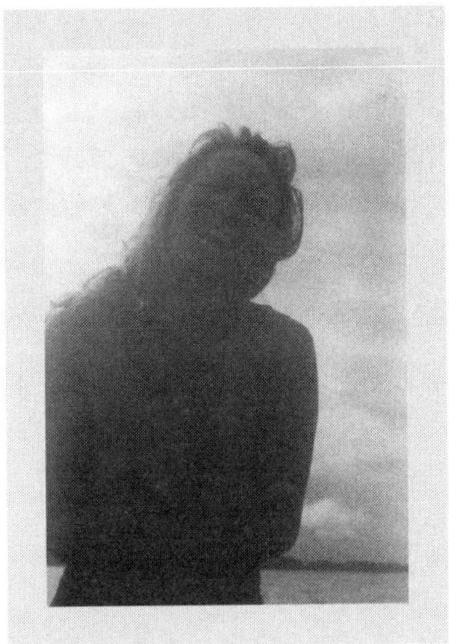

Lassen Sie es hören. Schicken Sie es in die Welt hinaus. Machen Sie sich frei und Ihre Gebete werden erhört.

Wenn wir ein Leben des Gebets und der Hingabe führen, beschwören wir eine Welt der Wunder, in der alles möglich ist, sofern wir bereit sind, uns zu öffnen und das Wunderbare anzunehmen.

> In einem Leben des Dienens ist der Glaube das Wichtigste. Ohne ihn geht nichts. Mit ihm ist nichts unmöglich.
>
> *Mary McLeod Bethune*

Befreien Sie sich von Ihren Zweifeln, haben Sie Vertrauen und Ihre Seele wird wachsen. Dann werden Sie akzeptieren, dass Gott Ihre Gebete zum richtigen Zeitpunkt erhört. Dieser göttliche Zeitpunkt ist alles. Indem wir unsere Gebete in die Welt hinausschicken, lassen wir zu, dass die höchste Schwingung zum größten Wohle aller verwirklicht wird, denn das ist die höchste Wahrheit. Indem wir täglich beten, geben wir dem Unterbewusstsein Nahrung und bremsen die Geschäftigkeit unseres Geistes.

Gebete sind eine Möglichkeit, die eigene Energie auch in Augenblicken tiefster Verzweiflung und Trauer zu bündeln. Gottes Gegenwart glänzt in unseren Tränen wie die Sterne, damit wir in der steten Verbindung zur Quelle den unmittelbaren und direkten Weg zu unserem mikrokosmischen Selbst finden. Gottes Liebe ist immer bedingungs- und grenzenlos. Das hilft uns, Risiken einzugehen und darauf zu vertrauen, dass wir immer wieder nach Hause zurückfinden werden – ganz gleich, welche Hürden wir überwinden müssen.

> Ich folge der inneren Stimme, die mich keine Sekunde verlässt.
> Sie ist mir näher als Atem und Herzschlag.
> Sie ist das Wasser des Lebens, wenn ich darauf höre und ihr folge.
> Ich gebe mich dem Mysterium hin, nicht zu wissen,
> wohin ich gehe,
> aber ich weiß, dass ich in diesem Mysterium erwachen werde.

Ich erwache aus dem Traum, den ich immerzu träume,
dem ich aus Zeitmangel aber nie gefolgt bin,
dem Traum der Erinnerung.
Da verstehe ich, dass mich nur das befreien wird,
was die Gegenwart mit Harmonie, Freude und Wahrheit erfüllt.
Mich zu dem führen wird, was mich ängstigt und mir Furcht einflößt,
was mich aus meinen Gewohnheiten herausreißt,
damit ich noch mehr von mir an die Menschen verschenke
und immer weiter werde.
Nur wenn ich diese riskanten Schritte wage,
werde ich wissen, dass ich auf dem richtigen Weg bin.
Und meine Gebete werden erhört und erfüllt.

Frieden bringen

Gebete verbessern den Zugang zur inneren Stimme, zur Essenz unserer Seele und bringen uns am Ende sogar Frieden. Je mehr Menschen zum Gebet versammelt sind, desto größer ist die Wirkung. Je inbrünstiger jeder Einzelne von uns betet, desto schneller werden unsere Gebete Wirklichkeit. Unsere Gebete können auf vielfältige und ungeahnte Weise erhört werden. Wir bitten um das eine und bekommen etwas, was uns ganz anders vorkommt als alles, was wir uns vorgestellt oder erwartet haben. Das Universum gibt uns immer das, was für uns am besten ist. Oder die Gebete werden sehr viel später erhört, als wir dachten. Alles kommt von selbst zu dem, der warten kann.

Ganz gleich, auf welche Weise Ihre Gebete erhört werden – nehmen Sie das Geschenk an. Das aufrichtige Gebet lässt uns im gegenseitigen Austausch mit der Quelle demütig werden, wenn wir nur immer weiter um eine Verbesserung unserer Beziehung zum Schöpfer bitten. Dabei lernen wir, voll Vertrauen einen immer größeren Teil unseres Ego aufzugeben.

Es ist unser Geburtsrecht, zu atmen, zu singen und zu tönen. Und es ist unser Geburtsrecht, Frieden zu schenken. Gebete aller Art mehren den Frieden. Und ohne Frieden werden wir zerstörerisch und krank. Gott ist Frieden und Gott ist überall. Er spricht nicht nur zu einzelnen Menschen, die um Frieden bitten, sondern auch zu vielen Führern unserer Welt. Der Planet kann nicht sterben, ebenso wenig wie die Seele der Menschheit. Der innere Weckruf macht uns klar, dass jeder von uns über einen freien Willen verfügt und die Wahl hat, was er tun möchte. Ob wir uns für Zerstörung oder für Schöpfung entscheiden, ob wir an unserer Angst festhalten oder uns der Liebe, dem Frieden und dem Mitgefühl öffnen, das bleibt ganz allein uns überlassen.

Der heilige Franz von Assisi fasst in seinem berühmten Gebet zusammen, wie es ist, in Frieden zu leben:

O Herr, mach mich zu einem Werkzeug deines Friedens,
dass ich Liebe übe, wo man sich hasst,
dass ich verzeihe, wo man sich beleidigt,
dass ich verbinde, da, wo Streit ist,
dass ich die Wahrheit sage, wo der Irrtum herrscht,
dass ich den Glauben bringe, wo der Zweifel drückt,
dass ich die Hoffnung wecke, wo Verzweiflung quält,
dass ich ein Licht anzünde, wo die Finsternis regiert,
dass ich Freude mache, wo der Kummer wohnt.
Denn wer dahingibt, der empfängt,
und wer stirbt, erwacht zum ewigen Leben.[8]

Friede ist nichts, das allein außerhalb von uns selbst existiert. Der Weltfriede beginnt in unserem Inneren. Wir müssen das Durcheinander, den Unfrieden und die Probleme mit uns selbst, mit unseren Freunden und mit unserer Familie, mit unseren Nachbarn und Brüdern und Schwestern beseitigen, mit denen wir in Beziehung stehen. Dies ist der allererste notwendige Schritt.

Wenn der Friede allmählich Einzug in unser Leben hält, gehen unser Strahlen und unsere Klarheit automatisch auch auf andere über. Wir ziehen Menschen an, die bereit sind, sich erbauen und verändern zu lassen. Wenn unser Kelch vor Liebe, Frieden und Weisheit überfließt und wir diese Gaben verschenken, werden wir uns selbst finden. Gandhi sagte, am ehesten finde man sich, wenn man sich im Dienst am Nächsten verliere.

We shall overcome

Eines meiner Lieblingslieder ist „We shall overcome". Ich singe es oft, wenn ich Schwierigkeiten überwinden muss oder verzweifelt bin. Es hat starke und erbauliche Frequenzen und beschwört den Frieden für den Einzelnen und für alle Menschen:

We shall overcome, we shall overcome,
we shall overcome some day.
Oh, deep in my heart, I do believe
we shall overcome some day.

Wir werden siegen, wir werden siegen,
eines Tages werden wir siegen.
Tief in meinem Herzen glaube ich,
dass wir eines Tages siegen werden.

Dieses Lied ist Helden wie John F. Kennedy, Mahatma Gandhi, Mutter Teresa und Martin Luther King sowie allen friedliebenden Menschen auf der ganzen Welt gewidmet.

We shall live in peace,
we shall live in peace ... some day.
Oh, deep in my heart, I do believe,
we shall live in peace some day.

Wir werden in Frieden leben,
eines Tages werden wir in Frieden leben.
Tief in meinem Herzen glaube ich,
dass wir eines Tages in Frieden leben werden.

Erfreuen Sie sich an den folgenden Gebetsübungen, die Ihre Verbindung zum Großen Geist stärken und Ihre Stimme öffnen werden, damit Sie all das herbeirufen können, was Sie im Leben zutiefst ersehnen.

Gesungene Gebete

Wenn wir Gebete singen, bringen wir die wahren, authentischen Aspekte unserer Bitten und Absichten zum Ausdruck, da die Singstimme höher und klarer ist als die Sprechstimme. Wir lernen, auf lineares Denken zu verzichten und uns beim Beten stärker vom Unterbewusstsein leiten zu lassen.

Übung

Setzen Sie sich vor Ihren Altar oder an einen Ihrer Kraftplätze in der Natur. Öffnen Sie Ihren Geist für die Großartigkeit all dessen, was ist. Betrachten Sie sich in einem größeren Zusammenhang, in Verbindung mit der göttlichen Aufgabe des Planeten Erde und der Menschheit. Sprechen Sie ein Gebet voller Mitgefühl und Dankbarkeit.

Bündeln Sie nun Ihre Absicht. Was möchten Sie mit Ihren Gebeten erreichen? Spüren Sie es ganz deutlich und denken Sie darüber nach. Beginnen Sie damit, ein Gebet in erfundenen Silben zu singen. Das kann durchaus wie sinnloses Geplapper klingen. Gehen Sie von diesem Gesang allmählich zur gewohnten Sprache über und streuen Sie immer wieder Zeilen ein, die nur aus „sinnlosen" Silben bestehen. Wiederholen Sie die Sätze und Wörter, bis Ihnen der Übergang zum Gebetssingen vertraut ist. Lassen Sie sich viel Zeit und erkennen Sie Ihre Bemühungen und Ihre Experimente an. Je mehr Vertrauen Sie haben, desto stärker wird Ihre Singstimme mit Ihrem Unterbewusstsein kommunizieren. Gesungene Gebete sind ein Segen für Sie selbst und den ganzen Planeten.

Wenn Sie das Gefühl haben, dass diese Übung für Sie beendet ist, bringen Sie sie zum Abschluss und lauschen Sie still.

Beten – eine Übung

Von Herzen kommende Gebete bringen das Gefühl zum Ausdruck, dass wir nie allein sind, und festigen es. Gebete öffnen unser Herz für tiefe

Hingabe und Vertrauen, damit wir auf Wissen verzichten können. Gebete heilen das Geschwätz unseres Geistes und schenken Hoffung auf und Glauben an das höchste Wohl aller Menschen.

Übung

Nehmen Sie vor Ihrem Altar, an einem Ihrer Kraftplätze in der Natur oder einem anderen Ort Platz. Verwickeln Sie den Schöpfer in ein Gespräch, als wäre er Ihr bester Freund. Lassen Sie zu, dass sich die Unterhaltung einfach entwickelt, rufen Sie die Engel, Lehrer und Himmelsrichtungen an, wenn Sie möchten. Tun Sie, was immer Ihnen einen Einstieg in diese heilige Übung verschafft. Sprechen oder singen Sie Ihre Gebete nun laut. Spielen Sie mit der Intonation und dem Rhythmus Ihrer Stimme. Das lässt Gefühle aufsteigen und verhindert, dass Sie allzu redselig werden. Gebete sollten stets aus dem Herzen kommen. Lassen Sie Ihr Herz voller Sehnsucht sein und bedenken Sie: Sie können vollstes Vertrauen in den Schöpfer haben; er ist ihr bester Freund. Fahren Sie so lange fort, bis Sie sich leer fühlen.

Wenn Sie das Gefühl haben, dass Sie die Übung beenden wollen, hören Sie einfach schweigend in sich hinein. Legen Sie Papier und Stift bereit und schreiben Sie auf, was die Quelle Ihnen mitteilt. Vertrauen Sie auf Ihre Intuition und auf das, was durch sie zum Ausdruck kommt. Machen Sie sich keine Vorwürfe und verurteilen Sie sich nicht, wenn Sie nichts hören oder keinen Zugang zur inneren Stimme finden, und glauben Sie niemals, dass das nur das Geplapper Ihres Geistes sei.

Jedes Mal, wenn Sie diese Übung machen, werden Sie im Gespräch mit der Quelle in tiefere Schichten vorstoßen. Halten Sie durch, vertrauen Sie dem Prozess und genießen Sie ihn.

Danken Sie zum Abschluss dafür, dass Ihre Gebete erhört werden. Lassen Sie los und akzeptieren Sie, was immer entsteht.

15

Die unschuldigen Stimmen der Kinder

Für ein Kind ist das Leben nicht kompliziert.
Es lebt voll und ganz im Augenblick
und genießt, was es tut.
Es macht sich keine Sorgen um morgen und um das, was der nächste Tag bringen mag.
Das Leben ist schön für dieses Kind.
Das Leben macht Spaß.
Das Leben ist wunderbar und aufregend.
Das ist die wahre Art und Weise zu leben.

Eileen Caddy

Ein gesundes Kind drückt sich ganz von selbst mithilfe von Klängen aus. Kinder haben einen engen Kontakt zu ihren Gefühlen, deshalb teilen sie der Welt spontan mit, was in ihnen vorgeht, indem sie in Tränen, Geschrei, Geheule, Stöhnen, Gelächter, Rufen oder Gesang ausbrechen. Ein Kind ist unschuldig und rein, selten unaufrichtig oder ein langweiliger Spielgeführte. Seine Stimmung kann von einer Sekunde zur anderen umschlagen, da es weder ein lineares Zeitgefühl noch quälende Urteile kennt. Kinder sind herrlich offen und bewerten ihren klanglichen Ausdruck nicht.

Da sie der imaginären Welt, der Welt der Fantasie sowie dem Unterbewusstsein so nahe sind, pendeln sie zwischen der Wirklichkeit und dem Unwirklichen hin und her. In Sekundenbruchteilen können sie sich Menschen und Geschichten ausdenken. In ihrer Welt ist die Fantasie Wirklichkeit. Sie sind noch so unbelastet, dass sie in mindestens der Hälfte aller Fälle unbewusst reagieren. Erwachsene nutzen im Alltag nur zehn Prozent ihrer unbewussten Ressourcen, somit können ihnen die Kinder tatsächlich als Lehrer dienen. Werden sie nicht liebevoll unterstützt, gelenkt und ermuntert, kann der Fall eintreten, dass ihre spielerische Fantasie auf unnatürliche Weise gehemmt wird.

Sobald sie auf der Welt sind, haben Kinder einen direkten Zugang zum Übernatürlichen und zu Gott. Sie sind natürlich, spontan, spielerisch, weise. Sie verfügen über ein leuchtendes, grenzenloses Potenzial. Von den Erwachsenen müssen sie die Kunst erlernen, Grenzen zu setzen und ihre Gaben strukturiert zum Ausdruck zu bringen. In ihrem Naturzustand sollen sie uns eine Welt ohne Grenzen zeigen, in der alles möglich ist. In ihren kleinen Körpern und mit ihrer Unschuld werden sie herausfinden, wie weit sie bei der Erforschung der Welt gehen können, ohne gebremst zu werden oder auf Grenzen zu stoßen. Dabei lernen sie, was sie tun können und was nicht.

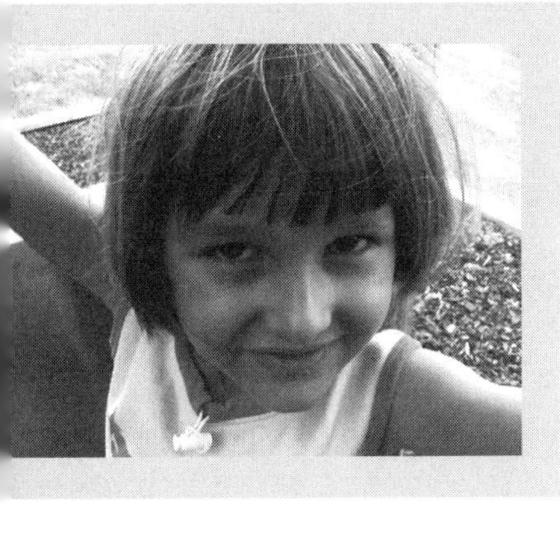

Erwachsene fügen ihren Kindern sehr großen Schaden zu, indem sie ihren natürlichen emotionalen Ausdruck hemmen oder Regeln aufstellen, bei denen sie kein Mitspracherecht haben. Sie müssen einfach tun, was ihnen gesagt wird, ohne zwangsläufig auch zu wissen, weshalb. Nach traumatischen Erfahrungen oder bei großen Problemen kann das Tönen eine wirkungsvolle und spielerische Möglichkeit darstellen, wie sie wieder richtige Kinder werden können.

Wenn wir einem Kind gestatten, seine Welt mithilfe des Tönens bewusst zu erforschen, und es dazu hinführen, die ersehnte Freiheit zu verstehen und die Verantwortung dafür zu übernehmen, wird es alte Probleme ganz automatisch loslassen und die Angelegenheit bewältigen wollen. Wir müssen erkennen, dass Kinder hochintelligente und wunderschöne Geschöpfe sind. Werden sie gefördert und bekommen sie mit Offenheit gezeigt, wie sie sein und wie sie sich ausdrücken können, dann wissen sie schon, wie man Spaß haben und höchst kreativ sein kann. Sie wissen, wie sie die Probleme und Energieblockaden mit ihren Eltern, Geschwistern und Freunden bewältigen können. Und sie wissen, dass ihr Potenzial und ihre Freude unbegrenzt sind.

Kinder lieben es, Töne zu machen und mit der Stimme zu arbeiten. Sie lernen schnell, weil sie einfach sie selbst sind und niemandem etwas vormachen. Es ist, als wüssten Kinder ganz selbstverständlich, was Gott ist und wie Gott in der Welt zum Ausdruck kommt, und sie stellen es nicht in Frage. Sie haben Vertrauen in die allgegenwärtige Hilfe und den Schutz Gottes. So ist es auch bei der Arbeit mit Klängen. Unter der richtigen Anleitung können sie es weit bringen und das Tönen so weit erforschen, wie es ihnen eben möglich ist.

Die Arbeit mit kleineren Kindern ist ein Abenteuer. Je tiefer wir sie mit Klängen, Farben und Bildern in ihre eindrucksvolle Fantasiewelt hineinführen, desto besser. Je mehr Verständnis wir ihnen entgegenbringen, desto vollständiger werden sie genesen. Es ist sehr lohnend, mit Kindern zu arbeiten, wenn wir auf den Wellen ihrer Aufregung und ihrer Begeisterung reiten können. Versuchen Sie, selbst Kind zu sein – seien Sie albern, frei und abenteuerlustig in ihrer Gegenwart. Spielen Sie!

Kinder verdienen es, mit ihrer Stimme und der Klangheilung zu arbeiten. Sie sind die Bausteine der künftigen Welt. Da die Schwingung unserer Kinder ein sehr viel höheres Niveau hat, werden sich auch unsere Vibrationen verändern. Wir müssen ausgiebiger erforschen, was mit unseren Kindern möglich ist. Wir müssen die Hemmungen, die Schüchternheit und die Urteile des Erwachsenendenkens ablegen. Werden Sie in der Gegenwart von Kindern selbst zum Kind. Sorgen Sie dafür, dass diese kleinen Menschen gefahrlos fliegen, sich in die Lüfte schwingen und ihre mystische, magische Fantasie erforschen können, in der alles möglich ist.

Kleine Kinder werden noch nicht von den vielschichtigen Masken und emotionalen Mauern behindert, die Erwachsene oft haben. Kinder und Tiere geben das deutlichste Beispiel für die direkte Einheit und Verbundenheit mit der Quelle. Kinder lassen uns sehen, wenn sie nicht weiterkommen oder unglücklich sind. Sie sind direkte Kanäle, ob sie nun mit Worten kommunizieren oder nicht. Ihre Körpersprache und ihr Tonfall liefern uns schnell authentische Informationen. Wenn sie sich gefangen und unglücklich fühlen, wissen sie sogar, dass dies kein natürlicher Zustand ist. Tief in ihrem Inneren ist ihnen klar, dass sie das Licht der Welt sind und es unnatürlich ist, keinen Spaß zu haben, nicht verspielt und glücklich zu sein. Und sie vergessen das nicht so leicht wie die Erwachsenen … Sie kämpfen für ihre Rechte und gehen selten Kompromisse ein. Wenn sie ihre Ziele verfolgen dürfen und dazu ermutigt werden, zeigt uns ihre Beharrlichkeit, dass wir Berge versetzen können.

Mein geliebter Partner Kevin schlägt vor, mithilfe der folgenden Übung herauszufinden, wie zauberhaft es sein kann, mit Kindern zu spielen:

> Wir bereiten uns darauf vor, Klänge zu empfangen, indem wir mit einem Summen beginnen. Wenn ich den Kindern sage, dass sie den Mund nun einfach aufklappen können, geht dieses Summen in Töne über. Anschließend erkläre ich ihnen, dass der Klang

nur dann aus der Mitte kommen kann, wenn sie sich und den anderen zuhören. Dass es dann so sei, als würden wir vom Klang genährt, was ja auch stimmt.
Nachdem wir die „Mitte" gefunden haben, arbeite ich mit Bildern. Manchmal erkläre ich ihnen, dass in der Erde soeben ein kleiner Same gekeimt ist. „Wir wissen noch nicht, was für eine Pflanze das einmal werden wird. Tönen wir sie also ins Leben!"
Ich habe die Erfahrung gemacht, dass alle Anwesenden stets dasselbe Klangbild wahrnehmen. Oft brauchte ich eine „Kettensäge", um ein Loch in die Decke des Raums zu schneiden, damit die „Pflanze" ihr volles Potenzial erreichen kann.

Gott ist für uns, was wir für unsere Kinder sind.
Ein Kind, das gerade die ersten eigenen Schritte mit einer liebevollen Mutter oder einem Vater macht, die es kennen, wird eines Tages mit dem Wind um die Wette laufen. Und so sieht auch Gott das unbegrenzte Potenzial in uns – als erfüllt. Nur wir selbst sehen Grenzen oder einen scheinbaren Mangel in unserem Leben.

Chip Richards

16

Klang und alternative Therapien

In meiner Ausbildung konnte ich nach einer Klangheilsitzung mit Therapeutic Touch zum ersten Mal im Leben meinen Geistkörper wahrnehmen. Ich konnte meine Essenz „sehen" und ich konnte durch die Zeit „blicken". Außerdem spürte ich ganz deutlich die Gegenwart der Mutter Gottes. Sie bot mir ihre Hilfe an, stand mir bei und erfüllte mich mit ihrem ungeheuren Mitgefühl. Seit diesem Erlebnis ist sie immer an meiner Seite.

Erica Schaller

Die menschliche Stimme enthält ein zusätzliches Element, das allen anderen Instrumenten fehlt. Man könnte sagen, sie sei das Urinstrument, da nicht nur der körperliche Aspekt (Stimmbänder, Tonhöhe) und die emotionale Färbung, sondern auch das feinere, zartere Element des bewussten und unbewussten Willens des Sängers mit hineinspielt. Die menschliche Stimme trägt ihre eigene spirituelle Resonanz in sich.

Dr. Fabien Maman

Unsere Stimme ist einzigartig. Sie ist eine Landkarte unseres Körpers, unserer persönlichen und kollektiven Geschichte und unserer Geschichten. Die menschliche Stimme ist das mächtigste Instrument überhaupt. Wir können sie schulen, sodass sie sich im Gegensatz zu elektronisch produzierten Klängen ganz genau auf die Bereiche unseres Seins einstellen lässt, die der Heilung bedürfen. Die menschliche Stimme ist überlegen, weil sie Seele, Herz und Bewusstsein hat.

Klänge dringen in die Molekularstruktur und können an Bereiche rühren, die wir mit unseren Worten, unserem Atem oder unseren Händen nicht erreichen.

Klänge durchdringen alles und jedes.

Alles Leben ist Schwingung und in unserem Inneren tragen wir eine ererbte Weisheit der Erinnerung und des Wissens in Form bestimmter Frequenzen in der Struktur unserer DNS. Deshalb glaube ich, dass wir den Geist mithilfe jener Schwingungsenergie verkörpern können, die in der Stimme unserer Seele zum Ausdruck kommt – und ich praktiziere dies auch.

Es ist mir vergönnt, die Soul-Voice-Methode zahlreichen Menschen in alternativen Heilberufen vorzustellen: Körper- und Massage-, Atemtherapeuten, Psychologen, Hypnosetherapeuten, Lebensberatern, Mediatoren, Yogalehrern, Akupunkteuren, Chiropraktikern und anderen. Sie alle sagen:

Klänge eignen sich hervorragend, uns intuitive Führung zu geben und Energien freizusetzen. Klänge drücken aus, was in uns ist, bevor wir selbst es tun und bevor wir wissen, was vor sich geht, hat es sich schon verwandelt.

Klänge dringen ins Unterbewusstsein und zeigen uns unmittelbar, wo ein Klient blockiert oder im Gleichgewicht ist. Sie lügen nie. Sie dringen sofort zum Kern vor. Darüber hinaus helfen sie Menschen in Heilberufen, die körperliche Entspannung ihrer Patienten sehr viel mehr zu vertiefen, als Hände oder Worte es können. Auf diese Weise gewinnen die Behandelten ein besonders tiefes Vertrauen in die angeborenen Selbstheilungskräfte des Körpers.

Im Folgenden finden Sie einige Heilmethoden, die mir bei meiner Arbeit mit der Klangheilung und -therapie in den vergangenen Jahren eine große Hilfe waren.

Atemarbeit

Dies ist eine Atemtechnik zur Selbstheilung, die ungesunde Atemmuster korrigiert und fest verwurzelte Probleme löst, besonders wenn sie bei der Geburt oder in der Kindheit entstanden sind. Zudem hilft die Atemarbeit, negative, urteilende oder hemmende Muster aller Art zu beseitigen, ganz gleich, ob sie körperlicher, emotionaler, spiritueller oder geistiger Natur sind. Natürlich versorgt eine tiefe Atmung das ganze System auch mit Sauerstoff und regt so die elektrochemischen Vorgänge im Körper an. Wenn man in einer Atemsitzung auch mit Klang arbeitet, unterstützt dies den Körper bei der zügigen Ausscheidung von Giftstoffen aller Art. Es hilft der höheren Körperintelligenz, das Gleichgewicht schneller wiederherzustellen, und schult den Klienten darin, Ausdruck und inneres Hören aufeinander abzustimmen.

> Ich habe die Erfahrung gemacht, dass sich in der Kombination von Atemarbeit und Klangheilung die emotionalen, energetischen und körperlichen Blockaden, die im Laufe einer Atemsitzung auftauchen, beinah unmittelbar mithilfe des Klangs lösen lassen. Das ist wirklich erstaunlich. Ich konnte feststellen, dass die vom Klang hervorgerufene Veränderung dem Klienten hilft, die einfache Freude am Leben, dem Wohlbefinden und der gesunden Ganzheit seines Körpers wiederzufinden – dass sie aber auch ein Gefühl der Verbundenheit mit dem höchstmöglichen Bewusstsein bringt, einem höchsten Weg, der Quelle zu lauschen.
>
> *Indalecia Ziritt*

Körperarbeit

Bei vielen Formen der Körperarbeit – darunter auch Massage, Therapeutic Touch, Polaritätstherapie, Reiki, Fußreflexzonenmassage und Shiatsu – lassen sich Körper und Klang verbinden. Auf diese Weise können wir vertiefen und erweitern, was unsere Hände wahrnehmen. Jede Erfahrung in der materiellen Wirklichkeit hat eine Klangfrequenz. Deshalb hat auch jede Berührung ihre eigene Schwingung. Je besser unser Empfinden geschult und je klarer es ist, desto größer wird die Wahrscheinlichkeit sein, dass wir unsere hellhörigen Fähigkeiten effektiv einbringen und heilende Klänge einsetzen können, wenn es angemessen ist.

Die Arbeit mit meiner Seelenstimme hat mir in der Körperarbeit und der Massagetherapie geholfen, jene Teile meiner Seele zu integrieren, die sich nur dadurch wahrnehmen oder ausdrücken lassen, dass ich Zugang zu den Klängen finde, die aus den Tiefen meines Körpers aufsteigen. In mir hallten die Grenzenlosigkeit des Universums und der nährende, schützende Klang der Erde wider – und mit ihm alle Emotionen und alle Nuancen, die es gibt.
Die von Karina entwickelte und verfeinerte Stimm- und Klangarbeit erfasst alle Aspekte des Lebens. Wenn ich mich mit dem Klang verbinde, entsteht das tiefe Verlangen nach Verbundenheit mit allem, was ist; danach, eins zu sein mit allem, was ist. Die Soul-Voice-Methode erinnert uns an die wahre Bedeutung der Macht, welche die Menschheit wohl vergessen haben muss. Einfach gesagt, ist es die Macht der Liebe, absoluter Liebe.

Sibylla Meckel

Yoga und Tanz

Verbindet man körperliche Übung und stimmlichen Ausdruck, ist das nicht nur erbaulich und entspannend. Es verstärkt auch die Wirkung des Trainings und kann uns auf eine höhere Schwingungs- und Bewusstseinsstufe heben. Beim Aikido und Karate werden gewisse Bewegungen mit bestimmten Lauten verbunden. Wenn wir zum Beispiel Yoga machen oder tanzen, bleibt der Mund die meiste Zeit über geschlossen, obwohl das unnatürlich ist. Aber so haben wir es gelernt. Ich konnte tatsächlich spüren, dass eine Verbindung gekappt wird, sobald man Bewegung und stimmlichen Ausdruck trennt.

Es spielt keine Rolle, ob Sie den Körper dehnen, sich nach den „Fünf Rhythmen" bewegen oder frei tanzen: Öffnen Sie mutig den Mund und äußern Sie Laute, die sich aus Ihren Bewegungen ergeben und sie erweitern. Gestatten Sie Ihrer Stimme, sich ganz natürlich zu verändern. Vielleicht stellen Sie ja fest, dass der spontane stimmliche Ausdruck Ihre Bewegungen auflädt, inspiriert und erhebt.

Die Fünf Tibeter

Seit mehreren Jahrzehnten praktiziere ich eine einzigartige Form von Yoga: die Fünf Tibeter. Wenn ich einmal nicht übe, spüre und weiß ich das.

Diese uralte Übungsreihe besteht aus dynamischen Bewegungen, die ihren Weg ursprünglich aus einem tibetischen Kloster namens „Quelle der Jugend" in den Westen fanden. Sie reinigen die Chakras und entgiften uns. (Falls Sie an einer schweren Krankheit leiden, fragen Sie bitte einen Arzt, ehe Sie mit der regelmäßigen Praxis beginnen.)

Darüber hinaus habe ich versucht, diese Übungen mit Vokalklängen zu machen. Es funktioniert!

Verbindet man die Bewegung mit der Bedeutung des entsprechenden Vokals, haben sie eine noch befriedigendere und erhebendere Wirkung.

Die folgenden Vokalbedeutungen sind von der Sprache und Kultur der Maori und der Hawaiianer sowie von meinem eigenen Verständnis und meiner Erfahrung mit diesen heiligen Klängen geprägt.

Die Bedeutungen der Vokale

- *A* (wie in „Abend") schafft Erdung, eine feste Grundlage und steht für den Geist in der Materie. Dieser Vokal reinigt den Körper und schenkt ein Gefühl von Zufriedenheit.
- *E* (wie in „Leben") bringt etwas ins Rollen und schenkt Kraft. Dieser Vokal bezieht sich auf alles Leben und alle Dinge.
- *I* (wie in „Biene") hat mit Geradlinigkeit, göttlicher Intelligenz und geistiger Klarheit zu tun.
- *O* (wie in „Moos") ist allem Runden, der Unschuld, dem Frieden, der Neugier und der Akzeptanz der Ewigkeit zugeordnet.
- *U* (wie in „Suche") erbaut uns und schenkt uns ein Gefühl für den göttlichen Willen, ihn anzunehmen, und gibt uns die Fähigkeit, ein reiner Kanal zu sein. („Hu" ist ein uralter Name Gottes.)

Jeder Bewegungsablauf wird 21-mal wiederholt. Falls Sie mit den Übungen noch nicht vertraut sind, beginnen Sie zunächst mit fünf Wiederholungen und steigern Sie sich anschließend nach Ihren Möglichkeiten. Soweit Sie keine anderen Hinweise erhalten, sollten Sie durch die Nase einatmen. (Einige der hier beschriebenen Bewegungsabläufe weichen geringfügig von denen der „Fünf Tibeter" ab.)

Die Fünf Tibeter mit Vokalen praktizieren

Die erste Übung

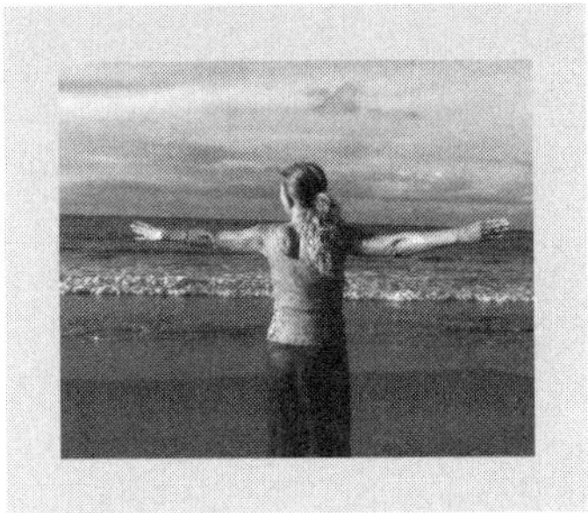

Strecken Sie die Arme seitlich aus und drehen Sie sich im Uhrzeigersinn. Konzentrieren Sie sich nach jeder Umdrehung auf einen festen Punkt im Raum. Das hilft, Schwindelgefühle zu verhindern. Falls Ihnen trotzdem schwindlig wird, verschränken Sie Ihre Arme vor der Brust und legen Sie die Handflächen auf Ihre Schultern. Diese Haltung beseitigt Schwindelgefühle.

Lassen Sie beim Ausatmen den Vokal „A“ (für Erdung und Reinigung) entstehen und atmen Sie tief und bewusst ein. Auf diese Weise können Sie einen lang gezogenen, gleichmäßigen Klang erzeugen. Öffnen Sie den Mund beim „A“ weit.

Atmen Sie bei jeder Umdrehung einmal ein und einmal aus oder atmen Sie bei der einen Umdrehung ein und bei der nächsten aus.

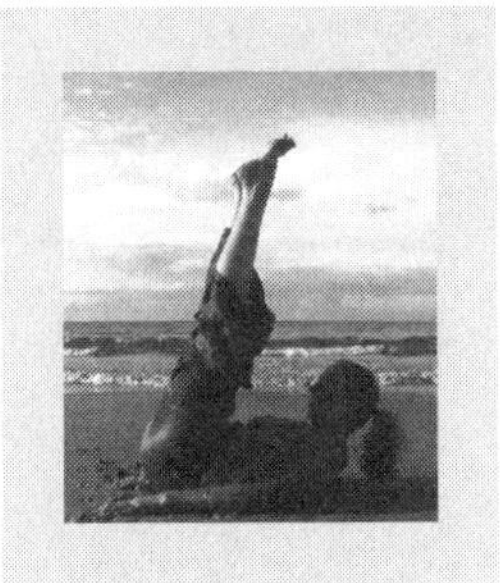

Die zweite Übung

Legen Sie sich auf den Rücken, die Handflächen zeigen zum Boden. Heben Sie beim Einatmen die Beine senkrecht nach oben und bringen Sie das Kinn zur Brust. Lassen Sie die Beine und den Kopf beim Ausatmen wieder zum Boden sinken.

Lassen Sie beim Ausatmen den Vokal „E“ (für Fluss und innere Stärke) entstehen. Atmen Sie tief und langsam ein. Laut und Tonhöhe dürfen sich verändern, während Sie loslassen und sich einem Gefühl der Entspannung hingeben. Je langsamer Sie ausatmen, singen und sich bewegen, desto größer ist die Wirkung.

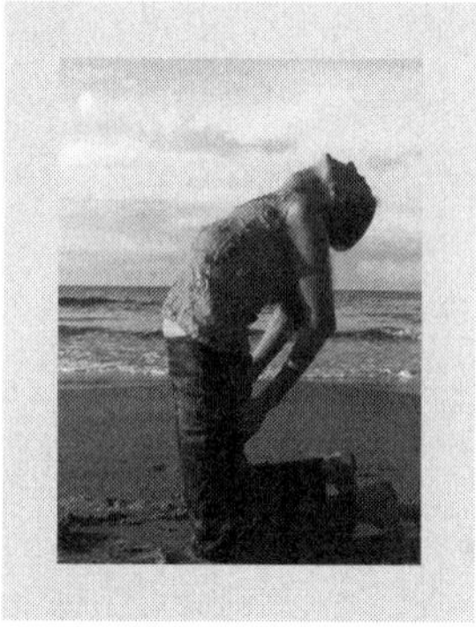

Die dritte Übung

Knien Sie sich mit aufrechtem Oberkörper hin und legen Sie die Hände unter das Gesäß. Neigen Sie das Kinn zur Brust und beugen Sie dabei auch den oberen Teil des Brustkorbs ein wenig nach vorn. Atmen sie nun tief ein, der Rücken wird nach hinten gedehnt, so weit Sie können. Beim Ausatmen neigen Sie sich wieder nach vorn.

Tönen Sie beim Ausatmen und Vorbeugen den Vokal „I“ (für Geradlinigkeit und geistige Klarheit).

Öffnen Sie den Mund beim Einatmen und beim Nach-hinten-Beugen weit, um den Hals nicht zu überdehnen. Der offene Mund wird Ihnen das Singen des Vokals noch angenehmer machen.

Die vierte Übung

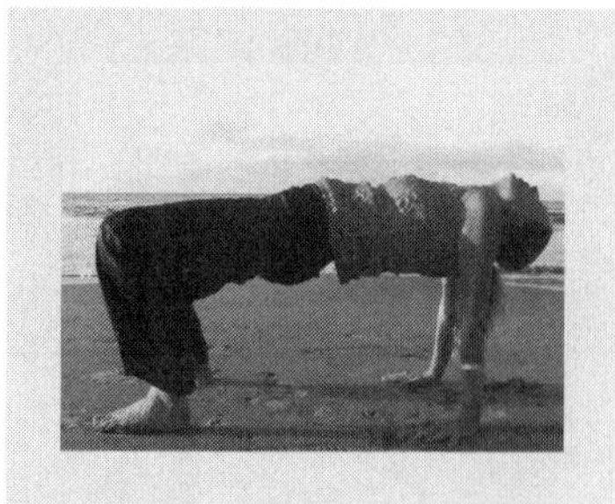

Setzen Sie sich auf den Boden. Die Beine sind ausgestreckt, die Arme sind neben dem Körper, die Handflächen haben Kontakt zum Boden. Beim Einatmen bringen Sie Ihren Rücken nach oben und nehmen eine „brückenähnliche“ Position ein. Die Arme sind gestreckt, die Füße und Knie sind schulterbreit auseinander, den Kopf lassen Sie nach hinten sinken. Die Füße sind unter den Knien, die Hände unter den Schultern. Lösen Sie die Stellung beim Ausatmen und kehren Sie in die Ausgangsposition zurück. Strecken Sie Ihre Beine auf dem Boden aus. Schließen Sie die Übung damit ab, dass Sie den Oberkörper nach vorn über die Beine beugen.

Beim Ausatmen stimmen Sie den Vokal „O“ (für Unschuld und Frieden) an. Atmen Sie tief ein und klangvoll aus. Lassen Sie zu, dass sich die Tonhöhe der Laute verändert.

Die fünfte Übung

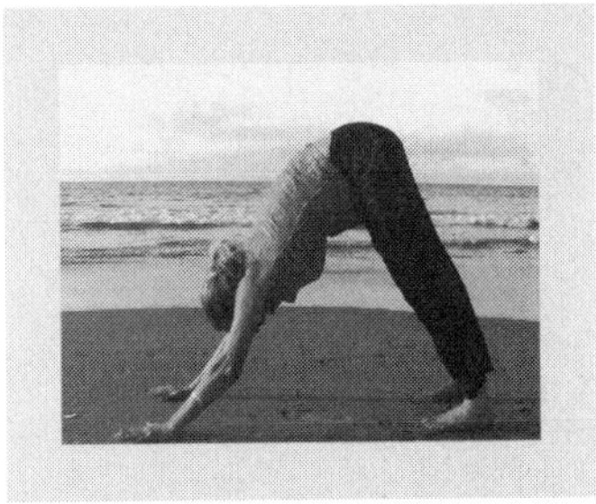

Legen Sie sich bäuchlings auf den Boden und heben Sie den Oberkörper langsam vom Boden ab; dehnen Sie die Wirbelsäule. Das Gewicht ruht auf den gestreckten Armen. Die Handflächen liegen flach auf dem Boden, die Zehen sind angezogen. Beim Einatmen heben Sie dann das Becken nach oben und dehnen auf diese Weise sowohl Ihre Wirbelsäule als auch Ihre Beine. Die Füße sollten nach Möglichkeit ganz auf dem Boden stehen. Kehren Sie beim Ausatmen langsam in die oben beschriebene Ausgangsposition zurück.

Lassen Sie beim Ausatmen den Vokal „U“ (für Erbauung und Kommunikation mit dem Göttlichen) erklingen. Falls irgendetwas den Ton in der beschriebenen Position behindert, lassen Sie den Laut in der zweiten Hälfte der Ausatmung in ein sehr offenes „A“ übergehen.

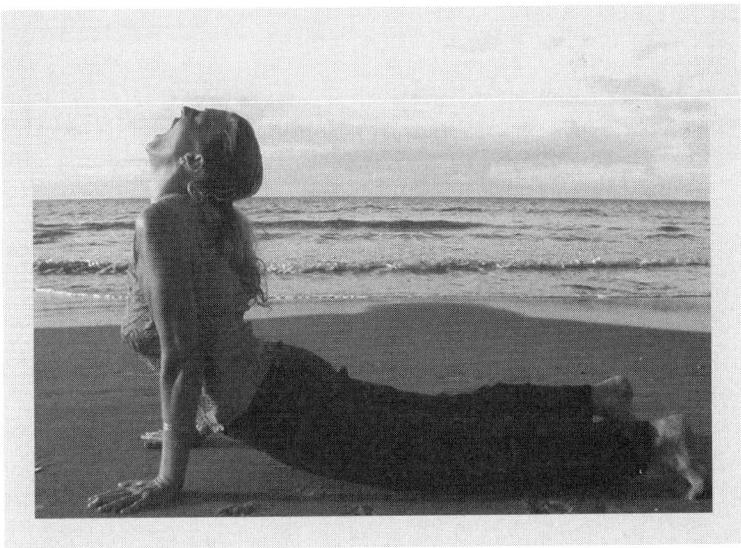

Therapeutischer Selbstausdruck

Es ist ein spannender und berauschender Weg, wenn man im Rahmen des therapeutischen Selbstausdrucks all seine Ängste äußern kann. Man erlebt die Manifestation jenes Traums, den das innere Kind seit jeher träumt. Der Spiegel ist Ihre eigene innere Führung und zeigt Ihnen die unendlichen Ausdrucksmöglichkeiten Ihrer Seele.

Therapeutischer Selbstausdruck heißt, „nackt" vor einem Publikum zu stehen, mit all seinen Ängsten absolut authentisch zu sein und alle Möglichkeiten durchzuspielen, um im Reigen mit den eigenen Unterpersönlichkeiten noch mehr von sich zu offenbaren.

Der heilende Prozess des therapeutischen Selbstausdrucks verlangt von uns, an unsere Grenzen zu gehen und sie zu erweitern. Warum bleiben wir an einer Mauer stehen? An dem Punkt, den wir für unsere Grenze halten? Wir haben Angst davor, einen Quantensprung zu machen. Unsere Erinnerungen wecken die Befürchtung, wir würden uns und anderen wehtun. Und es graut uns davor, verspottet zu werden. Wir bleiben an dem Punkt stehen, den wir für unsere Grenze halten, weil wir nicht wissen, was jenseits der Mauer ist, und weil wir fürchten, zu versagen und nicht akzeptiert zu werden.

Die Angst, vor Publikum zu sprechen, ist die größte Angst der menschlichen Psyche. Wenn wir frei sein wollen, müssen wir zunächst zu einem freien Selbstausdruck finden. Aus eigener Kraft und in eigener Autorität vor einem Publikum zu stehen, rückt unsere Ängste ins Rampenlicht. Es ist ein Akt tiefer Selbstliebe und Selbsterweckung. Vor einem Publikum können wir uns nicht verstecken und sind gezwungen, noch tiefer in die absolute Authentizität einzutauchen – hundertprozentig im Hier und Jetzt zu sein, mit all den Ängsten und Gefühlen, die das eigene Herz schneller schlagen lassen. Genau das ist nötig. Zeigen Sie dem Publikum, was zu tun Ihnen schwerfällt. Lassen Sie es heraus, indem Sie es empfinden und zum Ausdruck bringen. Wenn Sie dabei Blickkontakt mit den Anwesenden halten, können wichtige Muster und Probleme bezüglich der eigenen Schüchternheit, Selbstgefälligkeit und des „Nicht gut genug"-Seins in Bewegung geraten. Es ist eine aufregende Erfahrung vollkommenen Engagements, das Sie in das Gesamtspektrum Ihrer Gefühle hineinstößt und Ihren Selbstausdruck aufs äußerste fordert.

Bei meiner Erforschung der menschlichen Stimme habe ich immer wieder festgestellt, dass die Lebendigkeit unseres stimmlichen Ausdrucks unseren körperlichen und psychischen Zustand wiedergibt. Es besteht ein Zusammenhang zwischen der Art und Weise, wie wir uns im Leben ausdrücken, und unserer inneren Welt sowie unserer Psyche. Diese hält einen üppigen Vorrat an Charakteren, Unterpersönlichkeiten, Stimmungen und Erinnerungen bereit. In der Tat setzen wir uns aus vielen verschiedenen Persönlichkeitsanteilen zusammen. Wir sind wie ein Wandteppich aus bunten, vielschichtigen Stimmen und Darstellungen, zu denen viele von uns nur im Traum Zugang haben.

Jeder Teil unseres inneren Selbst hat eine eigene Stimme, die sich danach sehnt, gehört zu werden, obwohl sie sich oft hinter Hemmungen und Schüchternheit verbirgt. Der therapeutische Selbstausdruck kann unser authentisches Selbst aktivieren und sichtbar machen. Und er kann uns die Erlaubnis geben, vorzutreten und den Menschen zu feiern, der wir wirklich sind ...

> Reite die Welle der Furcht und drücke deine Ängste aus.
> So machst du dir die Wirklichkeit zu eigen,
> und wenn das der Fall ist, kannst du alles tun.

... aber auch zu wissen, wer wir nicht sind. Indem Sie alle möglichen Charaktere und Unterpersönlichkeiten zum Ausdruck bringen, lernen Sie vielleicht den Menschen schätzen, der Sie wirklich sind.

Möglicherweise stoßen Sie auf eine tolle Abenteuerwelt aus Märchenrollen und -figuren, die Sie als Kind immer spielen wollten. Oder es kommen Déjà-vu-Erinnerungen aus anderen Leben an die Oberfläche.

Hier geht es nicht darum, sich mit anderen zu vergleichen und nur ja nicht lächerlich oder überzogen zu sein. Wenn Sie sich und Ihren Ausdruck bedingungslos lieben, gibt es nichts, was Sie nicht bewältigen könnten. Beim therapeutischen Selbstausdruck entdecken Sie vielleicht, dass Gott Ihr einziges Sicherheitsnetz ist und Sie von Ihrer magischen inneren Stimme geführt werden ...

Bei meinem Auftritt vor all den anderen Schülern – meinem Publikum – war ich gehemmt. Karina fragte mich, wann mein Unbehagen am größten sei. Ich sagte: „Im Kontakt mit den Männern im Publikum." Daraufhin schlug sie vor, einen von ihnen zu mir auf die Bühne zu bitten. Ich fing an, meine Gefühle herauszulassen, und war überrascht, einen Tierlaut zu hören – einen ganz speziellen Laut, der sich in panikartige Geräusche verwandelte. Ich weiß nicht, wo das herkam, aber es gab meine Gefühle ganz genau wieder. Ich folgte dem Klang. Mein Körper zog sich zurück, bis ich mit dem Rücken zur Wand stand und vollkommen von meiner Angst erfüllt war.
Als ich die Wand im Rücken spürte, wusste ich, dass sich etwas ändern musste, und lauschte weiter dem Klang. Ich wurde wütend. Mein Körper bewegte sich wieder auf meinen Mitspieler auf der Bühne zu und ich wütete so lange weiter, bis ich wieder bei ihm war. Ich hob die Hand, um ihn zu schlagen. Karina bremste mich. An diesem Punkt empfand ich vollkommene Erleichterung, brach zusammen und fing an zu weinen. Karina zeigte mir, wie ich mich liebevoll um mich selbst kümmern konnte. Und dann war es vorbei.
Noch immer erstaunt mich diese Erfahrung. Sie stand in keinerlei Bezug zu einem bewussten Erlebnis. Ich wäre nicht in der Lage gewesen, sie mit irgendetwas in Verbindung zu bringen, was mir in diesem Leben zugestoßen ist. Trotzdem war mein Körper dank meiner Stimme offensichtlich auf Erinnerungen gestoßen, die über mein lineares Verständnis hinausgingen.

Diese Erfahrung bestätigte mir, was ich theoretisch bereits wusste. Wir sorgen dafür, dass bestimmte Erlebnisse aus diesem und aus anderen Leben so lange im Zellgedächtnis unseres Körpers schlummern, bis wir bereit sind, sie sanft loszulassen.
Ich hatte ein Gefühl völliger Befreiung im Bauch. Es war eine solche Offenbarung für mich.

Fabienne Pharisa

17

Weltweite telepathische Klangheilung – eine Zukunftsvision

Der Klang ist unser aller Blut,
das uns verbindet und vereint
und alle Unterschiede nährt.
Hab Vertrauen
in deine einzigartige Schwingung,
dann wirst du Berge versetzen.
Hab Vertrauen.
Lass Mutter Erde durch dich erklingen,
damit du eine harmonische
Schwingung webst …
Schwinge mit allem, was ist,
und eine neue Schöpfung wird aus dem Inneren hervorgehen.
Sprich vernehmlich, sag deine Meinung
und bring dein wahres Wesen zum Ausdruck,
um frei zu sein.

Stellen Sie sich vor,

- Klangschwingungen dienten Chirurgen als Operationswerkzeug;
- Klangschwingungen könnten uns vor Umweltverschmutzung und Strahlung schützen;
- Klangschwingungen würden dazu beitragen, Terroranschläge zu verhindern, und uns vor möglichen Naturkatastrophen warnen;
- es gäbe Versammlungen in Klangtempeln auf der ganzen Welt und wir würden an diesen heiligen Orten gemeinsam die Schwingungsebene auf der Erde beeinflussen, damit sich planetare Veränderungen voller Gnade und zum Besten aller vollziehen.

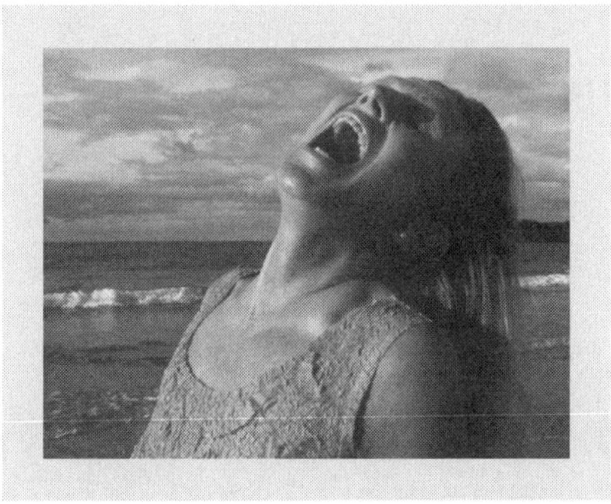

Der richtige Klang kann alles auflösen, vielleicht sogar die Atombombe! Mag sein, dass dies Zukunftsträume sind, aber der Grundstein für die Zukunft wird stets in der Gegenwart gelegt, im Jetzt.

Bei jeder Gruppe und jeder Einzelperson, die ich unterrichte, habe ich folgendes Ziel: Ich möchte, dass sie ihren Nachbarn, Freunden, Kollegen und der Gemeinschaft, in der sie leben, mit diesen einzigartigen Schwingungen die Hand entgegenstrecken und sie verbreiten, wo immer sie sind.

Wenn sie die magische Macht des Klangs kennenlernen, haben viele Menschen das Bedürfnis, sie mit anderen zu teilen. Was Sie teilen und geben, wird tausendfach zu Ihnen zurückkehren. Der Planet hört Sie. Jeder Klang hallt in der Erde wider. Helfen Sie dem heiligen Boden, auf dem wir gehen, indem Sie etwas an die Erde zurückgeben und ihr zuhören.

Ihr Pulsschlag, ihr Ton und ihr Rhythmus rufen uns. Wenn wir unsere Herzen öffnen, um telepathische Klangheilung durch den Äther zu schicken, machen wir der Erde und ihren Bewohnern ein großes Geschenk. Indem wir unsere unbegrenzte Macht mitfühlend und entschlossen einbringen, können wir Berge versetzen.

> Einstein sagte, wenn man ein Elektron in zwei Hälften spalte und eine davon bliebe auf der Erde, aber die andere flöge zum Mond, behielten beide dieselbe Information und blieben in Kontakt. Aus diesem Grund funktioniert auch die Telepathie!
>
> *Fabien Maman*

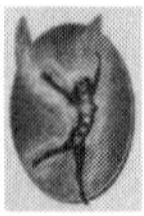

Telepathische Klangheilung

Falls Sie diese Übung in der Gruppe machen, setzen Sie sich im Kreis (Sie können die Übung aber auch allein ausführen). Stimmen Sie die Silbe „Aum“ an und lassen Sie sie nacheinander in alle sieben Chakras hineinfließen, um Ihren Körper wieder richtig auszurichten.

Bitten Sie alle Anwesenden, ihre Absicht in Gebetsform kundzutun. Wenn das geschehen ist, tönen Sie gemeinsam in die Kreismitte hinein und schicken Sie die Gebete in die Welt hinaus, indem Sie den heiligen Gesang ungefähr fünf Minuten lang fortsetzen.

Denken Sie nun an einen oder mehrere Menschen, die Ihnen lieb und teuer sind und die der Heilung bedürfen. Schicken Sie ihnen Klangheilung zum höchsten Wohle aller. Stellen Sie sich ganz intensiv und im Stillen vor, diese Personen befänden sich in der Mitte des Kreises. Richten Sie beim Anstimmen der Klänge Ihre Absicht auf den oder die Menschen, die Sie herbeigerufen haben. Lassen Sie sich vom Klang führen und spüren Sie, was der Empfänger braucht. Bauen Sie auf diese Führung. Haben Sie Vertrauen.

Schließen Sie den Vorgang nach etwa zehn Minuten ab. Lassen Sie das geistige Bild des Empfängers verblassen. Lauschen Sie mindestens fünf Minuten still in sich hinein.

Richten Sie Ihre Aufmerksamkeit nun auf einen Teil des Planeten, der der Veränderung bedarf. Das kann gemeinsam oder individuell entschieden werden. Tönen Sie aus dem Herzchakra heraus, visualisieren Sie die Farbe Grün und sammeln Sie den Klang in der Kreismitte als kollektive Energie. Schicken Sie diese nun an den zuvor festgelegten Ort. Fahren Sie so lange fort, bis Sie sich leer fühlen, und lauschen Sie anschließend schweigend. Kehren Sie in Ihr Herzchakra zurück und öffnen Sie sich, um die Gruppenenergie aufzunehmen.

Schicken Sie diese Energie nun an die Menschen, die an der Macht sind und den Planeten „offiziell" regieren. Sie können bestimmte Personen, Unbekannte sowie die ganze Menschheit wählen, um die Energie zu verbreiten.

Visualisieren Sie die Farbe Violett – sie kann zur Wahrheit durchdringen und sie enthüllen. Lassen Sie die Klänge in allerhöchster Absicht für die entsprechenden Menschen entstehen. Fahren Sie so lange fort, bis Sie sich leer fühlen, und lauschen Sie anschließend schweigend. Kehren Sie in Ihr Herzchakra zurück. Öffnen Sie sich, um die Gruppenenergie zu empfangen.

Lauschen Sie voller Mitgefühl den Menschen, die unter Verlust, Tod oder Krankheit leiden oder in einer schweren Krise stecken. Stellen Sie sich vor, wie sich die Farben Rosa und Blau vermischen und sich die heilenden Klänge in der Kreismitte sammeln. Schicken Sie diese nun zu den entsprechenden Menschen. Fahren Sie so lange fort, bis Sie das Gefühl haben, dass es genug ist. Kehren Sie anschließend still und dankbar in Ihr eigenes Herz zurück.

Beschließen Sie die Übung, indem Sie Ihre Erfahrungen in Gebetsform miteinander teilen.

Telepathische Klangheilung – ein Beispiel

Viele meiner Schülerinnen und Schüler setzen die telepathische Klangheilung mit großem Erfolg ein. Im Rahmen der Ausbildung zum zertifizierten Soul-Voice-Therapeuten erarbeiten wir diese Methode gemeinsam. Sie schenkt sowohl dem Empfänger als auch dem Sender Kraft.

Je mehr Menschen in derselben Absicht versammelt sind, desto größer ist die Wirkung auf den Einzelnen, ein bestimmtes Gebiet oder die ganze Welt.

Die folgende Erfahrung habe ich beim „Hinübergehen" meines Vaters gemacht: Ich erinnere mich daran, dass ich mich von allen Vorstellungen befreit hatte, inwiefern mir das Tönen weiterhelfen könnte, als ich mich mit dem bevorstehenden Tod meines Vaters auseinandersetzte, ohne bei ihm sein zu können. Ich hatte starke Schuldgefühle deswegen. Ich schickte ihm telepathische Klangheilung, betete um einen würdevollen Tod und darum, dass seine letzten Tage friedlich sein mögen. In seinen letzten Stunden spürte ich ihn sehr stark.

Als ich mich mit meinem eigenen tiefen Prozess des Loslassens beschäftigte, stiegen kraftvoll Klänge und Töne aus anderen Kulturen und Sprachen wie heilige, aber noch unartikulierte Worte in mir auf. Genau wie die Trauerlaute, die ich noch nie von mir gehört hatte: Schmerzenslaute, verbunden mit friedlichen Klängen, die plötzlich darin gipfelten, dass ich den Geist meines Vaters deutlich an meiner Seite spürte. Ich hatte jedes Zeitgefühl verloren.

Irgendwann war ich von der Energie des Lichts meines Vaters so überwältigt, dass ich aus voller Brust ein Liebeslied schmetterte mit einem wunderschönen Text, den ich noch nie gehört hatte. Ich fühlte mich meinem Vater näher, als das auf körperlicher Ebene je der Fall gewesen war. Ich konnte nicht aufhören, voller Dankbarkeit zu weinen. Dann war der Geist meines Vaters verschwunden. Das Nächste, woran ich mich erinnere, ist der Anruf meiner Schwester, die mir mitteilte, dass unser Vater gestorben war.

Diese Erfahrung bestärkte mich sehr in dem Glauben, dass alle Menschen durch die Klangschwingung zu einer Einheit verbunden sind. Sie erfüllte mich mit starkem Vertrauen in und Dankbarkeit für die allgegenwärtige Macht des Klangs, die direkt von der Quelle gelenkt wird.

Die magische Kraft Ihres stimmlichen Potenzials ist unvorstellbar groß. Erlauben Sie sich, Zugang dazu zu finden, sie zu aktivieren, zu schulen und ein Meister im freien und authentischen Ausdruck zu werden, damit durch Sie noch mehr vom großen Mysterium enthüllt wird.

> Unsere tiefste Angst ist nicht die, dass wir unzulänglich sind. Unsere tiefste Angst ist die, dass wir über die Maßen machtvoll sind. Es ist unser Licht – nicht unsere Dunkelheit –, das uns am meisten erschreckt. Wir fragen uns: Wer bin ich denn, dass ich so brillant, großartig, talentiert, fabelhaft sein sollte? Aber wer sind Sie denn, dass Sie es nicht sein sollten? Sie sind ein Kind Gottes. Wenn Sie sich kleinmachen, dient das der Welt nicht. Es hat nichts von Erleuchtung an sich, wenn Sie sich so schrumpfen lassen, dass andere Leute sich nicht mehr durch Sie verunsichert fühlen. Wir sollen alle so leuchten wie die Kinder. Wir sind dazu geboren, die Herrlichkeit Gottes in uns zu manifestieren. Sie existiert in allen von uns, nicht nur in ein paar Menschen. Und wenn wir unser eigenes Licht leuchten lassen, erlauben wir auch unbewusst anderen Menschen, das Gleiche zu tun. Wenn wir von unserer eigenen Furcht befreit sind, befreit unsere Gegenwart auch andere.
>
> *Marianne Williamson*[9]

18

Wirkung der Soul-Voice-Methode und Fallbeispiele

Was kann die Soul-Voice-Methode für Sie tun?

Auf körperlicher Ebene
erleben Sie

- ein Wohlbefinden;
- eine Veränderung der Gehirnwellen;
- das Erwachen der Kundalini-Energie;
- ein ausgeglichenes Nervensystem;
- die Heilung körperlicher Schmerzen;
- eine verbesserte Sauerstoffversorgung;

- ein erhöhtes Leistungsvermögen;
- eine verstärkte Entgiftung;
- die Ausschüttung von Endorphinen;
- Erholung und Verjüngung;
- den Abbau von Stress und Angst;
- eine Erweiterung des Stimmumfangs.

Auf geistiger Ebene
erleben Sie eine Öffnung und Klärung des Bewusstseins sowie des Unterbewusstseins, die

- den Zugang zum inneren Kind ermöglicht und es befreit;
- Ziele und Potenziale verdeutlicht;
- Sie in einen tieferen meditativen Zustand versetzt;
- negative Überzeugungen und unschöne Angelegenheiten heilt;
- hilft, klare Grenzen zu setzen;
- Kreativität und Ausdruckskraft befreit;
- ihren unruhigen Geist zur Ruhe bringt;
- Urteilen und Kritik ein Ende macht;
- Ihren Kontakt zur Quelle stärkt.

Auf emotionaler Ebene
erleben Sie eine Klärung und Erlösung, die es Ihnen gestattet,

- Zugang zu Ihren authentischen Gefühlen zu finden;
- Ihre unaufhörlich kreisenden Gedanken zur Ruhe zu bringen;
- effektiver zu kommunizieren, um Ihre Wahrheit zu verkünden;
- Probleme mit Sabotage, Verlust und Verlassenwerden zu lösen;
- sich aus dem Bauch und dem Herzen heraus auszudrücken;
- eine Trennung zu heilen;

- Verletzungen und verletzte Gefühle loszulassen;
- nicht geklärte Beziehungen, in denen die Kommunikation abgebrochen wurde, klären;
- mit Ihrer spirituellen Essenz im Einklang zu sein;
- Widerstand aufzugeben.

Auf spiritueller Ebene
erleben Sie eine Öffnung für und Weiterentwicklung auf höhere Schwingungsstufen sowie eine Bewusstseinserweiterung, die folgende Faktoren begünstigt:

- Kontakt zur Zellessenz unserer DNS;
- tiefere gegenseitige Verbundenheit;
- die Entdeckung unseres eigentlichen und ursprünglichen Selbst;
- die Erfahrung der All-Einheit;
- die Manifestation der Stimme als Kanal der Quelle;
- neue Bewusstseinszustände und Ekstaseerlebnisse;
- die Erkenntnis des göttlichen Willens;
- den Einklang mit Ihrer spirituellen Essenz;
- stärkere Führung;
- die Verbindung von weiblicher und männlicher Energie.

Anwender und Lehrer der Soul-Voice-Methode
verzeichnen eine therapeutische Wirkung und Heilung bei:

- Allergien
- Alzheimer-Krankheit
- Asthma
- Atemproblemen
- Augenproblemen

- chronischer Erschöpfung
- chronischen Schmerzen
- Depression
- Drogenabhängigkeit
- Erkältung
- Essstörungen
- Fibromyalgie
- Fruchtbarkeitsproblemen
- Gallensteinen
- Geburt
- Geschwüren
- Gewichtsproblemen
- Hautkrebs
- Herzerkrankungen
- Infektionskrankheiten durch Candida-Pilze
- Krebs
- Menstruationsstörungen
- Nierensteinen
- Problemen mit Knochen und Gelenken
- Schilddrüsenproblemen
- Schizophrenie
- Schüchternheit
- im Sterbeprozess
- bei Stress und Ängsten
- Süchten
- Traumata
- Tumoren
- Verdauungsproblemen
- Wundheilung (nach Operationen)
- Zahnproblemen
- Zahnschmerzen

Die Früchte der Arbeit

Fallbeispiele und Geschichten von zertifizierten Soul-Voice-Therapeuten

Malia Lesavage

Nancy hatte seit Jahren Probleme mit dem Herzen. Ihr Arzt hatte ihr Medikamente verordnet, aber sie war nicht der Meinung, dass es besser wurde. Sie versuchte es mit alternativen Heilmethoden und arbeitete sogar mit südamerikanischen Geistheilern. Nichts schien zu helfen. Ich erzählte ihr von der Klangheilung und fragte sie, ob sie gern eine Sitzung machen würde. Sie willigte ein. Nach der Klangheilungssitzung sah ich sie sieben Monate lang nicht mehr. Als wir das nächste Mal miteinander sprachen, erzählte sie mir, ihr Arzt habe alle Medikamente abgesetzt. Ihr Herz schien völlig gesund und funktionierte offenbar wieder normal. Klangheilungsschwingungen sind unglaublich! Ich bin so dankbar dafür, dass ich Menschen helfen kann, indem ich diese erstaunlichen Schwingungen des Wandels kanalisiere.

Chuck erschien unmittelbar im Anschluss an seine Kernspintomographie für den unteren Rücken und das Bein zur Klangheilung. Als er hereinkam (besser gesagt „-hinkte"), konnte er das rechte Bein fast nicht belasten. Stechende Schmerzen schossen bis in seinen Fuß. Er konnte sich kaum auf den Massagetisch legen, weil er bei der Kernspintomographie eine halbe Stunde flach auf dem Rücken gelegen hatte. Ich bat ihn, sich auf die Seite zu legen, und arbeitete eine Stunde lang mit ihm. Am Ende war er so entspannt, dass er kaum aufstehen konnte. Als er sich endlich aufsetzte, war der Schmerz verschwunden, der ihn vor der Sitzung geplagt hatte. Beim Verlassen des Behandlungszimmers ging er wieder ganz normal.

Da Chuck noch nie etwas von Klangheilung gehört hatte, war er zunächst nicht sicher, ob es funktionieren würde. Aber er war bereit, alles zu versuchen, um die unerträglichen Schmerzen loszuwerden. Zu seinem Erstaunen klappte es wirklich. Er hatte noch nie eine Massage oder Körperarbeit bekommen. Vor der Behandlung erklärte ich ihm, dass Klangschwingungen körperliche Muster, aber auch zentrale Probleme sowie Realitäten verändern können. Bei der Kernspintomographie hatte sein Arzt gesagt, angesichts seiner Verfassung würden wohl eine Operation und umfangreiche Krankengymnastik nötig sein.

Beim nächsten Arzttermin erklärte sein Arzt, dass eine Operation nicht nötig sei. Chuck war sehr erleichtert und wusste, dass die Klangheilung die Veränderung bewirkt hatte. Er ist Lkw-Fahrer und fährt sehr lange Strecken. Seit der Behandlung hat er keine Rückenprobleme mehr.

Im letzten Sommer litt Candy unter sehr starken Schmerzen. Ihr Arzt sagte, dass diese von Nierensteinen herrührten und sie sich einer Operation unterziehen müsse. Die Steine seien zu groß, um von allein abzugehen. Die Größe der Steine machte ein Zertrümmern unmöglich, folglich wurde ein Operationstermin angesetzt. Davor ließ ich Candy zur Klangheilung kommen. Während der Behandlung hatte sie das Gefühl, als würde etwas aus ihrem Bauchraum entfernt, und sie fühlte sich anschließend sehr viel besser. Eine Woche später wurde sie operiert und der Arzt konnte nichts finden. Er sagte, er könne es sich nicht erklären. Inzwischen ist über ein Jahr vergangen und Candy hatte seither keine weiteren Probleme mehr gehabt. Sie war überrascht, wie gut die Klangheilung wirkte.

Isha Doellgast

Mein Partner Terry litt unter einer starken und schmerzhaften Schwellung des Lymphknotens am rechten Ohr. Er hatte schon alle möglichen alternativen Behandlungsmethoden durchprobiert. Ich bot ihm an, es mit Klangheilung zu versuchen. Ich bat ihn, sich in die schmerzende Stelle hineinzufühlen und genau zu beschreiben, was er dort spürte. Er erwiderte, er empfände großen Schmerz und Hoffnungslosigkeit. Er hatte keinen Zugang zu dem dahinterliegenden Gefühl und sagte immer wieder, abgesehen davon, dass er Angst habe, wisse er wirklich nicht, wie er sich gerade fühle.

Ich bat ihn, sich hinzulegen und eine Viertelstunde lang zyklisch tiefe Atemzüge bis in den Bauch hinein zu nehmen. Ich fing an, ihn sanft zu wiegen, und öffnete seinen Körper, während er vom Kopf bis in die Füße atmete und sich dabei vor allem auf die Beine konzentrierte. Ich wies ihn an, mit seinen Lauten direkt in den Schmerz und die Frustration hineinzugehen. Ich wurde auf seine Brust aufmerksam und im rechten Brustmuskel fand ich einen Knoten. Er sagte, die Stelle sei äußerst schmerzempfindlich. Als ich vorsichtig drückte, begleitete er mich klanglich.

Er sagte, er erinnere sich an eine Begebenheit, die sich sieben Jahre zuvor zugetragen habe. Damals hatte er sich vor einem geschäftlichen Treffen, bei dem Investitionen besprochen werden sollten, die Haare schneiden lassen. Er hatte gemeint, seine äußere Erscheinung verändern zu müssen, um akzeptiert zu werden. Das Gefühl in seiner Brust spiegelte seine Trauer darüber, nicht so angenommen zu werden, wie er war. Die Knoten und der Schmerz lösten sich rasch auf, als er seiner Trauer Ausdruck verliehen hatte.

Daraufhin sagte er, nun werde sein rechter Knöchel taub und das taube Gefühl steige in seinem Bein nach oben. Ich bat ihn, aufzustehen und Klänge in seine Beine, seine Füße und sein Wurzelchakra zu schicken. Er sagte, er könne spüren, wie die Nachwirkungen einer Narkose verschwanden, die er vor achtundzwanzig Jahren bei einer Operation bekommen hatte. Mit fünfzehn hatte er eine Knochenerkrankung gehabt und war einen Monat im Krankenhaus gewesen. Er tönte zwanzig Minuten lang. Ich begleitete ihn mit meinen Klängen und massierte ihm die Waden.

Als er aufhören wollte, bat ich ihn, sich wieder hinzulegen. Allmählich stiegen Bilder auf, die zeigten, wie er im Mutterleib festsaß; er fürchtete sich vor dem Ungewissen und fühlte sich nicht geborgen. Ich gab Laute von mir, die klangen, als käme ein Kind zur Welt, das Schmerzen litt und sich davor fürchtete, geboren zu werden. Auch Terry begann zu tönen und durchlebte seine Angst vor der Geburt. Später wurde ihm klar: Wenn er sich um Zugang zu seinen Gefühlen bemühte und oft nicht wusste, was er empfand, lag das daran, dass er das Unbekannte fürchtete.

Den Rest des Abends war Terry friedvoll und besonders gegenwärtig und in den nächsten Tagen beschäftigte er sich noch mehr mit unserem Sohn als sonst.

Willow (Emmy Pryor)

Als Sandy zu mir kam, hatte sie einen kugelrunden Babybauch. Das Kind schien jeden Augenblick aus ihr herausplatzen zu können. Sie hatte gemischte Gefühle, empfand Angst und Freude, was ganz natürlich ist, wenn man kurz davor steht, das Universum zu gebären! Die Anspannung hatte den Bereich ihres Solarplexus und ihres Zwerchfells zu einem festen Ball verhärtet. Ihre Stimme und ihre Energie verrieten mir, dass sie keinen Kontakt zu ihrem Becken hatte, den sie allerdings brauchen würde, wenn die Zeit der Geburt gekommen war. Sandy erzählte auch, dass es ihr schwerfiel, gesunde Grenzen zu setzen, und dass sie sich im Beisein gewisser ihr nahestehender Personen (die auch bei der Geburt anwesend sein würden) machtlos fühlte. Entsprechend blockiert und eingeschnürt fühlte sich ihr Kehlbereich an.

Wir sprachen ein Gebet und ließen das Kind wissen, dass es während der folgenden Klangreise sicher sein würde. Dann fing ich langsam an, mit Sandy Babylaute zu machen – was sonst? Babylaute sind eine wunderbare Aufwärmübung und für Sandy waren sie ein leichter Einstieg. Allmählich wagten wir uns an die dissonanteren Klänge, die in ihrer Kehle und in ihrem Sonnengeflecht festsaßen. Nachdem wir die Energie dort wieder zum Fließen gebracht hatten, wies ich Sandy an, Hüfte und Becken zu bewegen, damit sie tiefer in ihren Körper einsinken und sich besser mit ihrem Kind verbinden konnte. Ihre Stimme wurde tiefer. Schließlich stellte sie sich aufrecht hin und konnte auch ihre Macht und ihre Stärke wieder fühlen.

Nun war die hochschwangere Sandy bereit, sich buchstäblich in ihre Stille hineinzusetzen. Mit meiner beruhigenden Stimme führte ich sie in die Stille, in ihren Körper hinein – an den Ort, an dem sie zuhören und den Prozess der Geburt achten konnte, den sie zusammen mit ihrem Kind gestalten würde. An den Ort, an dem sie sich erinnern und hören konnte, was das Baby und sie bei der Geburt bräuchten.

Es war wunderschön, diese Erfahrung mit Sandy und ihrem Kind zu teilen. Es war so rein, so heilig. Mithilfe der Klänge hatte sie ihre Angst in etwas Heiliges verwandelt und den Ort gefunden, an dem sie am besten zuhören und der Intensität der mutigen Reise Respekt zollen konnte, zu der sie und ihr Kind aufbrechen würden. Ich fühle mich zutiefst geehrt, dass ich auf diese Weise mit Klang, Stille und der Geburt arbeiten darf.

Jasmin Elvira Steenholdt

Der Krebs in ihrem Bauch bereitete Mary schreckliche Schmerzen. In ihrer Qual wanderte sie herum, gab klagende Laute von sich und wartete darauf, dass das Telefon klingelte. Sie wartete schon eine Weile auf den Beginn ihrer Chemotherapie und hatte seit Tagen nichts gegessen. Natürlich war sie völlig erschöpft. Ich sagte ihr, dass sie mich jederzeit auffordern könne aufzuhören. Im besten Fall würde sie den Schmerz vergessen ... und es würde ihr gelingen, ein paar Minuten loszulassen.

Ich hatte keinerlei Erwartungen. Ich fühlte mich zerbrechlich und war traurig, konnte diese Verletzlichkeit aber als Konzentrationshilfe nutzen. Ich hielt Marys Füße und sang lange, tröstende Laute in sie hinein. Ich hielt ihre Knie und tönte für sie. Ich gab ihr einen Kristall in jede Hand und sang und tönte in ihr Herz und in ihren Bauch. Ich hörte, wie ihre inneren Organe mit mir sangen.

Als ich zu einem Ende gekommen war, öffnete sie die Augen. Sie sagte, sie habe das Gefühl, die Steine in ihren Händen symbolisierten die Last, die sie trage. Sie stand auf und der Schmerz war verschwunden. In Gedanken war sie an Orte gereist, die sie völlig vergessen hatte. Dies habe ihr mehr gegeben als „hundert Sitzungen beim Physiotherapeuten".

Noch immer bekommt sie nach jeder Chemotherapie eine Klangheilung und der Tumor ist von 5,3 Zentimetern auf ein paar Millimeter geschrumpft. Ich glaube, dass die heilige, starke Absicht des Empfängers entscheidend ist. Marys kraftvolle Seele und ihr Geist haben hart daran gearbeitet, ihr Leben zu verändern ... und sie hat es geschafft!

Jan Flendrie

Ich arbeite mit hörbehinderten Kindern. In meinen Sitzungen mit ihnen nutze ich sowohl meine Stimm- und Klangheilfähigkeiten als auch Methoden aus der aktiven und rezeptiven Musiktherapie.

Ich möchte von den Erfahrungen berichten, die ich in jenem Jahr machte, als ich mit einem Baby arbeitete, das gehörlos zur Welt gekommen war und dessen Eltern ebenfalls fast taub sind.

Celina war sechs Monate alt, als ihre Mutter sie zum ersten Mal zu mir brachte. Sie sah mit ihren großen blauen Augen durch mich hindurch und ich spürte, dass eine tiefe Stille sie umgab.

Als sie auf der Monochord-Schaukel lag und die Klänge und Schwingungen der Saiten sowie meiner Stimme in sich aufnahm, vertiefte sich ihre Atmung. Nach einer Weile fing sie an, lebhaft die Arme und Beine zu bewegen. Die folgenden Sitzungen liefen nach einem ähnlichen Muster ab und ich achtete darauf, ein Ritual daraus zu machen. Celinas Mutter hielt sehr viel von der Klangarbeit. Ihr natürliches Verständnis war bei den Behandlungen eine große Hilfe.

In einer Sitzung zog sich Celina während der Behandlung plötzlich hoch und machte ihre ersten Schritte. Ich arbeitete mit ihr und sie schlug mit der rechten Hand auf einen großen, eisernen Tam-Tam-Gong, als ich kurze Vokalfolgen in ihren Rücken sang und mich dabei vor allem ihrer Wirbelsäule und ihrem Kehlkopfchakra widmete. Ich war sehr gerührt, wie stark sie mit der Hand auf die Schwingungen reagierte.

Im folgenden Monat setzten wir noch ein paar Klangheilsitzungen an.

Inzwischen ist Celina zwanzig Monate alt. Sie sagt „Papa“ und kann verschiedene Vokale und Konsonanten sprechen. Sie ist noch lebhafter, neugieriger und kommunikationsfreudiger geworden.

Ihre Entwicklung vom stillen Baby zum kleinen Mädchen mit strahlend blauen Augen und guten Kommunikationsfähigkeiten bewegt mich tief. Ihre Eltern hatten ursprünglich geplant, dass sie zunächst die Zeichensprache und dann erst das Sprechen lernen sollte. Inzwischen haben sie ihre Meinung geändert und sind bereit, über ein Cochleaimplantat nachzudenken.

Dr. Renate Martha van Eckert

Marion trug den Unterarm in Gips. Sie hatte sich das Handgelenk gebrochen und ihr Oberarm war geschwollen. Er hatte eine beunruhigende schwärzlich violette Tönung angenommen.

Ich begann die intuitive Klangarbeit an ihrem Handgelenk, dem der Schock noch deutlich anzumerken war. Als ich tiefer ging, kamen weitere Gefühle und Empfindungen zum Vorschein: Schock, Aggression, Trauma, Schmerz, Wut, Ohnmacht, Frustration. Ich brachte sie mit verschiedenen Lauten zum Ausdruck und löste große Mengen blockierter Energie. Anschließend regte ich den Blutkreislauf an. Ich behandelte auch den gesunden Arm und die Schultern, auf denen schwere Lasten ruhten. Schließlich verband ich alle Körperteile mithilfe des Klangs energetisch miteinander.

Sofort im Anschluss an die Behandlung erklärte Marion, dass sich der Arm nun wieder anfühle, als gehöre er zu ihr, und dass ich all die Laute gemacht hätte, die sie im Grunde selbst hätte äußern sollen! Sie war sehr gerührt und erkannte, wie sehr sie sich zurückhielt. Sie sagte, meine Technik käme ihr beinah urtümlich vor und dass die Heiler wohl früher so gearbeitet haben müssten.

Einige Tage nach der Behandlung berichtete sie, dass sie in der Nacht nach der Sitzung so gut geschlafen habe wie noch nie zuvor. Die Schwellung des Arms sei allmählich zurückgegangen und auch seine Farbe habe sich wieder normalisiert.

Es erstaunt mich, was für eine dramatische Heilung die Klangarbeit bei körperlichen Verletzungen bewirken kann.

Kevin Hammersley

Kent hatte seit einer Weile Probleme mit den Nieren, konnte nachts nicht schlafen, musste ständig zur Toilette und litt unter erheblichen Beschwerden.

Als ich meine Klänge in seine Nieren sandte, spürte ich, dass seine Lebenskraft recht schwach war und eine tiefe Traurigkeit die Organe umgab. Die Klänge öffneten und beseitigten tiefe, trübe Empfindungen, sodass auch höhere Schwingungen eindringen und ich die Nieren visualisieren konnte.

Der Klang wurde wie von einem Schwamm aufgesogen, der so viel nimmt, wie er braucht, und zum Schluss ein Gleichgewicht aus Yin und Yang findet.

Am nächsten Tag kam Kent freudig auf mich zu und verkündete, er fühle sich sehr viel besser und habe so gut geschlafen wie seit neun Monaten nicht mehr.

Miriam Helle

Mein Klient Johannes ist Künstler und arbeitet von Zeit zu Zeit als Lehrer. Wenn er vor einer Klasse stand, hatte er immer eine Heidenangst, zu versagen und nicht genug zu wissen. Davon bekam er oft Ausschlag im Gesicht. In einer telepathischen Klangheilsitzung „beamte" ich ihn in mein Behandlungszimmer und arbeitete intensiv mit ihm. Ich empfing das Bild einer Metallstange, die auf seinen Bauch drückte, also arbeitete ich daran, die Stange zu entfernen. Plötzlich spürte ich, wie eine schwere Last von ihm genommen wurde. Die Operation war vorüber.

Am nächsten Tag erzählte mir Johannes am Telefon, in bestimmten Situationen verspüre er Panik und ein Gefühl, als drücke eine Metallstange auf seinen Bauch und raube ihm den Atem. Er fürchtete, dass er ein Magengeschwür haben könnte. Die nächsten beiden Tagen war Johannes schwindlig und er musste sich mehrmals übergeben.

Von da an war seine Angst wie weggeblasen. Er fühlte sich erstaunlich entspannt, sein Selbstvertrauen und seine Freude am Unterricht kehrten zurück. Auch seine überraschten Schüler sprachen von einer radikalen Veränderung.

Blanca Maria Mueller

Ich war im Tierspital Zürich, das der Vetsuisse-Fakultät der Universität Zürich angegliedert ist, wo ein Arzt von einem halbtoten Kalb sprach, dem er keine Überlebenschancen einräumte. Ich bot an, es mit Klangheilung zu versuchen, und durfte mit dem Tier arbeiten.

Das Kalb hatte seit drei Tagen Durchfall. Es sah krank, fast tot aus und konnte nicht stehen. Ich ging in seine Box und setzte mich ins Heu. Bei den ersten Tönen blickte es auf und es war wirklich so, als blitzte in seinen Augen etwas auf. Ich tönte eine halbe Stunde lang intensiv.

Ich erinnere mich an den Ausdruck in den Augen der Ärzte. Als sie sahen, wie das Kalb zum anderen Ende der Box lief und wieder ganz lebendig aussah, waren sie ehrlich beeindruckt!

Am nächsten Tag erfuhr ich, dass das Tier nicht nur quicklebendig, sondern auch außer Lebensgefahr war.

Die Frau eines meiner Cousins litt seit zwanzig Jahren unter Kopfschmerzen. Ich bot ihr eine Klangheilsitzung an. Bis heute – über ein Jahr später – sind die Schmerzen nicht mehr aufgetaucht.

Auf einem Flug tönte ich beinah zwei Stunden lang mit einem Mann, der schreckliche Angst vorm Fliegen hatte. Als wir abhoben, umklammerte er seine Knie wie in einer Karikatur. Ein paar Wochen später rief er mich an, um mir voller Freude zu berichten, dass er von seiner Nervosität und seiner Flugangst geheilt und ganz allgemein sehr viel entspannter sei.

19

Die Ausbildung zum Soul-Voice-Therapeuten

„Die Ausbildung zur zertifizierten Soul-Voice-Therapeutin hat mein Leben verändert." Meine Welt ist sowohl spirituell als auch körperlich sehr viel weiter geworden. Ich habe gelernt, wie viel Kraft meine Stimme hat. Karinas Einsicht, ihr „Magnetismus" und ihre Integrität machen den Kurs zu einem aufregenden, lustigen, umwälzenden und herausfordernden Erlebnis. Ich werde stets dankbar dafür sein. Inzwischen entdecke ich unglaubliche, heilende Klänge in meiner Stimme, die mir helfen, mein Potenzial Tag für Tag ein wenig mehr zu verwirklichen. Ich bin mir der Kraft der Natur in meinem Leben und bei der Heilarbeit noch stärker bewusst und kann sie noch deutlicher spüren. Ich vertraue auf die Gelegenheiten, die das Leben bietet, und bin offen dafür.
Mit den anderen Mitgliedern meines „Klangstammes" verbindet mich inzwischen eine herrlich liebevolle, nährende und lebenslange Freundschaft. Dieses Programm kann so viel bewirken.

Jeanette Adams

Die Menschen haben das gewaltige Verlangen, ihr Kehlkopfchakra vollständig zu öffnen, um die Wahrheit zu sagen und zu meisterlichem Selbstausdruck zu finden. Tief in unserem Herzen erschallt ein Ruf, der gehört werden will. Wir sehnen uns danach, unsere Seele mithilfe eines authentischen Ausdrucks zu befreien und auf diese Weise unsere Erhabenheit wiederzufinden – eine Kraft höchster Schöpfung und Schwingung.

Es ist eine inspirierende Erfahrung, mit dieser experimentellen, fesselnden und progressiven Methode der Stimm- und Klangheilung Pionierarbeit zu leisten.

Menschen aus allen Lebensbereichen, aus vielen Ländern und Kontinenten bekommen eine Ahnung davon, was ihre Stimme für sie tun kann. Jeder kann von der Ausbildung profitieren: Lehrer, Eltern, Menschen in alternativen Heilberufen, Krankenschwestern, Sozialarbeiter, Büroassistenten, Geschäftsleute, Moderatoren, Sänger, Musiker und Schauspieler ... jeder, der intuitiv zu dieser Arbeit berufen ist.

Die Teilnahme an einem Seminar ist etwas völlig anderes, als dieses Buch zu lesen und die Übungen zu machen. Das Buch ist ein erster An-

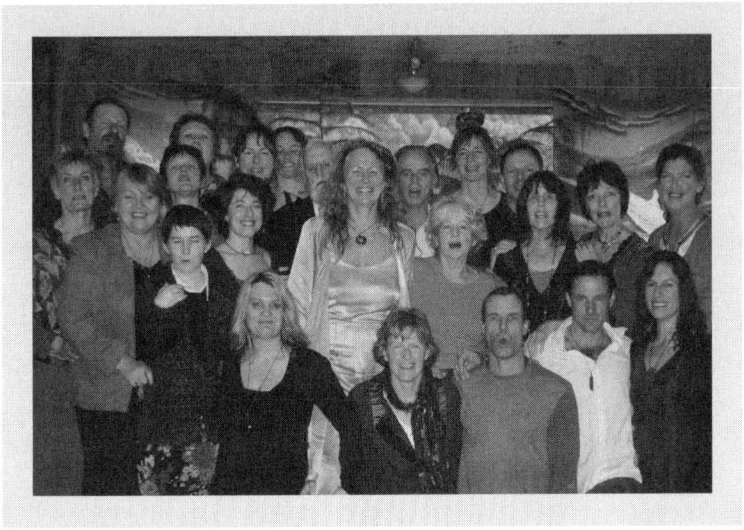

stoß, der Ihnen helfen soll, einen tieferen Blick ins eigene Innere zu werfen und sich auf die Suche zu machen. Es soll Ihnen die Möglichkeit geben, die wunderschöne Stimme, die Ihnen die Natur geschenkt hat, zum Werkzeug der Quelle zu machen. Danach ist es an Ihnen zu entscheiden, wie weit die Erkundung gehen soll. Die Möglichkeiten sind unbegrenzt.

Das erste Ausbildungsprogramm für zertifizierte Therapeuten fand nach langen und gründlichen Recherchen im Jahr 2000 auf Big Island, Hawaii, statt. In den folgenden Jahren hat es sich auf der Basis weiterer gründlicher Recherchen und nach einer ausgedehnten weltweiten Lehrtätigkeit zur Soul-Voice-Methode weiterentwickelt. 2006 erhielten die ersten Soul-Voice-Therapeuten ihr Diplom in Neuseeland.

Die Lehre ist eine Mischung aus Verschiedenem, was mir gezeigt wurde und was ich gechannelt habe. Ich habe Körpertherapie, Beratung, Rebirthing, schamanisches Heilen sowie Schauspielen gelernt und all das ist in die Soul-Voice-Methode mit eingeflossen.

Für meine Teilnehmer und für mich gehen das Studieren und das Forschen weiter. Wir werden von der reinen heiligen Absicht geführt.

Wenn Sie mit der Ausbildung beginnen, begeben Sie sich auf eine wunderbare, intensive und schnelle Reise. Sie erwachen zu sich selbst, um Ihre besten Anlagen zu einzigartigen Fähigkeiten des Ausdrucks, der Kreativität und der Kommunikation zu verbinden.

Sie werden lernen, Ihren kreativen Ausdruck in all seinen Ausprägungen zu meistern. Die Ausbildung wird Ihnen helfen, Ihren genetischen Code zu entschlüsseln – jenen Abdruck in Ihren Zellen, der Ihr Unterbewusstsein heilt, damit Sie ganz auf dem Planeten Erde gegenwärtig sein, damit Sie Ihre Vision und Ihre Führung manifestieren können.

Mit der Pionierarbeit, die ich durch die Soul-Voice-Methode leiste, möchte ich diese Möglichkeit in so vielen Gesellschaftsbereichen einführen wie möglich, zum Beispiel in Gesundheitszentren, Krankenhäusern, Unternehmen, Bildungseinrichtungen aller Art, Kunst- und Schauspielschulen sowie anderen Instituten.

Darüber hinaus möchte ich sie zur intensiven Klangheilung der Erde sowie zur globalen telepathischen Klangheilung einsetzen.

Namaste!

Karina Schelde
Aotearoa/Neuseeland
Dezember 2007

Erfahrungsberichte

Wo die Worte fehlen, kann der Klang helfen! Jahrelang kämpfte ich um den freien Selbstausdruck. Die Ausbildung zur Soul-Voice-Therapeutin verschaffte mir Zugang zu allen Aspekten meiner selbst, die ans Licht drängten, und half mir, sie zum Ausdruck zu bringen. Ich habe meine Berufung gefunden und folge ihr aus ganzem Herzen. Soul Voice geht über den Verstand und den Intellekt hinaus und offenbart uns unseren Kern, unser inneres Wissen. Es geht nicht darum, selbst zu singen oder zu tönen, sondern darum, getönt zu werden.
Um den unglaublichen Raum, der sich auftut, wenn wir den Weg freimachen und uns von den Klängen, vom Geist durchströmen lassen. Es geht darum, der beste, klarste, lebendigste Kanal zu sein, den man sich vorstellen kann. Karina eröffnet den Menschen einen unbeschreiblichen heilenden Raum, in dem sie diese wundervolle Arbeit tun und in die unglaubliche Tiefe und Weite ihres Seins eintauchen können.

Willow (Emma Pryor)

Karina Scheldes Klangtherapieprogramm Soul Voice hat mir den Weg zu authentischer Freiheit gewiesen. Könnte man all das Blut, den Schweiß und die Tränen, die mich diese Arbeit gekostet hat, mit einem Wort ausdrücken, dann wäre das gewiss und vor allem „Befreiung".
Danke, Karina, für deine Liebe, dein Mitgefühl, deine Kraft, dein wachsames Engagement – und für deinen unerschütterlichen Beistand auf meiner Entwicklungsreise. Danke, dass du mir gezeigt hast, was mein Geburtsrecht ist ... meine eigene innere Macht. Du bist Engel und Kriegerin!

David Warren (Empowered Soul)

Jedes Mal heile ich mein Herz und meine Seele ein wenig mehr, überschreite Zeit und Raum und beseitige und behandle auf Zellebene die Verzerrungen aus diesem Leben, aus anderen Verkörperungen sowie die Muster meiner Ahnen, die in meiner DNS gespeichert sind. Die heilige Klangkunst der Soul-Voice-Ausbildung wird Sie an jeden Ort bringen, an den Sie gehen möchten – und noch viel weiter. Sie wird Ihnen Ihre wahre Seelenessenz enthüllen! Sie ist anstrengend, freudvoll, zutiefst anrührend, spielerisch, gibt Weite. Diese Reise verändert das Leben von Grund auf! Man erwacht und erkennt, was es wirklich heißt, ein „göttlicher Mensch" zu sein!

Isha Doellgast

Die Ausbildung zur Soul-Voice-Therapeutin ist und bleibt eine fantastische Reise, aus der ich auch jetzt noch weiteren Nutzen ziehe und auf der ich mich in überraschende Richtungen weiterentwickle! Es bereitet mir Freude, inspiriert mich und macht mich demütig, eine solch tief greifende und umwälzende Erfahrung machen zu dürfen. Ich habe gelernt, ich selbst zu sein und zu erreichen, was ich nie zu träumen gewagt hatte. Ich kann jetzt meine Gefühle zum Ausdruck bringen und auch im Beisein anderer authentisch sein.
Christine Adams

Wenn ich das vergangene Jahr und all das Revue passieren lasse, was geschehen ist, seit ich die Ausbildung zur Soul-Voice-Therapeutin absolviert habe, empfinde ich tiefe Dankbarkeit. Es war eine lehrreiche, klärende Reise, auf der ich mein wahres Selbst gefunden und schätzen gelernt habe.
Karinas Fähigkeit, eine Gruppe während dieses tief greifenden Wandels zu halten und zu führen, ist beeindruckend. Ihr Ausbildungsprogramm berücksichtigt individuelle Unterschiede und fördert Authentizität auf allen Ebenen. Mein Herz ist weicher, meine

Perspektive weiter geworden und meine Seele fühlt sich freier als je zuvor. Ich danke dir, Karina, aus tiefstem Herzen, für deinen Mut, die Arbeit für diesen Planeten und seine Menschen zu tun.

Donna Rachel Corry

Die Ausbildung zur Soul-Voice-Therapeutin war eine Reise in die Tiefen meiner selbst. Ich kenne meinen Schatten und akzeptiere alles, was ich bin. Mit meinen neu gewonnenen Klangheilfähigkeiten helfe ich nicht nur anderen. Auch mein eigenes Leben ist sehr friedlich geworden. Karina hat einen Kanal geöffnet, in den ich mit einem starken Glauben an und Bewusstsein für das Leben eingetreten bin. Nachdem ich in einer liebevollen, sicheren und fordernden Umgebung gelernt hatte, bedingungslos zu geben und bedingungslos zu akzeptieren, brachte sie mir bei, Freude fürs Leben zu finden, mich meiner selbst und der anderen stärker bewusst zu sein und mich begeistert für das Leben zu entscheiden. Ich kann jetzt – ob allein oder mit der Familie – voll gegenwärtig sein und ich liebe mehr, akzeptiere mehr und bin mehr. Danke, Karina! Jedem, der mit seinem wahren Selbst arbeiten, der die Fesseln abstreifen und anfangen will, ganz und gar zu leben, empfehle ich von ganzem Herzen, Karina einen Vertrauensvorschuss zu geben und die Soul-Voice-Methode zu erlernen.

Lisa Lister

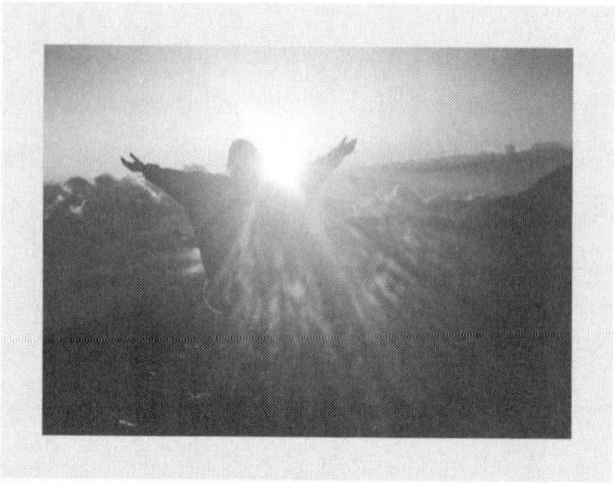

Anhang

Dank

Es freut mich sehr, eine umfassende Anleitung dafür geben zu können, wie man das mächtigste aller Instrumente befreit und heilt: die Stimme.

Meine große Hochachtung gilt meinen Schülerinnen und Schülern, deren Tiefe und Engagement mich so viel lehren. Besonders bedanken möchte ich mich bei denjenigen, die das Ausbildungsprogramm absolviert und Geschichten oder Fallstudien beigetragen haben. Sie sind eine wunderbare Inspiration.

Meinen aufrichtigen Dank und höchsten Respekt genießt mein Lektor Chip Richards. Ohne seinen fachmännischen Einsatz und seine Unterstützung wäre dieses Buch niemals fertig geworden. Chip ist Autor, Filmemacher, Moderator sowie Leiter und Gründer von *New Earth Creations*, einem Künstlerkollektiv, das dem neuen Paradigma folgt. Sein Ziel ist es, mithilfe des kreativen Ausdrucks und der kreativen Erfahrung das Bewusstsein des Menschen und der Erde zu erhöhen.

Miles Gillett – ich danke dir für deine Leidenschaft für die Fotografie, und ein besonderes Dankeschön geht an Sibylla Meckel für die großartigen Aufnahmen.

Allen meinen Freunden sowie meiner weitläufigen Familie auf der ganzen Welt möchte ich für ihre Fürsorge und bedingungslose Liebe danken. Unsere Freundschaft ist mir sehr wichtig und in meinem Leben und bei meiner Heilarbeit unerlässlich. Ich danke euch sehr.

Meine tiefste Dankbarkeit gilt meinem Verleger Roger Steele und seinen Mitarbeitern dafür, dass sie meine Bemühungen unterstützen und an mich glauben. Euer enormer Einsatz bei Textbearbeitung und Design ist einzigartig.

Zu guter Letzt danke ich meinem geliebten Partner Kevin Clark. Danke, dass du auf der anstrengenden Reise durch dieses Projekt die ganze Zeit über an meiner Seite warst und mich unterstützt hast. Ich danke dir dafür, dass du Vertrauen in die Fähigkeit deines friedvollen Kriegers hattest, uns sicher durch die stürmischen Fluten zu führen. Deine Liebe ist ein Spiegel meines Wachstums.

Anmerkungen

1 Sams, Jamie, und David Carson: *Karten der Kraft: Ein schamanistisches Einweihungsspiel in den „Pfad der Tiere“*. Durach: Windpferd, 1989, S. 214.

2 Tomatis, Alfred: *Das Ohr und das Leben.* Solothurn, Düsseldorf: Walter, 1995, S. 217.

3 Bell-Werber, Eva: *In seiner Gegenwart.* Bietigheim: Verlag Dem Wahren-Schönen-Guten, 1996, S. 18 f.

4 Gibran, Khalil: *Der Prophet.* München: dtv, 2005, S. 15.

5 Khan, Hazrat Inayat: *Musik und kosmische Harmonie aus mystischer Sicht.* Heilbronn: Heilbronner Verlag, 1987, S. 86.

6 Virtue, Doreen: *Erzengel und wie man sie ruft.* © Allegria Verlag in der Ullstein Buchverlage GmbH, Berlin, S. 183 f.

7 Sams/Carson, a. a. O., S. 218.

8 *Evangelisches Gesangbuch.* Berlin: Evangelische Haupt-Bibelgesellschaft, 1993, Lied Nr. 416.

9 Williamson, Marianne: *Rückkehr zur Liebe. Harmonie, Lebenssinn und Glück durch „Ein Kurs in Wundern“.* © 1993, Arkana Verlag, München, in der Verlagsgruppe Random House GmbH (Übersetzung: Susanne Kahn-Ackermann), S. 180 f.

Literatur

Viele Bücher inspirierten mich auf meiner Reise. Ich erwähne hier nur diejenigen, auf die ich mich im vorliegenden Buch beziehe. Folgenden Autoren danke ich für ihre Inspiration und ihre Weisheit:

Amoda, Jivan: *Moving into Ecstasy*. London: Thorsons, 2001

Bell-Werber, Eva: *In seiner Gegenwart*. Bietigheim: Verlag dem Wahren – Schönen – Guten, 1996

Caddy, Eileen: *Herzenstüren öffnen*. Gutach i. Br.: Greuthof Verlag und Vertrieb GmbH, 1995

Chopra, Deepak: *Die heilende Kraft*. München: Droemer Knaur, 1995

Dodd, Vickie: *Turning the Blues to Gold*. Woven World Press, 1999

Gibran, Khalil: *Der Prophet*. München: dtv, 2005

Hykes, David: *Sonnez Fort: Better listening and some leading unspoken questions*. Harmonic Arts, 1984

Kelder, Peter: *Die Fünf Tibeter: Das alte Geheimnis aus den Hochtälern des Himalaya lässt Sie Berge versetzen*. München: Droemer Knaur, 2002

Keyes, Laurel Elizabeth: *Toning: The Creative Power of the Voice*. De Vorss & Co Publishers, 1990

Khan, Hazrat Inayat: *The Music of Life*. Santa Fe: Omega Publications, 1983

Lilly, John Cunningham: *Ein Delfin lernt Englisch*. Reinbek bei Hamburg: Rowohlt, 1971

Maman, Fabien: *The Role of Music in the Twenty-First Century*. Tama-Do Press, 1997. www.tama-do.com

Martina, Roy: *Chakren im Wassermannzeitalter*. Burgrain: Koha-Verlag, 2003

Osho: *Autobiographie eines spirituellen Provokateurs*. München: Ullstein Taschenbuchverlag, 2001

Rumi: *We are three*. Athens, Georgia: Maypop Books, 1987

Salwak, Dale: *The Power of Prayer*. New World Library, 1998

Sams, Jamie und David Carson: *Karten der Kraft: Ein schamanistisches Einweihungsspiel in den „Pfad der Tiere"*. Durach: Windpferd, 1989

Tai, Makuini Ruth: *Te Waihanga: The creative waters*. Wenetia Publications, 1995. www.arohainsights.com

Taylor, Scott: *Souls in the sea*. North Atlantic Books, 2003

Tomatis, Alfred: *Das Ohr und das Leben*. Solothurn, Düsseldorf: Walter, 1995

Virtue, Doreen: Erzengel und wie man sie ruft. Berlin: Ullstein, 2007

Williamson, Marianne: *Rückkehr zur Liebe*. München: Goldmann, 1995

Die Übungen im Überblick

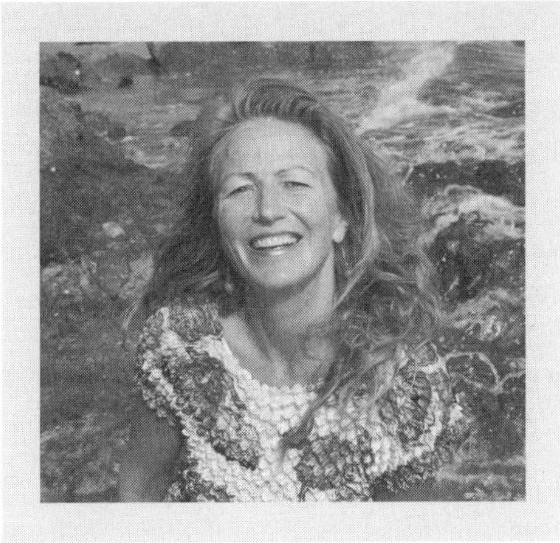

Über die Autorin

Karina Schelde stammt ursprünglich aus Dänemark und beschäftigt sich seit 1978 als Schülerin und Lehrerin mit den verschiedensten Heilmethoden. Ihren beruflichen Hintergrund und ihre Ausbildungen in der Stimmtherapie, als Beraterin, in der Körperarbeit, im schamanischen Heilen sowie in der Stimm- und Klangheilung verbindet sie zu ihrem ganz persönlichen und einzigartigen Ansatz, bei dem Klang und Stimme zu einem Instrument der Heilung werden. Karina gibt Seminare und gilt sowohl in den Vereinigten Staaten als auch in Europa als Pionierin auf dem Gebiet der Klang- und Stimmheilung.

Ihre authentische, klare Führung und ihre außergewöhnliche Stimme sowie ihr Stimmumfang lenken und unterstützen Menschen aus allen Lebensbereichen dabei, ihr volles Potenzial und ihre Lebensvision zu verwirklichen.

Karina hält Vorträge auf Konferenzen in der ganzen Welt und hat ein Ausbildungsprogramm entwickelt – das *Soul Voice Practitioners' Certification Programme*™ –, das aus ihren intensiven Recherchen und Erfahrungen mit der Stimm- und Klangheilung hervorgegangen ist. Sie stellt ihre Arbeit auf Kassetten, CDs und Videos vor und ist in Neuseeland in Funk und Fernsehen präsent.

Derzeit lebt Karina in Aotearoa/Neuseeland und widmet sich dem Ziel, ihre einzigartige Methode und ihre Vision von Stimm- und Klangheilung in mitfühlendem und entschlossenem Dienst auf der ganzen Welt zu verbreiten.

Wenn Sie noch mehr wissen wollen …

Karinas CDs *Sound Healing Songs* und *The Song of the Soul* sind über die Internetseite *www.soundandvoice.com* erhältlich.

Falls Sie mehr über Karinas Arbeit und ihre Ausbildungsprogramme wissen sowie Adressen von europäischen Ansprechpartnern erfahren möchten, können Sie sich gern direkt an uns wenden:

Soul Voice International
P.O. Box 94
Oneroa
Waiheke Island 1081
Aotearoa New Zealand
Telefon: 00 64-9372 4467 oder 00 64-2 10 577 201
info@soundandvoice.com
www.soundandvoice.com

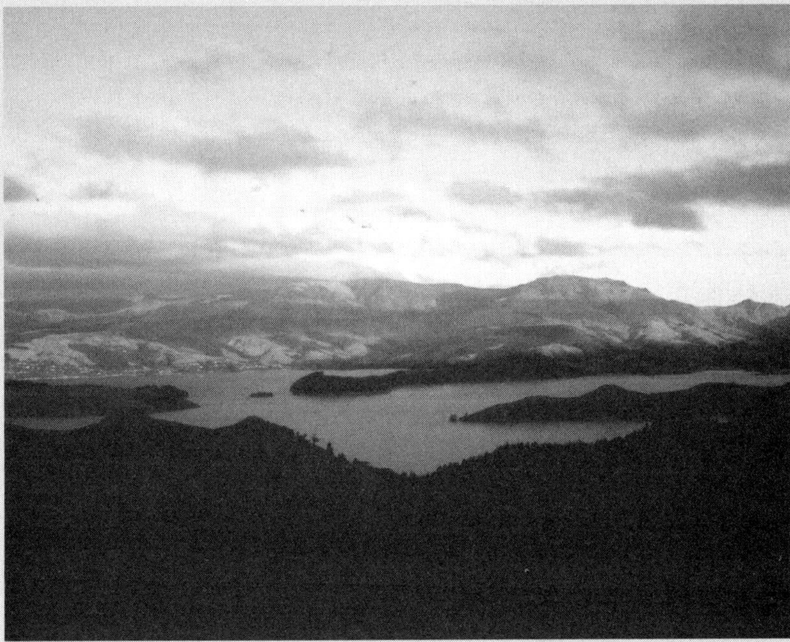

Gehört zu werden ist unsere wahre Natur.
Zu tönen heißt, unsere ursprüngliche
Sprache wiederzufinden,
wo alles anfängt und ist,
um das ursprüngliche Selbst zu erwecken
und den Kern unseres Wesens zu berühren,
der keine Trennung kennt.

Soul Voice – die CD zum Buch

Gesprochen und getönt von Karina Schelde
Komponiert und bearbeitet von Kevin Clark
Hier finden Sie die Übungen der beiliegenden Audio-CD in deutscher Sprache:

Titel 1: Einführung

Willkommen bei der Soul-Voice-CD.

Unsere Stimme ist ein wunderschöner Ausdruck dessen, wer wir wirklich sind, und sie spiegelt unsere innere Welt. Jedem von uns wurde eine einzigartige Stimme geschenkt. Es ist nicht nötig, sie mit anderen zu vergleichen. Wenn Sie Ihre Stimme mithilfe der Klangarbeit befreien, wird Ihr Wohlbefinden zunehmen und Ihre Kommunikation wird sich verbessern. Sie werden Ihren authentischen Ausdruck finden und Ihre Gefühle befreien.

Der Klang wird Sie an innere Orte führen, an denen Sie vielleicht noch niemals waren. Er wird Ihnen Zugang zu Ihrer Seele verschaffen und Ihnen Ihre ungenutzten Potenziale zeigen.

Im Grunde ist Tönen eine Art Singen. Allerdings braucht es weder eine Melodie noch einen Rhythmus oder gar Worte. Es ist eine höhere, intuitive Schwingung, die das spontane, ungezähmte Selbst wieder zum Leben erweckt und Sie Ihre Wahrheit immer deutlicher erkennen lässt.

Jeder Laut möchte Ihnen etwas sagen. Und denken Sie daran: Falsche Töne gibt es nicht!

Sie können diese CD von vorn bis hinten anhören und die Übungen wie vorgesehen nacheinander machen oder einzelne Aufgaben herausgreifen. Zu Beginn der Titel 3 und 7 erläutere ich kurz, wie ich die Übung angehen würde.

Nach jeder Übungsanleitung haben Sie genügend Zeit, Ihren eigenen Ausdruck zu finden.

Sie können den vorgesehenen Zeitrahmen nutzen oder den CD-Player ausschalten und Ihrem eigenen Rhythmus folgen.

Lassen Sie Ihre Stimme wie eine Blume erblühen. Genießen Sie ihren Duft und ihre Schönheit. Sparen Sie beim Üben niemals mit Eigenlob!

Hören Sie zu und lassen Sie sich auf der wunderbaren Reise zur Stimme Ihrer Seele vom Klang selbst führen.

Titel 2: Zuhören üben

Unsere Stimme schulen wir, indem wir sie nutzen, und unser Gehör trainieren wir mit bewusstem Zuhören. Die Kunst des Zuhörens fordert uns auf, einen Gang zurückzuschalten und im Augenblick zu leben. Denn im Jetzt können wir allmählich lernen, die Stimme unserer Seele zu hören.

Nehmen Sie sich etwas Zeit, setzen Sie sich ruhig hin, schließen Sie die Augen und werden Sie sich aller Geräusche in Ihrer Umgebung bewusst. Sammeln Sie sie zwischen den Augenbrauen – am Punkt der Stille. Lassen Sie los und sinken Sie in diesen Punkt hinein.

Richten Sie die Aufmerksamkeit nun auf Ihren Körper. Lauschen Sie dem Klang Ihres Herzschlags, Ihres Atems, dem Fluss Ihres Bluts, dem Knurren Ihres Magens oder all den anderen Geräuschen in Ihrem Körper.

Stellen Sie sich vor, ein hohler Bambustrieb zu sein. Konzentrieren Sie sich auf sich selbst und hören Sie einfach zu, wie Ihre Atemzüge beim Ein- und Ausatmen immer tiefer werden.

Laden Sie die inneren Klänge ein, Sie vollständig auszufüllen.

Wenn Gedanken kommen, richten Sie die Aufmerksamkeit einfach wieder auf den Atem und kehren zum reinen Zuhören zurück.

Sie befinden sich im Jetzt und lernen, sich hinzugeben und zuzuhören. Das wird Sie lehren, von einem kraftgesteuerten zu einem fließenden Ausdruck überzugehen. Überlassen Sie sich Ihren inneren Klangschwingungen, nehmen Sie sie an und lassen Sie sich von der Schöpfung anrühren.

In der Stille der nächsten fünf Minuten haben Sie Zeit, die Übung selbst zu machen.

Kehren Sie langsam in die Gegenwart zurück. Lauschen Sie den Erkenntnissen, die Sie empfangen. Wenn Sie bereit sind, öffnen Sie langsam die Augen.

Denken Sie bei den folgenden Übungen daran, Ihrem inneren Hören zu vertrauen.

Titel 3: Das öffnende „A"

Wenn Sie den Mund weit öffnen und dabei Klänge entstehen lassen, kommt es zu einer tiefen Öffnung und einem vollständigen Loslassen. Diese Übung verbindet Sie mit der Schwingung Ihres ganzen Körpers und gibt dem inneren Richter frei. Deshalb ist sie optimal für den Einstieg geeignet.

Falls es Ihnen schwerfällt, tief durchzuatmen, können Sie die Übung auch im Liegen machen.

Anderenfalls stellen Sie sich entspannt hin, die Knie sind gebeugt, die Füße schulterbreit auseinander. Entspannen Sie Schultern, Kiefer und Zunge. Sie können die Augen offen lassen oder schließen.

Öffnen Sie den Mund so weit wie möglich und atmen Sie langsam und vollständig ein. Dehnen Sie Bauch, Bauchmuskeln und Brust. Halten Sie den Atem eine Sekunde an. Lassen Sie beim Ausatmen ein langsames, gedehntes und lang gezogenes „A" erklingen.

Denken Sie bei jedem weiteren Atemzug daran, die genannten Bereiche des Körpers so weit wie möglich zu dehnen. Spannen Sie anschließend die Bauchmuskeln langsam an und lassen Sie ein lang gezogenes „A" erklingen. Versuchen wir es gleich einmal ...

Während Sie mit dem öffnenden „A“ weitermachen, ohne es in irgendeiner Form zu kontrollieren, wird Ihre Stimme ganz automatisch zwischen verschiedenen Tönen und Noten schwanken. Bemühen Sie sich nicht, einen bestimmten Ton zu halten. Vergleichen Sie den Klang auch nicht mit Ihrer Singstimme. *Spüren* Sie ihn.

In der Stille der nächsten fünf Minuten haben Sie Zeit, die Übung selbst zu machen.

Bringen Sie die Übung nun zum Abschluss und hören Sie in sich hinein. Spüren Sie dem Klang nach, den Sie soeben erzeugt haben. Feiern Sie ihn als einzigartigen Ausdruck Ihrer selbst – ganz gleich, wie er sich angehört hat. Wie fühlt er sich für *Sie* wirklich an? Was will er Ihnen sagen? Akzeptieren Sie, was Sie fühlen oder hören.

Den nächsten Teil der Übung machen Sie bitte im Stehen. Lassen Sie den Kopf auf die Brust sinken und schütteln Sie den Körper, beginnend mit den Beinen und dem Becken, während Sie einen tiefen Atemzug nehmen. Fahren Sie fort mit einem öffnenden „A“. Diese Übung wird Ihnen helfen, die Kontrolle über Ihre Laute aufzugeben. Lassen Sie sich von den Klängen führen, nicht umgekehrt. Lockern und entspannen Sie sich und gestatten Sie auch disharmonischen Lauten, Teil Ihres Ausdrucks zu sein.

Und los geht's ...

Springen Sie auf und ab und lassen Sie zu, dass sich der Klang in Ihrem ganzen Körper ausbreitet – in Bauch, Brust, Schultern, Armen, Kopf und Hals. Hören Sie nicht auf zu tönen.

In der Stille der nächsten zwei Minuten haben Sie Zeit, die Übung selbst zu machen.

Werden Sie allmählich wieder ruhig und genießen Sie eine Weile die neuen, pulsierenden Schwingungen, die Sie durchströmen. Atmen Sie in die Füße hinein und spüren Sie den Boden.

Titel 4: Babylaute

Diese Übung beseitigt Stimmband- und Kehlverspannungen älteren und jüngeren Datums. Sie führt Sie zurück in eine Zeit, als Sie noch unschuldig, verspielt und verletzlich waren.

Legen Sie sich bequem auf den Rücken. Ziehen Sie die Knie zur Brust und lassen Sie die Beine auseinanderfallen. Rollen Sie sich zur einen und zur anderen Seite.

Stellen Sie sich vor, ein Baby zu sein, das sich zum ersten Mal voll Staunen und Dankbarkeit seiner Stimme bewusst wird.

Machen Sie seltsame, unschuldige Bewegungen mit der Zunge. Strecken Sie sie aus dem Mund und spielen Sie mit lallenden, plappernden Lauten. Lassen Sie uns das gemeinsam üben.

Vergessen Sie sich. Lassen Sie sich von Ihrer Zunge zu Ihren ursprünglichen Lauten und zur Erinnerung führen. Übertreiben Sie ein wenig und spielen Sie mit den schlangenartigen Bewegungen Ihrer Zunge. Vertrauen Sie Ihrer Unschuld und seien Sie offen für alle Gefühle.

> In der Stille der nächsten fünf Minuten haben Sie Zeit, die Übung selbst zu machen.

Kehren Sie langsam in die Gegenwart zurück. Akzeptieren Sie alle Erinnerungen, alle unbekannten körperlichen Empfindungen. Spüren Sie Ihre Kehle und Ihre Zunge. Spüren Sie die neue Offenheit. Seien Sie dankbar für Ihre Entdeckungen und Ihre Unschuld. Danken Sie Ihrer Zunge.

Titel 5: Intuitives Singen

Wenn Sie Ihre Stimme intuitiv und spontan zum Ausdruck bringen lassen, was sich tief in Ihnen regt, können Sie Grenzen und Einschränkungen überwinden und neue Freiheit finden.

Stehen oder sitzen Sie entspannt und richten Sie die Aufmerksamkeit nach innen.

Gehen Sie über das hinaus, was Sie tönen zu können meinen, und singen Sie einfach drauflos. Lassen Sie zu, dass sich Ihr inneres Lied intuitiv, in seinem eigenen Rhythmus und Stil entfaltet. Vermeiden Sie es, in bekannte Melodien einzufallen. Erweitern Sie Ihren Ausdruck ganz natürlich, indem Sie auch den Körper bewegen.

Spüren Sie, welcher Klang Sie ruft! Spüren Sie ihn.

Geben Sie Ihren Gefühlen, Freuden, Leiden, Fehlern und Triumphen von ganzem Herzen Ausdruck.

Lauschen Sie von Zeit zu Zeit den Körperteilen, in denen der Gesang seinen Ursprung hat, und lassen Sie diese singen.

Empfinden Sie Leidenschaft für Ihr Lied – ganz gleich, wie es klingt!

> In der Stille der nächsten fünf Minuten haben Sie Zeit, die Übung selbst zu machen.

Bringen Sie das intuitive Singen allmählich zu einem Abschluss. Halten Sie ein wenig inne und lauschen Sie dem, was sich in Ihrem Inneren verändert hat. Haben Sie neuen Mut gewonnen? Was will Ihre innere Weisheit Ihnen sagen?

Titel 6: Schmerz loslassen

Wenn Sie nicht die ganze CD durcharbeiten möchten, empfehle ich Ihnen, sich zunächst mit Titel 3, „Das öffnende ‚A'", oder 4, „Babylaute", aufzuwärmen.

Kommen Sie kurz zur Ruhe und konzentrieren Sie sich. Vertrauen Sie im Herzen auf die Fähigkeit, Schmerz mithilfe Ihrer Stimme loslassen zu können.

Hören Sie in Ihren Körper hinein und richten Sie die Aufmerksamkeit auf einen Bereich, der sich verletzt anfühlt, in dem Sie Schmerz oder

Unbehagen empfinden. Es kann sich um körperliche oder emotionale Beschwerden, frische oder schon länger zurückliegende Verletzungen handeln.

Nachdem Sie sich für einen Körperteil entschieden haben, nehmen Sie eine bequeme Position ein.

Singen Sie intuitiv und direkt in diesen Bereich hinein und vertrauen Sie auf die Laute, die dabei ganz natürlich entstehen. Konzentrieren Sie sich allmählich auf den Schmerz oder die Empfindung und lassen Sie sich beim Tönen davon leiten.

Zensieren Sie sich nicht und bringen Sie auch dissonante Klänge zum Ausdruck, da diese uns emotional öffnen.

Folgen Sie der Führung Ihrer einzigartigen Stimme, während ein Laut zum nächsten führt. Haben Sie Mut und vertrauen Sie allem, was durch Sie zum Ausdruck kommt.

In der Stille der nächsten fünf Minuten haben Sie Zeit, die Übung selbst zu machen. Atmen Sie tief durch und los geht's ...

Kommen Sie langsam zum Ende und hüllen Sie den Bereich Ihres Körpers, mit dem Sie gearbeitet haben, in beruhigende, harmonische Klänge ein. Falls Sie die Übung im Stehen gemacht haben, legen Sie sich nun hin und entspannen Sie sich, um den Prozess wirken zu lassen.

Lauschen Sie Ihrer inneren Stimme und spüren Sie der Heilung nach, die soeben stattgefunden hat. Bemühen Sie sich um Vertrauen und Akzeptanz.

Titel 7: Klangmeditation

Wenn Sie vor der stillen Meditation zunächst mit Klängen arbeiten, kann das Ihre geistigen Energien hervorragend klären. Diese Methode kann Ihnen sogar helfen, noch tiefere Zustände der Stille und des reinen Gewahrseins zu erreichen.

Setzen oder stellen Sie sich entspannt hin und schließen Sie die Augen. Beobachten Sie Ihre Gedanken und die Empfindungen in Ihrem Körper. Heißen Sie alle Sorgen, Gedanken, Bilder, Gefühle und jeden Schmerz willkommen.

Bringen Sie das als Klang zum Ausdruck, was Ihnen dabei bewusst wird, und stellen Sie sich vor, all diese Dinge seien wie Wolken, die über den Himmel ziehen und sich allmählich auflösen.

Lassen Sie die Wolken leicht und mühelos durch sich hindurchziehen. Halten Sie nicht daran fest, beurteilen Sie sie nicht, sondern wahren Sie Abstand.

Tönen Sie weiter, bis der blaue Himmel der Klarheit und des Seins in Ihrem Inneren immer häufiger zu sehen ist.

In der Stille der nächsten fünf Minuten haben Sie Zeit, die Übung selbst zu machen.

Lassen Sie nun alle Klänge verstummen. Versenken Sie sich in die Stille. Falls Gedanken oder Gefühle auftauchen, betrachten Sie sie und verharren Sie einfach in dem Raum zwischen dem Gedanken und dem Gefühl.

In der Stille der nächsten drei Minuten haben Sie Zeit, die Übung selbst zu machen.

Ich danke Ihnen, dass ich Sie auf der Reise zur Stimme Ihrer Seele begleiten durfte. Ich hoffe, Sie werden *Ihre* einzigartige, wunderschöne Stimme auch weiterhin voller Staunen, Leidenschaft und Dankbarkeit erforschen.